全科医师诊疗技术手册

QUANKE YISHI ZHENLIAO JISHU SHOUCE

第 3 版

主　编　陈长青　　丁　岚　　李　冰

副主编　吴春雪　　张西凯　　王　伟

　　　　任建立　　刘希奇　　崔宁宁

编　者　（以姓氏笔画为序）

马育霞　　王文浩　　王文娟　　王海滨

王鹏升　　支　莹　　牛洁婷　　田　雪

田笑雨　　刘　阳　　孙则红　　祁景蕊

李　英　　李少情　　杨　梅　　杨海玺

谷倩倩　　张冬雪　　张惠芳　　张旭杰

陈广栋　　陈清亮　　赵　莉　　赵元平

赵红英　　姜雪莲　　贺卫超　　彭　雪

樊喜云

河南科学技术出版社

· 郑州 ·

内容提要

本书由沧州市中心医院原副院长、老年内科专家陈长青教授主编。全书共分 8 章，分别介绍了内科、外科、妇产科、儿科、五官科诊疗技术、急救技术和护理技术，并配有大量操作插图。本书科学实用，图文描述准确，适合基层医师、实习医师和护师阅读参考。

图书在版编目（CIP）数据

全科医师诊疗技术手册/陈长青，丁岚，李冰主编. —3 版. —郑州：河南科学技术出版社，2019.1

ISBN 978-7-5349-9370-1

Ⅰ.①全… Ⅱ.①陈… ②丁… ③李… Ⅲ.①临床医学－诊疗－技术手册 Ⅳ.①R4-62

中国版本图书馆 CIP 数据核字（2018）第 221075 号

出版发行：河南科学技术出版社

北京名医世纪文化传媒有限公司

地址：北京市丰台区丰台北路 18 号院 3 号楼 511 室　　邮编：100073

电话：010-53556511　010-53556508

策划编辑：焦　赟

文字编辑：陈　卓

责任审读：周晓洲

责任校对：龚利霞

封面设计：中通世奥

版式设计：土新红

责任印制：陈震财

印　　刷：河南文华印务有限公司

经　　销：全国新华书店、医学书店、网店

开　　本：720 mm×1020 mm　1/16　　**印张**：25　**字数**：488 千字

版　　次：2019 年 1 月第 3 版　　2019 年 1 月第 1 次印刷

定　　价：85.00 元

如发现印、装质量问题，影响阅读，请与出版社联系并调换

前　言

本书自 2010 年出版以来,以其内容丰富、图文表述准确、插图规范、理论前沿、实用性强而受到广大读者青睐,曾 6 次重印,至今发行已达 58 000 册,这是对笔者的极大鼓励和鞭策。本次修订为满足更多读者的需求,结合读者的意见,在保留第 2 版特色的基础上,增加了近年来新的诊疗技术,使本书的诊疗技术更加丰富。

本书收录了 200 余种临床诊断技术与治疗技术,主要写作特点:①面向基层医务工作者,特别适用于全科医师,阅读对象可为临床一线住院医师、主治医师;②所列技术大都以国家卫健委规划教材及中华医学会编写的医疗技术操作规范为参照,书中技术简单易学,极高风险的操作未被列入;③大部分题目以【适应证】【禁忌证】【操作方法】【注意事项】为顺序编写,部分题目有简单的理论论述;④书中配有百余幅插图,借助图解,可直观地学习掌握操作技术;⑤较上版图书,妇产科增加了宫颈脱落细胞采集技术,急救技术依据新的急救指南充实、调整了大部分内容,护理技术一章又新增了换药技术等 6 节,附录内容进行了全面更新与修正。

我们参考了中华医学会编著、人民军医出版社发行的《临床技术操作规范》,文格波总主编、人民卫生出版社发行的《乡村医生诊疗常规》,还包括近年出版的同类医学书籍,在此向作者及出版社一并致谢。我们均工作在繁忙的临床一线,在写作深度、篇幅等方面难求一致,更主要是学识所限,书中不足之处,还望医学同道赐教。

当今,国家非常重视全科医学,把它列为医疗改革全民保健的重大战略,已有包括医学院校专业设置、全科医师执业培训及就业政策等方面重大举措。希今日出版的《全科医师诊疗技术手册》能为全科医学建设助一臂之力。

陈长青

目　录

基础诊疗技术

第一节 基础代谢率测定

基础代谢率(BMR)的测定是诊断甲状腺功能亢进最基本的检查项目。

【操作方法】

(1)一般检查法:患者在清晨空腹、绝对安静卧床的状态下测定其脉压和脉搏,连测 3 天,取其最低值,任选下列公式计算。

Gale 公式:BMR＝脉搏＋脉压－111

Read 公式:BMR＝0.75×(脉搏＋0.74×脉压)－72

Reed 公式:BMR＝0.685×(脉搏＋0.9×脉压)－71

Kosa 公式:BMR＝1.25×(脉搏＋脉压)－116

(2)器械检查法:用基础代谢机测定。测验前晚少进饮食,排空大小便,睡眠充足,测验当日早晨少说话,禁饮食,进检查室后静卧半小时,室温调节至 15～20℃。

【结果判断】 正常值为－10％～10％。轻度甲状腺功能亢进时增至 20％～30％;中度甲状腺功能亢进时增至 30％～60％;重度甲状腺功能亢进时增至 60％以上。

当患有贫血、红细胞增多症、肢端肥大症、白血病、嗜铬细胞瘤、癌症、心功能不全、高血压、肺气肿、肺梗死、支气管哮喘、广泛性红皮病、皮肌炎、播散性红斑狼疮、神经系统功能紊乱等病症时,基础代谢率也可增高。

【注意事项】

(1)受检前 1 天避免精神和体力过劳,晚餐勿过饱或进肉食、饮酒等,保证睡眠,空腹 12 小时以上,检查当日早晨应有 30 分钟以上的安静卧床时间。

(2)检查时避免噪声、精神紧张,室温保持在 15～20℃,检查器械要保持良好状态。

(3)有发热、贫血、高血压时不适宜做此项检查,患者使用咖啡因、肾上腺素、麻黄碱、组胺、烟酸等药物时,可使 BMR 升高。艾迪生病、营养缺乏、肾病综合征可使 BMR 降低。

(4)公式法在患者伴有心律失常、高血压时不宜用。

(5)碘剂、抗甲状腺药物、甲状腺激素等不受影响。

第二节　周围静脉压测定

周围静脉压测定有间接法和直接法(肘静脉压测定)两种方法。

【适应证】

(1)间接法:观察体表浅静脉充盈情况,以粗略估计静脉压是否升高。

①观察颈静脉:正常坐位时颈静脉不充盈。卧位时颈静脉因与心脏在同一水平,血液充盈,但抬头时胸骨柄以上颈静脉仍不充盈。若静脉压增高,抬头时胸部柄以上颈静脉充盈,甚至坐位时亦可见。

②观察上肢浅静脉:将一上肢置于右心房同一水平,可见手背浅静脉充盈。若以肩关节为轴心,抬高该上肢,即见手背浅静脉下陷。如不下陷,即表示静脉压升高。

(2)直接法:肘静脉压测定法。

①右心衰竭、心包积液、缩窄性心包炎、阻塞性肺气肿、上腔静脉血栓形成或受压等,均可使肘静脉压升高。

②休克、血容量显著降低时,肘静脉压降低。伴有右心衰竭及缩窄性心包炎患者,在病程中复查肘静脉压,有助于观察病情变化。

【操作方法】

(1)患者应取仰卧位,如有呼吸困难则取半卧位,上臂伸直外展,使其与躯干呈$45°\sim60°$。

(2)将一消毒的"L"形有刻度的玻璃管接 18 号针头,测定前先用无菌 3.8％枸橼酸钠或肝素盐水冲洗管腔,以防凝血。

(3)肘部皮肤常规消毒,行肘静脉穿刺。待血液流入测压管至不再升高时,记下血柱的高度(以 mm 表示),即为肘静脉压。亦可将"L"形玻璃管先充满灭菌生理盐水或无菌 3.8％枸橼酸钠溶液,注意水柱中不能有气泡,接好针头,"L"形玻璃管顶端以胶布封贴严密,使水柱不致外流。针头刺入静脉后,揭去玻璃管顶端之胶布,待水柱升降稳定后,水柱高度即为肘静脉压。

正常值:2.94~14.7kPa($30\sim150mmH_2O$)。儿童与成人相同。

【注意事项】

(1)测压前应使患者安静休息 15 分钟以上。静脉近心端血流必须通畅,不能有任何回流受压。

(2)应脱去测压侧上肢衣袖,静脉穿刺最好不用止血带。如用止血带时,捆缚上臂时间不宜过久,见血后立即放松。

(3)测压时"L"形玻璃管应保持垂直位,"0"点刻度应与右心房最低位在同一水平,即仰卧位时"0"点应与腋中线同高,不能平卧的患者取坐位时,"0"点应与第 4

肋软骨同高。

（4）防止玻璃管及针头血液凝固，针头必须畅通。

（5）通常以水柱表示。血柱读数×1.055＝水柱测量值。

（6）读数时视线应与液柱平面在同一水平。

（7）读数后，应抬高上肢，然后放回原位，观察血柱升降情况。如升降缓慢或停滞不动，说明血液已经凝固，应另行测定。

第三节　中心静脉压测定

中心静脉压（CVP）是指右心房、上腔静脉或下腔静脉胸腔段的压力。它反映回心血量与心脏接受并排出返回血量的能力。有助于鉴别心功能不全或血容量不足引起的休克，故有别于周围静脉压。中心静脉压测定可了解血流动力学状态，对指导治疗和疗效的评估有一定参考意义。

【适应证】

（1）急性循环衰竭，不能判断血容量过多或不足时。

（2）大量输血输液时，根据中心静脉压数值及其动态变化趋势调节输入速度，确定输液量，作为指导输液量和速度的参考指标。

（3）血流动力学和血容量不稳定时，如重度烧伤、药物中毒、人工透析、体外循环手术等情况。

（4）拟进行大手术的危重患者，术前测定中心静脉压有助于维持患者的血容量在最适当水平，使其更好地耐受手术。

（5）遇到血压正常而伴有少尿或无尿患者，根据中心静脉压，可鉴别少尿原因是由于肾衰竭，还是脱水、低血容量所致，从而避免过分补液。

【操作方法】

（1）将无菌塑料管通过深静脉穿刺法，经周围静脉（常选用锁骨下静脉、锁骨下静脉与颈内静脉交界处或股静脉等）送入上腔静脉或下腔静脉近右心房处。

（2）插管前应预先接以三通阀，连于输液器持续输液。

（3）"L"形测压管固定于木板上，与三通阀连接。测压时拨动三通阀，先将测压管内水柱升高，再使导管与测压管连通，阻断与输液器的连通。测压管内水柱停止下降时即为测定的中心静脉压数值。测毕关闭测压管，连通输液器继续输液。

（4）无论患者取何种体位，均以右心房水平测压，即必须令测压管"0"点与右心房处在同一水平。患者仰卧时应与腋中线在同一水平面。

（5）为防止管内凝血，应于滴入液体中加少量抗凝药（每500ml生理盐水中加肝素2.5～5mg），或于测压管内注有3.8%枸橼酸钠。

【临床意义】　中心静脉压正常值为：0.49～1.18kPa（5～12cmH$_2$O）。

（1）中心静脉压如在 0.49kPa（5cmH$_2$O）以下，同时血压低，提示有效血容量不足，可充分输液，直至中心静脉压升至 0.785～1.18kPa（8～12cmH$_2$O）。

（2）中心静脉压如在 0.785～1.27kPa（8～13cmH$_2$O），一般输血输液无须顾虑，但要严密观察中心静脉压的变化。

（3）中心静脉压如高于 1.47～1.96kPa（15～20cmH$_2$O），提示心功能已明显衰竭，且有发生肺水肿危险，输液要慎重或暂停输液。

（4）动脉压较低，而中心静脉压偏高，提示心功能不全，此时不管血容量是否足够，治疗重点应强心利尿，减慢或限制输血输液，以防止肺水肿。

【注意事项】

（1）插管操作必须严格遵守无菌技术要求。穿刺锁骨下静脉多选右侧（避免损伤胸导管）。

（2）一般以采用心导管为宜。如用塑料管，管腔不宜太细，否则影响测定值。

（3）如有导管栓塞，切忌用注射器加压冲洗。

（4）拔管时如导管内有栓塞，可于管外端接一注射器抽吸，以防血栓落入静脉内。

（5）测压管内液面不应随心搏而波动。若有波动，亦应小于 0.25cm。否则示管腔进入心房或心室，宜将导管抽出少许。如条件许可，最好做 X 线插管定位检查。

（6）由大隐静脉插管时，任何能引起腹压增高的因素均可使所测定值偏高，判断结果时应将此项因素考虑在内。故经上腔静脉测压数值较为可靠。

（7）测压导管留置时间一般不应超过 5 天。时间过长易发生静脉炎或血栓性静脉炎。一旦发生，须用抗生素等治疗。要注意防止肺栓塞。

（8）中心静脉压单次测定值的参考意义有限，要观察连续多次测定结果的变化和趋向及其与治疗的关系，以作为治疗的参考。

第四节　物理治疗技术

物理因子治疗学是研究应用物理因子提高健康水平、防治疾病、促进机体康复及延缓衰老等的一门学科。所应用的物理因子包括人工、自然两类，人工物理因子有光、电、磁、声、温热、寒冷等；自然物理因子有矿泉、日光、空气、海水等。通常所说的理疗指的是利用人工物理因子疗法，如电疗法、光疗法、磁疗法、超声疗法、热疗法、冷疗法、水疗法、生物反馈疗法等；而利用自然物理因子疗法，如气候疗法、日光疗法、海水疗法、矿泉疗法、泥疗法、空气浴疗法等属疗养学范畴。

一、直流电疗法

本疗法适用于神经衰弱、偏头痛、三叉神经痛、坐骨神经痛、末梢神经炎、慢性关节炎、高血压病、胃及十二指肠溃疡、支气管哮喘、冠心病、慢性胃炎、静脉炎、血栓性静脉炎、淋巴管炎、乳腺炎、术后粘连、颈椎病、慢性咽炎、过敏性鼻炎、中耳炎等。作为乡村医生,可对这些病症进行选择性应用,操作熟练后,逐步扩大应用范围,但应注意避免禁忌证。

急性湿疹、出血性疾病、恶病质、心力衰竭、对直流电过敏者禁用。

下面以衬垫法为例进行介绍。

【操作方法】

(1)选好治疗所需的电极和衬垫。铅片电极应予展平;衬垫经煮沸消毒,使用时以不烫手、拧不出水为宜。一般主极稍小于辅极。

(2)患者取舒适体位,暴露治疗部位。

(3)将电极放在衬垫上的布套内。主极的衬垫紧贴于患者治疗部位,辅极的衬垫与主极对置或并置于相应部位,固定稳妥。

(4)检查电极导线与治疗输出口的极性是否与治疗要求相符。

(5)向患者交代治疗时应该存在的皮肤针刺感、紧束感,以消除患者的顾虑。

(6)缓慢旋转电位器,调节电流,使电流表指针平稳上升,一般先达到所需电流强度的 2/3,然后逐渐增加至所需电流强度。

(7)治疗完毕时,缓慢将电位器旋回到"0"位,取下电极与衬垫,检查皮肤有无刺激点或烧伤,关闭治疗仪电源。

(8)治疗时间一般为 15～25 分钟,每日或隔日 1 次,15～20 次为 1 个疗程。

【注意事项】

(1)治疗前除去身上佩戴的金属物,如项链、手表等。

(2)电极插入衬垫套后,务必使衬垫层位于患者体表与电极之间;如果放反,极易造成电极下电解产物烧伤。

(3)电极衬垫要与皮肤均匀紧贴,固定稳妥,以免电流集中于一点而致烧伤。

(4)治疗时患者不得移动体位。防止电极滑脱,引起电烧伤。

(5)治疗时,感觉障碍与血液循环障碍的部位所用的电流强度宜较小,以免引起电烧伤。

(6)治疗后皮肤出现瘙痒、充血、小丘疹时,应涂甘油酒精液保护皮肤。

(7)使用过的电极片应刷洗干净,可用 75％酒精或消毒液浸泡消毒。

(8)电极衬垫使用后按阴、阳极性煮沸消毒。清洗后晾干备用。

二、低频电疗法

(一)感应电流疗法

【适应证】　本治疗方法特别适用于失用性肌萎缩、功能性肌肉麻痹等。

【操作方法】

（1）固定法：两个铅片电极温湿衬垫对置于患部，或并置于患肌的两端。电流强度以引起适度肌肉收缩或麻刺感为度，每日 15～20 分钟，10～15 次为 1 个疗程。

（2）单点法：以一个手柄电极或直径 3cm 的点状电极与衬热作为主极，紧压于患病肌肉的运动点上一个 $100cm^2$ 的电极与衬垫为辅极，置于主极的近端，进行断续刺激。电流强度以引起明显肌肉收缩为度。一般通电刺激 1～2 秒，休息 1～2 秒，反复刺激 30～90 次，每日 10～20 分钟，10～15 次为 1 个疗程。

（3）滚动法：以一个滚式电极与衬垫作为主极，另一个 150～200cm² 电极与衬垫为辅极。治疗时由操作者手持滚式电极在病患肌群上连续做较大面积的滚动，引起各部分肌肉先后收缩，不需通断控制，每日 10～15 分钟，持续半个月。

（4）癔症治疗法：治疗癔症性瘫痪时可采用单点法或滚动法在患肢上做尽可能强的刺激，引起肌肉强烈收缩，同时结合语言暗示，嘱患部活动，每次治疗数分钟，每日 1～2 次，治疗 1～3 次即可。

（二）经皮神经电刺激疗法

【适应证】 适于治疗各种急、慢性疼痛。

【禁忌证】 心律失常、安置心脏起搏器者、孕妇下腹部、颈动脉窦区。

【操作方法】 治疗时将 2 个电极对置或并置于痛点、穴位、运动点、神经走行部位或神经节段，根据治疗需要选择电流频率、波宽、治疗时间。每日 1～3 次，每次 20～60 分钟，可较长时期连续治疗。

（三）失神经肌肉电刺激疗法

【适应证】 下运动神经元损伤、失用性肌萎缩、习惯性便秘、宫缩无力等。在选择治疗方法时一定要首先明确其诊断。

【禁忌证】 安置心脏起搏器者、痉挛性瘫痪禁用。

【操作方法】

（1）单极法：一个直径为 3cm 左右的电极与衬垫为主极，接阴极，置于患肌的运动点上。另一个电极与衬垫为辅极，接阳极，置于颈背部（上肢治疗时）或腰骶部（下肢治疗时）。

（2）双极法：取两个电极置于患肌肌腹的两端，近端电极为阳极，远端电极为阴极。开始治疗时按照疗前确定的电流参数，缓慢调节电流强度，以出现不过于强烈，但明显可见肌肉收缩又无明显皮肤疼痛为度。

（3）治疗时间：每次电刺激宜分段进行。一般先刺激 3～5 分钟，休息 10 分钟后再刺激，如此反复 4 次，达到 40～60 次。

【注意事项】

（1）治疗前将可能产生的强烈刺激感告知患者，使之有思想准备，能配合治疗。

（2）脊柱部位用强直流电刺激时，应在脊柱两侧分别刺激，切勿使强直流电横贯脊髓。

（3）电极不得置于心前区。

（四）痉挛肌电刺激

【适应证】　本法与失神经肌肉电刺激法适应证恰好相反，适于脑卒中、脑性瘫痪、脊髓损伤后痉挛性瘫痪、多发性硬化等病症。

【禁忌证】　肌萎缩侧索硬化症、多发性硬化进展期，其他同直流电。

【操作方法】　治疗时采用 2 个小电极，一路的 2 个电极置于痉挛肌两端肌腱处，另一路的 2 个电极置于拮抗肌肌腹的两端。选用两路频率与波宽相同的电流。调节电流输出后，两路电流交替出现，电流强度以引起明显肌肉收缩为度。15～20 分钟，每日 1 次。痉挛肌松弛时间延长后可改为每 2～3 天治疗 1 次。

三、中频电疗法

（一）等幅中频电疗法

【适应证】　等幅中频电疗适用于瘢痕、硬结、术后粘连、骨关节炎、纤维织炎、慢性炎症、神经炎、神经痛、血栓性静脉炎、肠麻痹、尿潴留等。

【禁忌证】　恶性肿瘤、急性炎症、出血倾向、局部金属异物、安置心脏起搏器者、心前区、孕妇下腹部、对电流不能忍受者，在首次治疗前，应详细询问病史，特别是要掌握患者妊娠、肿瘤病史、既往手术史等。

【操作方法】　将电极衬温湿垫对置或并置于治疗部位。治疗电流强度以患者有麻、颤、刺感为度，电流密度一般为 0.1～0.3mA/cm^2，每日 20～30 分钟，15～20 次为 1 个疗程，治疗瘢痕、粘连时可延长疗程至 30～50 次。

【注意事项】

（1）治疗时电极下不应有疼痛感。

（2）等幅中频电疗仪不应与高频电疗仪同放一室，更不能在同一条电路上。

（二）调制中频电疗法

【适应证】　本疗法尤其适用于颈椎病、肩周炎、骨性关节病、肱骨外上髁炎等慢性退行性疾病，以及坐骨神经痛、面神经炎、周围神经伤病、失用性肌萎缩等神经性病变。

【禁忌证】　同等幅中频电疗法。

【操作方法】　治疗时根据病情需要选定治疗部位、治疗方案，按患者耐受度调节电流强度。具体治疗操作技术与等幅中频电疗法相同。

（三）干扰电疗法

【适应证】　干扰电疗法适用于颈椎病、肩周炎、关节炎、坐骨神经痛、肌纤维织炎、失用性肌萎缩、骨折延迟愈合、肠粘连、肠麻痹、胃下垂、弛缓性便秘、尿潴留、压力性尿失禁、扭挫伤等。

【禁忌证】 同等幅中频电疗法。

【操作方法】 两组电极交叉放置。使病变部位处于两路电流交叉的中心,按病情需要选择合适的电流差频,每次治疗选用1～3种差频,每种差频治疗5～15分钟。电流强度以引起患者电极下的麻颤感或肌肉收缩活动为度。

四、高频电疗法

(一)共鸣火花疗法

【适应证】 本疗法对癔症、神经衰弱、神经痛、皮肤瘙痒、感觉异常、痔、皮肤溃疡等的治疗有明显效果。

【操作方法】 患者与操作者取下身上一切金属物品。患者在木椅或木床上治疗,操作者站在木地板或绝缘胶板上进行操作。选择适合治疗要求的电极,安装在电极手柄上。

(1)体表治疗:患者暴露治疗部位,在体表撒少许滑石粉(伤口、头发区、体腔治疗时除外),将电极置其上。打开电源开关,调节输出,治疗仪内蜂鸣器发生规律均匀的"嘘嘘"声、电极内氩气电离发生淡蓝紫色光。较大范围治疗时电极做直线或圈状移动(移动法),较小范围治疗时电极固定不动(固定法)。治疗结束时,先关闭电流输出与电源,再从患者体表取下电极,从电极手柄拔出电极,把治疗部位擦拭干净,用肥皂水将电极刷洗干净,以75%酒精消毒。

(2)体腔治疗:在对体表治疗熟悉的前提下,可开展体腔治疗。先在体腔内涂少许消毒液状石蜡,然后再放入电极进行治疗,其他操作方法与体表治疗相同。每日3～8分钟,5～10次为1个疗程。治疗癔症时,采用强刺激,结合语言暗示治疗1～3次。

(3)治疗剂量分级

①强剂量:使电极离开体表2～5mm,电极与皮肤之间发生较强火花,有轻轻的"噼啪"声,患者感到较强的刺感,故又称火花法。

②中剂量:使电极离开体表1～2mm,电极与皮肤之间只有微弱火花,患者只感到较弱的刺感。

③弱剂量:使电极紧贴皮肤,电极下无明显火花与刺感。

【注意事项】

(1)治疗时操作者与患者应与地绝缘,相互之间不得接触。

(2)操作者手部及患者治疗部位均应保持干燥。

(3)电极必须在通电前插入手柄。不得接触已通电的手柄口。治疗过程中不得将电极从手柄中拔出。

(4)治疗时手柄电极与导线不得放在患者或操作者身上。

(5)治疗过程中如手柄发热或治疗仪内发出异常响声,应立即中止治疗。

(二)短波、超短波疗法

【适应证】 短波、超短波疗法适用于软组织的亚急性、慢性的炎症及肌肉关节疼痛等。

【禁忌证】 急性化脓性炎症、妊娠早期、安置心脏起搏器者、治疗部位有金属异物、有出血倾向、早期恶性肿瘤等。

【操作方法】

(1)短波疗法的电缆电极法:使用鼓形电极、盒形电极,或将电缆绕成各种形状放置于患部,肢体治疗时可将电缆环绕于患肢,使人体处于高频电缆周围所形成的高频交变磁场中,作用较浅,只达浅层肌肉。

(2)短波疗法的涡流电极法:通过支臂将涡流电极固定于治疗部位上,作用可达较深层肌肉。

(3)短波、超短波疗法的电容电极法

①对置法:将两个电容电极相对放置于治疗部位的两侧或上下,人体作为介质处于高频电容场中,作用较深而集中。

②并置法:将两个电容电极并列放置于治疗部位的同侧,作用面积大,但较表浅。

(4)剂量分级与调谐法:治疗剂量按患者的温热感觉程度分为4级。

①无热量(Ⅰ级剂量):无温热感,适用于急性炎症早期、水肿显著、血液循环障碍部位。

②微热量(Ⅱ级剂量):有刚能感觉到的温热感,适用于亚急性、慢性疾病。

③温热量(Ⅲ级剂量):有明显而舒适的温热感,适用于慢性疾病、急性肾衰竭。

④热量(Ⅳ级剂量):有刚能耐受的强烈热感,适用于恶性肿瘤。

间隙调节:治疗时应按照治疗仪的输出功率、病灶部位的深度与患者的温热感觉,调整治疗部位电极与皮肤之间的间隙来调节治疗剂量。微热量治疗时,小功率治疗仪浅作用时电极皮肤间隙应为0.5～1cm,深作用时为2～3cm;大功率治疗仪浅作用时电极皮肤间隙为3～4cm,深作用时为5～6cm。

调谐:治疗时由于患者体位移动、电源电压不稳定等原因,输出电路会出现失谐,因此操作者应注意观察,随时调谐,治疗中患者的温热感超过治疗要求的剂量等级时应降低电压或增加电极皮肤间隙。

(5)仪器操作程序:接通电源,治疗仪预热2～3分钟,选好电极,按要求将电极放置于治疗部位,按治疗剂量要求与病灶部位深度调节电极与皮肤的间隙,将输出钮调至"治疗"挡,再调节"调谐"钮,使电流表指针上升达到最高的谐振点,以氖光灯在电极旁测试时亮度达到最亮。

(6)剂量选择:治疗急性病时采用无热量,5～10分钟,每日1～2次,共5～10次;治疗亚急性病时采用微热量,10～15分钟,每日1次,共10～15次;治疗慢性病时采用微热量或温热量,10~20分钟,每日1次,共15~20次;治疗急性肾衰竭时采用温热量,30~60分钟,每日1~2次,共5~8次;治疗恶性肿瘤时采用热量,40~60分钟,每周1~2次,共6~15次,与放射治疗、化学治疗同步进行。

【注意事项】

(1)严格执行前述的电疗安全技术要求。

(2)治疗所使用电极的面积应稍大于患病部位的面积。

(3)涡流电极法治疗时,应将电极放在皮肤上。

(4)电容电极治疗时应掌握以下几点:①对置的2个电极之间的距离不应小于1个电极的直径;②电极应与皮肤表面平行,并保持一定的间隙;③2个电极与皮肤之间间隙相等;④表面凹凸不平的部位治疗时应加大电极与皮肤的间隙;⑤2个电极应等大;⑥2条肢体同时治疗时,应在2条肢体骨突(如膝踝内侧)接近处垫以毡垫;⑦2个电极并置时电极皮肤间隙不宜过大;⑧并置的2个电极间距离应大于2个电极与皮肤间隙之和。

五、超声疗法

【适应证】 超声疗法对扭伤、挫伤、瘢痕粘连、硬结、腱鞘炎、肩周炎、血栓闭塞性脉管炎、脑血管意外、慢性盆腔炎、颞颌关节功能紊乱等疗效明显。

【禁忌证】 活动性肺结核、恶性肿瘤、出血倾向及孕妇。

【操作方法】 首先接通电源,按医嘱选择"连续"或"脉冲",预热1~3分钟。暴露治疗部位,涂上耦合剂,声头垂直接触皮肤,调节输出至所需剂量。常用方法如下。

(1)接触法

①固定法:将声头固定于治疗部位,做原处旋转3~5分钟,此法应用小剂量,连续输出$1.5W/cm^2$,脉冲输出$1W/cm^2$。

②移动法:声头与体表密切接触,压力均匀,在病变区缓慢匀速移动。连续输出$1~1.5W/cm^2$,脉冲输出$1~2W/cm^2$。

(2)水下法:将蒸馏水或凉过的沸水倒在水槽或脸盆中,水量以淹没患部为宜,声头浸入水中,距治疗部位1~2cm,固定或缓慢移动。

(3)辅助器法:有水枕、漏斗、接管、反射器、凹镜及透镜等。用于凹凸不平的体表及特殊部位的治疗。

(4)药物透入法:将所需药物混入耦合剂中,利用超声将药物透入体内。

(5)超声雾化吸入法

①雾化杯中放入适量蒸馏水或生理盐水,再加入治疗药物。

②雾化杯底部与声头紧密接触,上端由导气管连通呼吸罩,套在患者的口鼻上。

③接通电源,待 1～3 分钟后开雾化开关,调节雾化量,治疗 20～30 分钟。

【注意事项】

(1)声头空载时不能调节输出。

(2)声头不可撞击或震动。

(3)操作者戴双层手套防护。

(4)治疗中超声声头密切接触皮肤,超声声头与治疗部位皮肤垂直。

(5)治疗心、脑、肾等部位时,剂量要严格控制。

六、磁疗法

【适应证】 磁疗法适用于扭伤、挫伤、血肿、关节痛、高血压、神经痛、支气管炎、静脉炎、乳腺小叶增生等的治疗,本治疗方法安全、实用,特别适合于乡村医师选用。

【禁忌证】 白细胞总数 $4×10^9/L$ 以下,重危症患者,高热,体质极度衰竭,孕妇下腹部,安置心脏起搏器者。

【操作方法】

(1)磁片贴敷法

①选用不同规格的磁片,暴露治疗部位。

②将磁片直接贴敷在治疗部位或穴位上,用胶布或伤湿止痛膏固定。

③需长期贴敷者可将磁片缝在衣服、布袋、鞋帽内,磁片需对准穴位。

④用过的磁片用 75% 酒精消毒,定期测定磁场强度。

(2)脉动磁场疗法

①将旋磁机之磁头置于治疗部位,接通电源,调好转速。

②将磁疗机之磁头按单置或对置法固定于治疗部位,接通电源,调节输出至所需磁场强度。

(3)交变磁场疗法:按医嘱选好磁头,将导线连于磁疗机之输出端(交流),再将磁头置于治疗部位,接通电源,调至所需磁场强度。

(4)脉冲磁疗法:磁头呈环状,有红色标记一侧为 S 极,另一侧为 N 极,两个磁头可叠加使用,肢体治疗时可将肢体套入数个环中,按医嘱调节脉冲频率和磁场强度。

【注意事项】

(1)磁头勿碰击,以防破裂及退磁。

(2)定期(3～6 个月)测定磁片磁场强度。

(3)所有磁头须保持良好绝缘。

(4)手表勿靠近磁体。

(5)磁片贴敷过程中,磁片不要任意翻转,长期贴敷时应注意皮肤是否有过敏反应。

七、湿热疗法

(一)石蜡疗法

【适应证】 石蜡疗法适用于运动创伤、慢性炎症、骨关节炎、瘢痕粘连、硬结、血肿机化、运动疗法之前的辅助治疗、慢性皮肤溃疡等病症。

【禁忌证】 高热、化脓性炎症、厌氧菌感染、结核性疾病、重症糖尿病、甲状腺功能亢进、肾功能不全、出血倾向等。

【操作方法】

(1)准备治疗用具,有蜡盘、蜡筒、油布、刷子、小棉被、毛巾、蜡刀、凡士林、镊子、温度计等。

(2)患部皮肤需干燥清洁,清除膏药油脂,毛发过长部位需剪短或涂凡士林,伤口要先换药,清除分泌物。

(3)对皮肤有感觉障碍和新鲜瘢痕者,要用低温蜡疗。

(4)常用方法

①蜡盘法:将熔化的蜡液倒入搪瓷盘中,厚1.5~2cm,待其凝结后(约50℃)取出,直接敷于患部。

②刷蜡法:用毛刷蘸熔化的蜡液(55~60℃),刷在治疗部位,刷至0.5cm厚,浸入蜡筒或敷上蜡纱布垫。

(5)在石蜡外面依次用油布、棉垫包裹,再盖上毛毡保温,每次治疗30~60分钟。

(6)治疗结束,取下石蜡,检查局部皮肤,擦干汗液,注意保暖,休息10~20分钟后离去。

(7)石蜡应1~3个月清洁1次,清洁后应加入15%~20%的新石蜡。常用清洁法:①石蜡加热熔化后放入水中搅拌,使蜡中杂质秽物随水沉于石蜡底部,冷却后将水倒掉,切除底部混有杂质秽物的部分石蜡。②在熔化的石蜡中加2%~3%白陶土或滑石粉进行搅拌,污物随之沉淀,凝固后切除污物。

【注意事项】

(1)熔蜡应采用间接加热法,蜡温不超过100℃,加热时防止水蒸气进入蜡锅。

(2)治疗部位充分暴露,以免弄脏衣服。

(3)刷蜡和浸蜡时第1层薄膜要超过患部,注意勿使蜡膜破裂。

(4)伤口用蜡应消毒(加温至100℃),用过的蜡应废弃。

(二)湿热袋敷疗法

【适应证】 本方法在广大农村有较好的推广价值。主治风湿性关节炎、骨折愈合缓慢、肌炎、腱鞘炎、滑囊炎、神经炎、慢性盆腔炎、胃炎等。

【禁忌证】 急性化脓性炎症、心功能不全、身体衰弱。

【操作方法】 选用形状大小合适的热袋,拧出多余的热水。患者暴露治疗部位,铺数层干毛巾,再放上热袋,外盖毛毯保温,每次 20～30 分钟,每日 1～2 次,10～15 次为 1 个疗程。

【注意事项】

(1)热袋加热前应先检查布袋有无破口,以免加热后漏出硅胶引起烫伤。

(2)检查恒温装置,注意热袋的温度。

(3)治疗用的热袋应拧干,不得滴水。

(4)治疗时患者不应将体重压在热袋上。

(5)皮肤与热袋之间的干毛巾至少 6 层,面积要大于热袋。

(6)治疗 5 分钟后挪开热袋检查皮肤。

(7)对于老年人、感觉障碍或血液循环障碍的患者,热袋温度应稍低一些。

第二章
Chapter 2　内科诊疗技术

第一节　常规心电图检查

心电图的发明历经 100 多年了,已逐渐发展成一门独立的临床检查诊断体系,成为临床诊疗工作中不可缺少的一项基本检查方法。随着科学的进步,新技术的发展,心电图的内容更为丰富,应用得更为广泛,从传统的体表心电图发展成希氏束心电图、监护心电图、运动心电图、动态心电图、心音图、心电向量图、食管调搏术等。同时心电图对心律失常、心肌梗死具有明确诊断的价值,在心肌缺血、房室肥大、药物作用及毒性作用、电解质紊乱等方面也具有重要的协助诊断价值。所以掌握心电图的检查方法十分重要。

【操作方法】

患者取仰卧位,平静呼吸,全身放松,避免肌肉颤抖。需放置的常规导联包括以下几种。

(1)肢体导联(图 2-1)

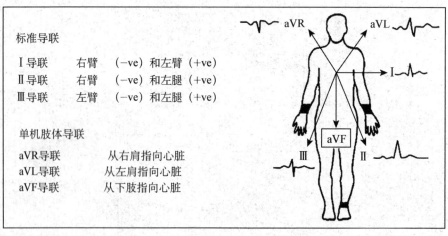

图 2-1　肢体导联

Ⅰ:红色电极板连接至右上肢。

Ⅱ:黄色电极板连接至左上肢。

Ⅲ:绿色电极板连接至左下肢。

Ⅳ:黑色电极板连接至右下肢。

(2)单极胸导联:探查电极在胸部一般有 12 个放置点。V_1 导联,电极位于胸骨右缘第 4 肋间;V_2 导联,电极位于胸骨左缘第 4 肋间;V_3 导联,电极位于 V_2 和 V_4 导联连线的中点;V_4 导联,电极位于左锁骨中线第 5 肋间;V_5 导联和 V_6 导联与 V_4 导联处于同一水平,分别位于左腋前线与左腋中线;根据临床需要,必要时加做 V_7 导联,电极位于左腋后线 V_5 同一水平;V_8 导联,电极位于左肩胛线 V_5 同一水平;V_9 导联,电极位于后正中线 V_5 同一水平;V_3R、V_4R、V_5R 电极位于右前胸 V_3、V_4、V_5 相对应位置(图 2-2)。

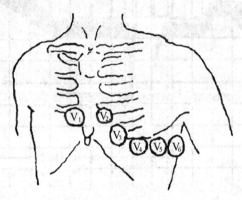

图 2-2 胸导联位置

描记心电图时应先校正增益标准电压,通常 1mV＝10mm,记录纸移动速度一般为 25mm/s。

【注意事项】

(1)避免环境异常情况干扰。

(2)检查时需全身放松,以保证记录质量。

(3)女性患者勿穿连衣裙及连裤袜。

一、正常心电图

正常心电图见图 2-3。

1. P 波 是指 P 波开始到 P 波结束。代表左右心房的除极电位变化。

(1)形态:大部分导联呈钝圆形,可有轻度切迹。

(2)时间:<0.12 秒。

(3)振幅:肢体导联<0.25 mV,胸导联<0.2 mV。

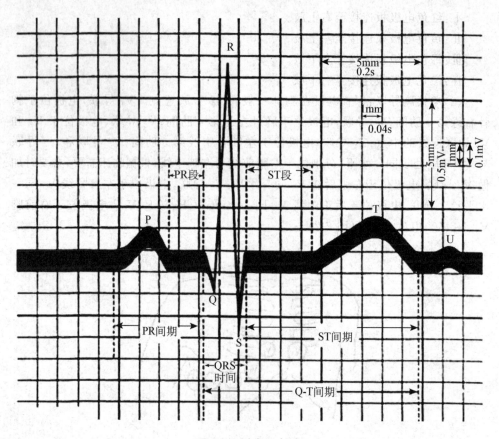

图 2-3　正常心电图

2. P-R 间期　是指 P 波开始至 QRS 波群的起点。代表心房开始除极至心室开始除极的时间。

正常值:成人 0.12～0.20 秒。P-R 间期可受年龄、心率、体形及神经张力的影响而变化。

3. QRS 波群　是指 QRS 波起点至 QRS 波结束,代表左右心室与室间隔的除极电位变化。

(1)时间:正常成人 0.06～0.10 秒,最宽<0.11 秒。

(2)QRS 波群命名规则:在基线以上的正向波为 R 波;QRS 波起始第 1 个负向波为 Q 波;在 R 波之后的第 1 个负向波为 S 波;继 S 波后又正向波为 R'波;继 R'后又负向波为 S'波;若 QRS 波全负向波为 QS 波。

(3)QRS 波的形态特点:左心导联-Ⅰ、Ⅱ、V_5、V_6 主波向上,R/S>1。右心导联-aVR、V_1、V_2 主波向下,R/S<1。过渡导联-V_3、V_4 呈双相波 RS 型,R/S=1。

(4)Q 波:除 aVR 导联外,Q 波应<R 波 1/4,<0.04 秒。V_1、V_2 导联不应有

Q 波。

（5）R 波与 S 波振幅：肢体导联 R I＜1.5mV，R II、III、aVF＜2.0mV，RaVR＜0.5mV，RaVL＜1.2mV。胸导联 RV$_1$＜1.0mV，RV$_5$＜2.5mV。综合电压 RV$_1$＋SV$_5$＜1.05mV，RV$_5$＋SV$_1$＜3.5mV（女），＜4.0mV（男）；R＋S＜2.5mV。

6 个肢体导联各 QRS 波振幅绝对值不应＜0.5mV，6 个胸导联各 QRS 波绝对值不应＜0.8mV。否则为低电压。

（6）心电轴：正常范围心电轴－30°～＋90°；电轴左偏－90°～－30°。电轴右偏＋91°～＋180°；极度电轴右偏或"不确定电轴"－90°～＋180°。

（7）J 点：QRS 波的终末部与 ST 段的相交处。

4. ST 段　自 QRS 波结束至 T 波起点的线段。代表心室缓慢复极过程。正常 ST 段多为一等电位线。在各导联 ST 段下移应＜0.05mV。上抬在 V$_1$～V$_2$ 导联＜0.3mV，V$_4$～V$_6$ 导联＜0.1mV。

5. T 波　代表心室快速复极时的电位变化。

（1）方向：在 I、II、V$_4$～V$_6$ 导联直立，aVR 导联倒置，在 III、aVL、aVF、V$_1$～V$_3$ 导联可直立，双相，倒置。但当 V$_1$ 直立，V$_2$～V$_6$ 不应倒置。

（2）形态：钝圆形无切迹，两肢不对称升支坡度慢，降支坡度快。

（3）振幅：在 R 波为主的导联其 T 波应＞同导联 R 波的 1/10。

6. Q-T 间期　QRS 波群的起点至 T 波的结束。代表心室除极和复极的总时间。Q-T 间期长短与心率快慢密切相关。心率越快 Q-T 间期越短，反之越长。

正常值：心率 60～100 次/分时，Q-T 间期为 0.32～0.40 秒。

Q-T 间期校正值：QTc＝Q-T/R-R；正常值：0.44 秒。

7. U 波　T 波后 0.02～0.04 秒。代表心室后电位。

（1）方向：与 T 波方向一致。

（2）振幅：＜T 波。

二、异常心电图

1. 窦性心动过速

（1）窦性心律。

（2）心率＞100 次/分。

2. 窦性心动过缓

（1）窦性心律。

（2）心率＜60 次/分。

3. 房性期前收缩

（1）提前出现的异位 P'波，其形态与窦性不同。

（2）P'-R 间期＞0.12 秒。

（3）代偿间期不完全（图 2-4）。

4. 室性期前收缩

（1）提前出现的宽大畸形 QRS 波群，时限＞0.12 秒。

（2）提前出现的 QRS-T 波前无 P 波或无相关的 P 波。

（3）代偿间期完全（图 2-5）。

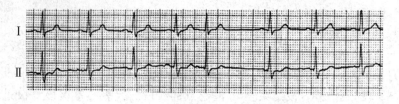

图 2-4　房性期前收缩

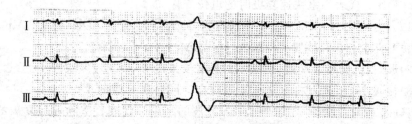

图 2-5　室性期前收缩

5. 左心室肥大

（1）QRS 高电压（图 2-6）

①胸导联：$RV_5 + SV_1 > 4.0mV$（男性），$> 3.5mV$（女性）。V_5、V_6 联的 R 波＞2.5mV。

②肢体导联：$R_I > 1.5mV$，$RaVL > 1.2mV$，$RaVF > 2.0mV$，或 $R_I + S_{III} > 2.5mV$。

（2）电轴左偏：< -30。

（3）QRS 波时间：0.10～0.11 秒，＜0.12 秒。

（4）ST-T 段变化：以 R 波为主的导联 ST 段压低＞0.05mV，伴 T 波低平，双相，倒置。当有左心室高电压时伴 ST-T 段变化，此时可称为左心室肥大劳损。

6. 阵发性室上性心动过速　包括房性与交界性心动过速，但因心率过快，P 波不易分清，故将两者统称为室上性心动过速。其发作时有突发突止的特点（图 2-7）。

（1）一般 QRS 波形态正常，时间＜0.12 秒。

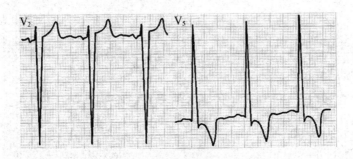

图 2-6 左心室肥大

(2)节律快而规则。

(3)心室率 160～250 次/分。

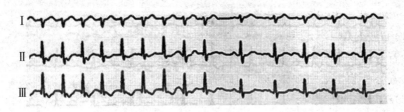

图 2-7 室上性心动过速

7. 心房颤动

(1)P 波消失,代之大小形态不一的 f 波,在Ⅱ、Ⅲ、aVF、V_1 导联最清楚。

(2)R-R 间期不等。

(3)QRS 波多为正常(图 2-8)。

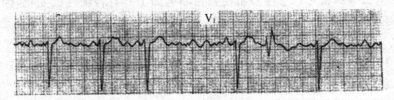

图 2-8 心房颤动

8. 三度房室传导阻滞

(1)P-P 间期相等,R-R 间期相等,P 波与 QRS 波无关(图 2-9)。

(2)心房率＞心室率。

(3)逸搏心律:①若为交界性逸搏心律 QRS 波＜0.12 秒,心室率为 40～60

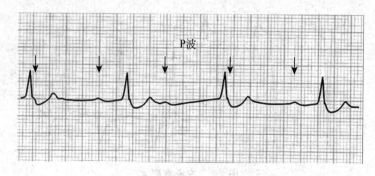

P波

图 2-9   三度房室传导阻滞

次/分。②若为室性逸搏心律 QRS 波宽大畸形＞0.12 秒,心室率为 20～40 次/分。

9. 心肌缺血与 ST-T 变化

(1)T 波变化

①若心内膜下心肌缺血,则 T 波为直立高耸。

②若心外膜下心肌缺血,则 T 波为深度倒置。

(2)ST 段变化

①ST 段压低,呈水平型或下垂型≥0.05mV。

②ST 段抬高,部分抬高呈弓背向上型。

需要说明的是,心电图上 ST-T 段变化是非特异性心肌复极异常的共同表现,除冠心病外,临床其他原因如心肌炎、心肌病、心包炎、瓣膜病、心室肥大、束支传导阻滞、预激综合征、药物影响、电解质紊乱及自主神经调节障碍等均可引起 ST-T 段继发性变化,因此在诊断时必须结合临床资料进行鉴别诊断。

10. 急性心肌梗死   急性心肌梗死在心电图上具有特征性的变化,因此目前心电图仍是临床诊断急性心肌梗死的基本手段之一。典型的急性心肌梗死心电图特征为 3 项变化:一是坏死性 Q 波;二是损伤性 ST 段抬高;三是缺血性 T 波动态变化。

(1)急性心肌梗死的演变规律

①早期(超急性期):此期为数分钟至数十分钟短暂的心内膜下心肌缺血,心电图为 ST 段上斜型抬高伴高耸 T 波,无异常 Q 波。此期若治疗及时而适宜,能有效控制心肌梗死的发展。

②急性期:此期为心肌梗死后数小时至数日或数周。主要表现为 R 波逐渐降低,Q 波的振幅逐渐增大,时间逐渐增宽,ST 段弓背样抬高呈单向曲线样改变,然后逐渐下降,高耸的 T 波逐渐变为倒置,并加深。此期,坏死性 Q 波,损伤的 ST 段抬高,缺血性 T 波深倒可同时存在(图 2-10)。

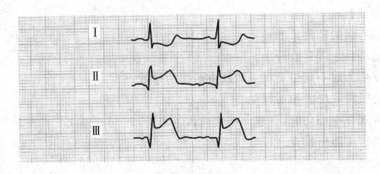

图 2-10 急性下壁心肌梗死

③近期(亚急性期):此期数周至数月。ST 段开始逐渐下降恢复至等电位线。坏死性 Q 波仍存在可进一步加深,时间增宽。倒置的 T 波逐渐加深至变浅,部分 T 波可呈对称性倒置即典型的冠状 T 波改变。

④陈旧性期:此期 3～6 个月至数年。坏死性 Q 波仍然存在或消失,ST 段回至等电位线,T 波由倒置逐渐变浅成为低平或趋于恒定不变。急性心肌梗死后 ST 段持续 2 个月抬高提示室壁瘤形成,ST 段再次抬高提示心肌梗死再发。

(2)急性心肌梗死的定位诊断

①下壁心肌梗死:Ⅱ,Ⅲ,aVF 导联出现 ST 段抬高,坏死性 Q 波。

②前间壁心肌梗死:V_1,V_2,V_3 导联出现 ST 段抬高,坏死性 Q 波。

③高侧壁心肌梗死:Ⅰ,aVL,V_5,V_6 导联出现 ST 段抬高,坏死性 Q 波。

④前壁心肌梗死:V_2～V_5 导联出现 ST 段抬高,坏死性 Q 波。

⑤广泛前壁心肌梗死:Ⅰ,aVL,V_1～V_6 导联出现 ST 段抬高,坏死性 Q 波。

⑥后壁心肌梗死:V_7,V_8,V_9 导联出现 ST 段抬高,坏死性 Q 波。

⑦右心室心肌梗死:V_1,V_3R,V_4R,V_5R 导联出现 ST 段抬高,坏死性 Q 波。

第二节　心电图负荷试验检查

一、心电图运动负荷试验

心电图运动负荷试验是一种心功能试验,通过给心脏一定的运动负荷,使心肌耗氧量增加,超过病变冠状动脉供血贮备能力时心肌出现缺血,心电图可出现缺血性 ST 段改变。按运动量可分为极量运动试验、次极量运动试验和症状限制性运动试验。常用运动试验为活动平板试验和蹬车运动试验。

【适应证】

(1)冠心病的辅助诊断检查。

(2)冠心病患者危险分层。

(3)评估为冠心病患者抗心肌缺血治疗的疗效。

(4)心肌梗死患者预后评估。

(5)客观评定心功能,合理安排劳动和运动量。

(6)飞行员体格检查。

(7)其他。

【禁忌证】

(1)不稳定型心绞痛。

(2)急性心肌梗死进展期或有并发症者。

(3)未控制的有症状的心力衰竭。

(4)严重心律失常。

(5)严重高血压[收缩压≥180mmHg 和(或)舒张压≥110mmHg]。

(6)严重主动脉瓣疾病。

(7)肥厚型心肌病及其他类型的流出道梗阻。

(8)左主干冠状动脉狭窄。

(9)主动脉夹层。

(10)急性全身性疾病和电解质紊乱。

【操作方法】

(1)活动平板运动试验:受检者在活动平板上做步行运动,运动量可通过改变平板机转速及坡度逐级增加。自 1.7mph、倾斜坡度 10% (5METs)始,每级增加 2～3METs,每级 3 分钟。

(2)蹬车运动试验:受检者坐于自行车功量计上做蹬车运动,运动量由功量计改变蹬车阻力而逐级增加,所做外功由功量计直接显示,功量单位为(kg·m)/min。

运动方案:男性,300→600→900→1200→1500;女性,200→400→600→800。每级 3 分钟。

运动终点:

①达到目标心率[85%预期最大心率(相当于 195－年龄)]。

②出现中至重度心绞痛。

③在没有 Q 波可供诊断的导联 ST 段抬高≥0.1mV (V_1 或 aVR 导联除外)。

④ST 段水平或下垂型下降>0.2mV。

⑤心律失常有室性早搏二联律、室早 RonT、短阵室性心动过速、室上性心动过速。

⑥血压不升或下降＞10mmHg。

⑦血压过高,收缩压超过210mmHg。

⑧呼吸困难、头晕、眼花、面色苍白、发绀。

⑨步态不稳、共济失调。

⑩患者强烈要求停止运动。

【结果判断】　运动试验阳性指标如下。

①运动中出现典型心绞痛。

②运动中或运动后心电图 J 点后 60～80 毫秒,ST 段呈水平型或下垂型下降≥0.1mV,或较运动前加深＞0.1mV。

③心电图在没有 Q 波可供诊断的导联 ST 段抬高≥0.1mV(V$_1$ 或 aVR 导联除外)。

【临床意义】

(1)尽管运动试验诊断冠心病存在假阳性与假阴性,但仍是诊断冠心病有价值的辅助诊断方法,结合患者年龄、性别、有无胸痛和冠心病的危险因素等,为冠心病的诊断和鉴别诊断提供参考。

(2)确诊的冠心病患者,运动试验对判断病情严重性及预后有重要意义。例如,运动试验有明显的心电图改变,出现重度心绞痛及运动低血压者说明有严重心肌缺血。

【注意事项】

(1)运动试验总体上安全性较好,可能出现的心脏并发症包括快速和缓慢心律失常、猝死、心肌梗死、心力衰竭、低血压和休克,非心脏并发症包括肌肉骨骼损伤等。

(2)进行运动试验时应由经过训练的医务人员监护,在患者的床旁能进行急救。在运动试验场所必须配备硝酸甘油、利多卡因、心脏除颤器等急救药品及设备。

(3)试验过程中,进行心电图、心率和血压的严密监测。

(4)心肌梗死恢复期,患者应从低运动量开始,功量单位可选择 100～200 (kg·m)/min,每 3 分钟递增 100～200(kg·m)/min,心率达 120～125/min 即终止运动。

二、双倍二级梯运动试验

用于疑有冠状循环功能不全,但临床症状不典型,平静心电图正常或诊断不明确者。

【禁忌证】　新近有心肌梗死,近期内心绞痛发作频繁,特别是 2 周内有发作者;心脏明显扩大伴有心力衰竭,严重心律失常者;心电图有明显缺血损伤改变者;

有明确的心脏瓣膜病、心肌病及血压在 21.3～24.0/13.3～14.6kPa（160～180/100～110mmHg）以上者；年老、体弱、行动不便者。电解质紊乱，服用强心苷类药物，妇女月经期，容易造成假象，暂不宜做此检查。

【操作方法】

（1）检查前询问有关病史，向受检者说明注意事项，如运动中发生胸痛、显著气急、出汗或其他不适应停止检查，立即平卧记录心电图。

（2）试验前（当日）需禁食，先做平静状态下 12 导联对照心电图。

（3）按年龄、性别、体重（连衣服）查对登梯次数，调整节拍器，令患者按节拍器频率做上下阶梯运动，注意控制登梯运动时间。

（4）受检查者在每级梯高度 23cm 的二阶梯上往返登走 3 分钟。登梯转身时，均须面向墙壁，要向左右交替轮转，避免一直朝向同一方向旋转。

（5）运动完毕，嘱受检者立即卧于检查床上，迅速将导联线与心电图机接妥，于即刻（需在 45 秒内做完）及 2 分钟、4 分钟、6 分钟（根据需要酌情延长）依次记录 V_6、V_5、V_4、Ⅰ、aVR、aVF、aVL 导联（或其他规定导联）的心电图。记录力求基线稳定、无干扰。

【注意事项】 试验中如患者出现冠状循环功能不全症状，除立即平卧记录心电图外，还应立即报告负责医师处理。

三、饱餐试验

用于疑有冠心病而静息状态下心电图正常，但不宜做其他运动试验者。

【禁忌证】 同二级梯运动试验。

【操作方法】 餐前做 12 个导联心电图，试验应在早晨空腹或餐后 3～5 小时进行，进普通膳食，总热量为 4200～6300kJ（1000～1500kcal）。餐毕 30 分钟、1 小时、2 小时分别做 12 导联心电图。

四、心电图普萘洛尔（心得安）试验

用于自主神经功能失调导致的心电图改变与冠心病心肌缺血心电图 ST-T 改变的鉴别。

【操作方法】 先记录体表心电图供对照，而后口服普萘洛尔 20mg，在服药后 0.5 小时、1.0 小时、1.5 小时分别记录 12 导联心电图。

【结果判断】

（1）普萘洛尔试验阳性：服药后心电图异常的 ST-T 段恢复正常。

（2）普萘洛尔试验阴性：服药后心电图异常的 ST-T 段无改变。

（3）普萘洛尔试验可疑阳性：服药后异常的 ST-T 段较服药前有所改善，但未完全恢复至正常。

【临床意义】　鉴别心肌缺血与自主神经功能失调引起的 ST-T 段改变。但因普萘洛尔能降低心肌耗氧量而改善心肌缺血状况,故对 40 岁以上患者宜慎重做出结论。

【禁忌证】　患支气管哮喘、慢性喘息性支气管炎、心肺功能不全、病态窦房结综合征或窦性心动过缓患者禁做此试验。

五、阿托品试验

阿托品试验适用于:①功能性心动过缓与器质性心动过缓的鉴别,②病态窦房结综合征的辅助诊断,③房室传导阻滞定位的辅助判断,④其他缓慢型心律失常的鉴别诊断。

【操作方法】　首先记录休息时心电图供对照,而后静脉注射阿托品 1.5～2.0mg (0.03mg/kg),在注射后即刻、1 分钟、2 分钟、3 分钟、5 分钟、10 分钟、15 分钟、20 分钟分别描记一次 II 导联心电图,记录心率。

【结果判断】

(1)阳性结果:注射后在上述时间内,窦性心率＜90 次/分,或出现交界区心律。

(2)阴性结果:注射后在上述时间内,窦性心率＞90 次/分,或原来的窦房阻滞、窦性静止消失。

【临床意义】　窦性心动过缓时辅助鉴别是否由于迷走神经张力过高所致。阿托品试验阳性,提示窦房结功能不良;阿托品试验阴性,提示心动过缓是迷走神经功能亢进所致。

【注意事项】　青光眼、前列腺肥大患者慎用。

六、6 分钟步行试验

6 分钟步行试验(6MWT)主要用于评价中、重度心肺疾病患者对治疗干预的疗效,测量患者的心功能状态,可作为临床试验的终点观察指标之一,也是患者生存率的预测指标之一。

【禁忌证】

(1)绝对禁忌证:近 1 个月内出现的不稳定型心绞痛或心肌梗死。

(2)相对禁忌证:静息心率＞120 次/分,收缩压＞180mmHg 和舒张压＞100mmHg。

【注意事项】

(1)试验前应复习患者近 6 个月的静息心电图。

(2)有症状的患者应准备好相关抢救药物以便随时应用。

(3)医生要具备心肺复苏术的能力,需要时应保证相关的抢救人员到场。

(4)长期吸氧者应按照原先速率吸氧。

【操作方法】

(1)试验场地

①室内封闭走廊(气候适宜可在户外),应少有人走动。

②地面平直坚硬,路长应达50m,若无条件可用20m或30m,过短会降低步行距离。

③折返处置锥形标记,起始的地板上有鲜艳的彩带,标记每圈的起始。

(2)设备要求:①计时器和圈数计数器。②氧气源(如需要)。③血压计。④心脏除颤器。⑤记录表。⑥便于推动的椅子。⑦标记折返点的标志物。

(3)患者准备

①穿舒适的衣服和合适的鞋子。

②晨间和午后进行试验的患者试验前可少量进餐。

③试验前2小时内患者不要做剧烈运动,试验前不应进行热身活动。

④患者应继续应用原有的治疗。

⑤可以使用日常的行走工具(如拐杖等)。

(4)具体试验方法

①对每一位患者的每次试验应在一天中的相同时间进行。

②试验前患者在起点旁坐椅子休息至少10分钟,核查有无禁忌证,测量脉搏和血压(有条件时测血氧饱和度),填写记录表,向患者介绍试验过程。

③让患者站起,用borg scale分级评价患者运动前呼吸困难和全身疲劳情况(表2-1)。

表2-1 borg scale分级时间(分钟)疲劳程度

0	无
0.5	非常轻
1	较轻
2	轻度
3	中度
4	较严重
5	严重
6、7	非常严重
8、9、10	极为严重

④计时器设定到6分钟。

⑤请患者站在起步线上,一旦开始行走,立即启动计时器。患者在区间内尽自己体能往返行走。行走中不要说话,不能跑跳,折返处不能犹豫,医务人员不能伴

随患者行走。允许患者必要时放慢速度,停下休息,但监测人员要鼓励患者尽量继续行走。监测人员每分钟报时一次。用规范的语言告知和鼓励患者:在患者行走中,需每分钟重复说:"您做得很好,坚持走下去,您还有几分钟。"如患者中途需要休息,可以说:"如果需要,您可以靠在墙上休息一会儿,但一旦感觉可以走了就请继续行走。"

⑥6分钟时试验结束,提前15秒告知患者:"试验即将结束,听到停止后请原地站住。"结束时标记好停止的地点。如提前终止,则要患者立即休息并记录提前终止的地点、时间和原因。告知患者完成了试验。试验结束后用Borg scale分级评价患者的呼吸困难和全身疲劳情况,并询问患者感觉不能走得更远的最主要原因。

⑦记下计数器记录的圈数。统计患者总步行距离,四舍五入精确到米。监测并记录患者血压、心率,有条件者测血氧饱和度,认真填写记录表(表2-2)。

表2-2 6分钟步行试验记录表

患者姓名: 病历号: 随机号:
筛选号: 日期: 性别: 年龄: 种族:
身高: 体重: 试验前用药:
6MWD试验前时间:
6MWD试验后时间:
血压(mmHg):
心率(次/分钟):
血氧饱和度:
呼吸困难(Borg scale分级):否□,是□,原因:
疲劳(Borg scale分级)是否在试验中有暂停:否□,是□,原因:
是否提前终止了试验:否□,是□,原因:
试验中的其他症状:
试验结束时的其他症状:
总6MWD距离=( )×( )m+最后部分距离( )m=( )m

(5)试验中止的原因:①胸痛;②难以忍受的呼吸困难;③下肢痉挛;④步履蹒跚;⑤出汗;⑥面色苍白。

(6)试验的影响因素,见表2-3。

表 2-3　降低和增加 6MWT 的因素

降低因素

增高因素

低身高

高身高(下肢长)

老年男性

超重

求胜欲望强

女性既往有试验经历

认知受损

试验前服用治疗药物

走廊过短(次数增加)

吸氧肺部疾病

心血管疾病

骨骼肌肉疾病

【结果分析】

(1)目前无理想的正常参考值,健康者一般为 400～700m。

(2)个体患者治疗后提高 70m 以上才有显著意义。

(3)建议用绝对值表示 6 分钟步行距离的变化。

(4)6 分钟步行距离短无特异性和诊断意义,而其下降则应全面查找功能损害的原因。

第三节　心 电 监 护

心电监护是指对被监护者进行持续或间断的心电监测,及时反映心电改变及心律失常。危重症患者由于心脏疾病、药物、酸碱平衡失调及电解质紊乱等原因影响心脏的电生理活动而导致心电图特征性的改变,这对于观察病情变化、诊断和抢救患者是不可缺少的手段。

一、心电监护的种类及应用范围

1. 常用心电监护的种类

(1)动态心电图监护仪:也称 Holter 心电监护仪,是可随身携带的记录器。记录仪通过胸部皮肤电极,记录(24～48 小时)休息、劳动或日常活动的心电变化。分析仪再进行识别,或者人工观察,动态观察患者全天的心电图改变。临床上主要用来判断原因不明的心悸、胸痛、晕厥等是否与心律失常有关,鉴别心绞痛类型等。

（2）心电监护系统和多功能床旁监护仪：心电监护系统多配置于重症监护病房内，是由 1 台中央监测仪和多台床旁监护仪组成的。多功能床旁监护仪可持续显示心电波形、心率、呼吸、血压、体温和血氧饱和度等多参数监测数据。通过心电监护，可以对所监测的各参数进行 24 小时实时显示和记录。

（3）遥控式心电监护仪：是利用无线遥控装置，患者需随身携带发射装置，不需要用导线与心电图监护仪相连，遥控半径一般为 30m。

2. 应用范围

（1）心血管系统疾病：心肌梗死、严重的心律失常、心脏骤停、冠状动脉供血不足引起的恶性心绞痛、心肌病和心力衰竭等。

（2）外科手术后的监护：特别是全身麻醉后复苏期的监护，对中老年危重症患者术前或术中的常规监护，以及器官移植术后和各科危重衰竭患者急症手术前的抢救。

（3）其他各系统疾病：如各种类型的休克、脑血管意外、张力性气胸、哮喘持续状态、严重的电解质紊乱、严重创伤和慢性阻塞性肺部疾病等。

3. 心电监护方法　心电监护时，心电导联的选择有三电极系统、改良三电极系统、五电极系统及改良监护胸导联系统等。无论何种方式都可以形成Ⅰ、Ⅱ、Ⅲ导联或引出单级胸导联。

4. 心电监护的临床意义

（1）及时发现和诊断各种心律失常及致命性心律失常的先兆。

（2）指导临床抗心律失常的治疗并可评估疗效。

（3）各种手术，特别是心血管手术的术前、术中、术后，以及各种特殊检查和治疗都可实施心电监护。

（4）监测和处理电解质紊乱。

二、常见心律失常

（一）快速型心律失常

1. 窦性心动过速　是指成人窦性心率超过 100 次/分，称为窦性心动过速。可见于健康人生理状态下的反应，如剧烈运动、情绪激动，也可见于饮酒、茶、咖啡和吸烟等。在病理状态时常见于发热、甲状腺功能亢进、疼痛刺激、贫血、休克、心肌炎、心功能不全等。

（1）心电图特点：①窦性 P 波，具有窦性心律的特征。②P 波频率 100～150 次/分。

（2）处理：①生理性的窦性心动过速，可改变生活习惯，戒烟酒，不饮浓茶或咖啡。②停用增加心率的药物。③治疗原发病。④必要时可酌情选用适量镇静药或给予普萘洛尔治疗。

2. 阵发性室上性心动过速 多见于无器质性心脏病者。发作特点是突发和突止。持续时间长短不一,发作时可伴有心悸、胸闷、晕厥和心绞痛等。

(1)心电图表现(图 2-11):①心率 150～250 次/分,节律整齐。②QRS 波群形态、时限正常。

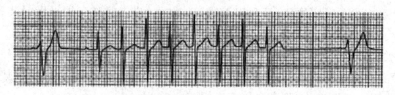

图 2-11 阵发性室上性心动过速

(2)处理:①消除患者的焦虑情绪,大多可自行终止发作,必要时给予镇静药。②刺激迷走神经法,在患者心功能和血压正常时,可用颈动脉窦按摩(不可双侧同时按摩);瓦氏(Valsalva)深呼吸动作,即嘱患者深吸气后屏气,然后用力做呼气动作;刺激咽部,诱发恶心呕吐;轻压眼球(青光眼、高度近视者禁用)。③抗心律失常药物复律,首选三磷腺苷 6～12mg 静脉注射,无效时可选用维拉帕米、地尔硫草等治疗。④直流电复律,对经以上治疗无效或伴有休克、心绞痛、心力衰竭的患者应立即进行同步直流电复律。

3. 心房颤动 是一种十分常见的心律失常,其发作呈阵发性或持续性,可见于正常人,常发生在情绪激动、剧烈运动、饮酒后。病理情况下,多见于心血管疾病、甲状腺功能亢进、电解质紊乱等。临床表现轻重不一,轻者可没有症状或有心悸、胸闷、心前区不适等,重者可引起晕厥、心力衰竭等。

(1)心电图表现:①P 波消失,代之以大小、形态、间隔绝对不规则的心房颤动波(f 波),其频率为 350～600 次/分。②心室率极不规则,QRS 波形通常正常。心室率过快时,可出现室内差异性传导,QRS 波群增宽(图 2-12)。

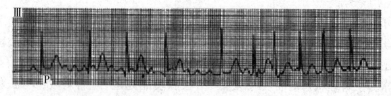

图 2-12 心房颤动

(2)处理:①祛除病因。②对急性发作且症状较重者,应给予洋地黄类药物、β受体阻滞药或钙离子拮抗药(伴预激综合征者禁用洋地黄和钙离子拮抗药),如未能恢复,可采用同步直流电复律。③对慢性发作者,如使用药物进行复律应注意用药前后给予抗凝治疗,以防止栓塞发生。④如药物治疗无效,发作频繁,症状明显者可采取电复律、房室结阻断射频消融术、外科手术、置入式心房除颤器等。

4. **室性期前收缩**　是临床最常见的心律失常之一。可见于正常人。病理状态下，多见于冠心病、心肌炎、心肌病、风湿性心脏病和二尖瓣脱垂者。而精神紧张，过量的烟酒、咖啡、缺血、缺氧，以及电解质紊乱和一些药物等都能诱发室性期前收缩。临床症状可出现心悸、心前区不适感。听诊时可听到提前心搏后较长的停歇，提前的心搏后第二心音减弱或消失，桡动脉搏动消失。

(1)心电图表现(图2-13)：①提前出现宽大畸形的QRS-T波群，时限>0.12秒，波群前无相关的P波。②T波方向与QRS波群的主波方向相反。③完全性的代偿间歇。④室性期前收缩可孤立或规律出现，可表现为偶发期前收缩、二联律、三联律，若出现连续3个或以上室性期前收缩称室性心动过速。

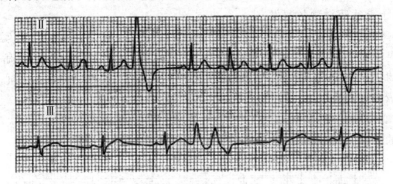

图2-13　室性期前收缩

(2)处理：①祛除诱因与精神护理。②治疗原发病。③药物治疗，无器质性心脏病及症状不明显者可不使用药物治疗。如伴心肌缺血、多源性室性期前收缩、频发室性期前收缩或成对多个出现等应迅速治疗，首选利多卡因50~100mg加入25%葡萄糖20~40ml静脉注射，10分钟后可重复使用。如效果不佳，可选用美西律、普罗帕酮、胺碘酮等。

5. **室性心动过速**　简称室速。多发生于严重的器质性心脏病患者，如冠心病、心瓣膜病、心肌病和心力衰竭等。另外，也可见于代谢紊乱和电解质紊乱等。临床症状的轻重与发作时患者的心室率、持续的时间、基础心脏病变和心功能状态有关。可表现为心悸、气促、心绞痛、心力衰竭、血压下降、晕厥，甚至死亡。

(1)心电图表现：①连续出现的3个或3个以上的室性期前收缩。②QRS波群宽大畸形，时限>0.12秒。③T波方向与QRS波群的主波方向相反。④心室率多为100~250次/分。⑤P波与QRS波无固定关系，形成房室分离。⑥可出现心室夺获(是指室速发作时个别室上性冲动可下传心室，在P波之后，提前发生一次正常的QRS波群，即心室夺获)和室性融合波；而室性融合波为部分夺获心室，其QRS波群形态介于窦性与异位心室搏动之间(图2-14)。

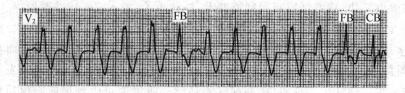

图 2-14　室性心动过速

（2）处理：①治疗病因及祛除诱因。②药物治疗，对于症状不明显，又无显著的血流动力学障碍者，可以静脉使用利多卡因；也可选用普罗帕酮、胺碘酮、溴苄铵等药物治疗。③如果上述药物治疗无效可选用直流电复律治疗。④经直流电复律转复后，给予上述药物预防复发。

6. 心室扑动与心室颤动　是最严重的心律失常，常为危重症患者死亡的原因。多见于有严重的器质性心脏病患者，也可见于严重的缺血、缺氧、电解质紊乱或抗心律失常药物应用不当等。临床表现有意识丧失、抽搐、呼吸停止、心音消失及大动脉搏动消失。

（1）心电图表现：①扑动呈正弦图形，波幅大而规则，频率 150～300 次/分。②颤动波的波形、振幅及频率均极不规则，无法辨认各波群及波段（图 2-15）。

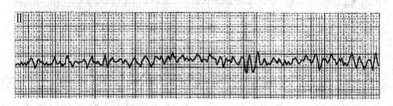

图 2-15　心室颤动

（2）处理：心室扑动与心室颤动严重危及生命，故应立即进行有效的心肺复苏术，或迅速采取非同步直流电除颤。

（二）缓慢型心律失常

1. 窦性心动过缓　成人窦性心率＜60 次/分，称为窦性心动过缓。可见于生理状态下的健康青年人、运动员、睡眠状态及老年人等。病理情况下常见于颅内高压、低温状态、甲状腺功能低下和阻塞性黄疸或应用某些减慢心率的药物，如洋地黄类、β受体阻滞药等。窦性心动过缓一般不引起明显症状，如心率＜40 次/分或伴有器质性心脏病时，可有头晕、乏力、胸闷、晕厥等症状。

（1）心电图特点：①窦性 P 波，具有窦性心律的心电图特征；②频率＜60 次/分。③P-R 间期＞0.12 秒。

（2）处理：无症状者不需要治疗。症状明显者可以给予病因治疗和对症处理，常用阿托品、异丙肾上腺素、麻黄碱等药物增加心率。

2. **病态窦房结综合征**　是指由于窦房结及其周围组织的病变导致其功能减退或丧失,产生多种心律失常的综合表现。常见于冠心病、高血压性心脏病、某些感染、代谢性疾病、手术损伤等。临床表现具有多样性,轻者多为无症状或发作性的头晕、黑矇、乏力;重者可见晕厥、心悸、心绞痛,甚至发生猝死。

(1)心电图特点:表现为多样性。①持续而显著的窦性心动过缓。②窦性停搏和窦房传导阻滞。③窦房传导阻滞与房室传导阻滞。④心动过缓、心动过速综合征。⑤其他,如房颤、交界性逸搏等。

(2)处理:①病因治疗是治疗的关键和基础。②对症处理,可适当给予阿托品或异丙肾上腺素等维持心率。③病因治疗或药物治疗无效时,应安装人工心脏起搏器。

3. **房室传导阻滞**　是指房室交界区脱离了不应期后,心房冲动下传心室延迟或不能传导。一度、二度Ⅰ型可见于正常人或运动员,与迷走神经张力增高有关。病理状态下可见于冠心病、心肌炎、心肌病、高血压性心脏病、电解质紊乱和药物中毒等。根据心电图的表现可分为一度、二度(包括莫氏Ⅰ型和Ⅱ型)、三度。临床上一度房室传导阻滞一般无任何症状;二度房室传导阻滞症状较轻,可引起心悸、心前区不适、胸闷等症状;三度房室传导阻滞症状较重,可出现疲乏、无力、心悸、头晕、晕厥、心绞痛甚至猝死。

(1)心电图特点:①一度房室传导阻滞每个冲动都能传至心室,但 P-R 间期＞0.20 秒。②二度房室传导阻滞分为莫氏Ⅰ型和莫氏Ⅱ型。Ⅰ型表现为 P-R 间期逐渐延长,直至一个 P 波不能下传至心室,相邻 R-R 间期逐渐缩短,包含受阻 P 波在内的 R-R 间期,小于正常窦性 P-P 间期的 2 倍;Ⅱ型表现为 P-R 间期固定不变,P 波突然不能下传,随之一个 QRS 波群脱落,房室传导比例可为 3:2、2:1、3:1(图2-16)。③三度房室传导阻滞表现为所有 P 波均不能下传至心室,心房、心室分别由两个起搏点控制,心室率由阻滞部位以下的节律点控制。在房室束分支以下,则QRS 波群宽大畸形,P 波频率大于 QRS 波频率(图 2-17)。

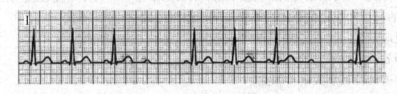

图 2-16　二度Ⅱ型房室传导阻滞

(2)处理:①主要是病因治疗。②一度房室传导阻滞与二度Ⅰ型房室传导阻滞,无症状者不需要治疗;症状明显时,可用阿托品或异丙肾上腺素来提高心室率。

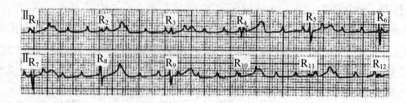

图 2-17　三度房室传导阻滞

③二度Ⅱ型和三度房室传导阻滞,药物治疗效果不好时,应及早采用心脏起搏器治疗。

4. 窦性停搏　又称窦性静止。是指窦房结不能产生冲动。多见于迷走神经张力增高、颈动脉过敏和病态窦房结综合征,还可见于急性心肌梗死、脑血管意外、洋地黄类药物中毒等。临床表现轻重不一,可无症状或出现黑矇、晕厥甚至死亡。

(1)心电图特点:①P-P 间期显著延长,其间无 P 波发生,或 P 波与 QRS 波群均不出现,长的 P-P 间期与正常的窦性 P-P 间期无倍数关系。②长时间的窦性停搏后,下位的潜在起搏点,如房室交界处或心室,可发出单个逸搏或逸搏性心律控制心室。

(2)处理:同病态窦房结综合征。

第四节　毛细血管脆性试验(束臂法)

毛细血管脆性试验又称束臂试验、毛细血管抵抗力试验。本试验的目的是测试毛细血管的完整性及脆性,其健全与否主要取决于毛细血管的结构和功能、血小板的质和量及体液因子的作用。如有这 3 个方面的异常,则毛细血管脆性试验为阳性。

试验原理:用血压计的袖带保持一定压力,只使部分血液回流,增加毛细血管内血流对血管壁的侧压力,在一定时间后观察毛细血管对内压增高性损伤的耐力,在规定的部位和规定的范围内查看皮下出血点的数量。

【适应证】

(1)各种原因引起的血小板减少症。

(2)遗传性毛细血管扩张症。

(3)血小板功能障碍性疾病,如血管性血友病。

(4)过敏性紫癜、坏血症、老年性紫癜。

(5)急性感染和中毒等因素对毛细血管壁的损伤,如败血症、尿毒症。

(6)严重的凝血机制障碍性疾病。

(7)纤维蛋白溶解系统亢进状态。

（8）肝病变、糖尿病、高血压病等。

【禁忌证】

（1）血友病 A 和血友病 B。

（2）有明显的紫癜体征时,无须做本试验。

【术前准备】

（1）检查上臂有无出血、血肿及溃疡等。

（2）物品准备,如血压计、标记笔、直尺。

（3）选择光线充足及适当的位置。

【操作方法】

（1）嘱患者取坐位或仰卧位,被检测的上肢伸直,肌肉放松,前臂屈侧向上,手指伸开。

（2）详细检查被检测前臂皮肤有无紫色瘀点或黄色点状物,如果有则用钢笔将瘀点标记,以便与检测时出现的瘀点相区别。

（3）在血压计袖带下缘 4cm 处画一直径为 2.5cm 的圆圈,以备在此圈内计算瘀点的数目。

（4）将血压计袖带束于被检测者上臂,测量其血压,使血压维持在收缩压与舒张压之间,关闭血压活塞,使水银柱不再下降。

（5）待 8 分钟后,放松袖带,解除压力。

（6）过 5 分钟后,计数圆圈内的瘀点数目。只数新出现的瘀点。

【结果判定】　正常男性 0～5 个,女性 0～10 个,出血点＞10 个为阳性,10～50 个为"＋",＞50 个为"＋＋",前臂伸侧及手背有出血点者"＋＋＋",前臂屈、伸侧及手臂均有出血点或瘀斑者为"＋＋＋＋"。

【注意事项】

（1）已有明显的皮肤出血体征时,不需要做本试验。

（2）患者生命体征不稳定,处于病危状态时,不宜做本试验。

第五节　血糖监测技术

血糖监测的目的是监测患者血糖水平,评估代谢指标,为临床治疗提供依据。

【准备用物】

（1）血糖检测仪、血糖试纸、采血笔、一次性采血针。

（2）消毒用品、棉签、弯盘。

【实施要点】

（1）评估患者

①询问、了解患者的身体状况。

②向患者介绍血糖监测的注意事项,取得患者配合。

(2)操作要点

①核对医嘱,做好准备。

②安装采血笔,确认患者是否符合空腹或者餐后2小时血糖测定的要求。

③按照无菌技术原则采血。

④读数记录。

(3)指导患者

①告知患者血糖监测的目的。

②指导患者穿刺后按压1~2分钟。

③对需要长期监测血糖的患者,应教会患者血糖监测的方法。

【注意事项】

(1)测血糖前,确认血糖仪上的号码与试纸号码一致。

(2)确认患者手指酒精干透后实施采血。

(3)滴血量,应使试纸测试区完全变成红色。

(4)避免试纸发生污染。

第六节　结核菌素试验

结核菌素(简称结素)是结核杆菌蛋白质制成的一种特异性反应原。结素试验是诊断结核菌感染的一种传统方法。目前全球和我国均推行纯结素(纯蛋白衍生物,PPD),皮内法以5U的PPD作为使用的标准剂量,2U的PPD-RT23相当于5U的PPD。

【适应证】

(1)测定结核感染率和年感染率,通过结素试验获得某一地区人群中结核菌感染和传播的情况。

(2)辅助结核病诊断和鉴别诊断。年龄越小,辅助诊断价值越大。特别适用于:①有肺结核病的可疑症状。②近期有与肺结核病患者密切接触史。③胸部X线检查异常。④怀疑患肺外结核病者。

(3)监测卡介苗接种质量,即在卡介苗接种后12周进行结素试验,了解接种成功情况。

(4)筛查结核病患者和选择预防性治疗对象,对结素强反应的儿童、青少年做进一步检查,以及对其密切接触者进行检查,作为发现结核杆菌病的途径之一,根据条件也可对强阳性反应者做预防性治疗。

(5)监测结核病暴发流行,可及时发现结核的集体感染情况,作为发现结核病暴发流行的线索。

【禁忌证】

(1)各种传染病患病期及恢复期。

(2)各种疾病的急性期。

(3)有过敏反应史,或有癫痫病史、癔症史者慎用。

(4)有全身性皮肤病。

【操作方法】

(1)试验前先核对药品名称、剂量及有效期,如有沉淀、安瓿破损及过期的不得使用。

(2)在左前臂掌(或背)侧中央无瘢痕或病变处,用酒精消毒皮肤。

(3)应用 1ml 一次性注射器,刻度和针孔斜面一致向上,与皮肤平行刺入皮内,缓慢准确地注射 0.1ml(含 5U PPD),呈直径为 6~10mm 大小的白色隆起,不要揉摩,会自行消退。

(4)72 小时(48~96 小时)检查反应,测量局部硬结反应的横径和竖径,或仅测量横径,以测量的实际大小进行记录,如有水疱、丘疹、淋巴管炎等反应,也应在记录大小以后注明。

【注意事项】

(1)结核菌素应冷藏(2~8℃),避光保存,不能直接放在冰上,不与其他药物混放。

(2)安瓿打开后 1 小时内用完。

(3)试验应在室内进行,避免阳光照射。

(4)结核菌素试验采用一次性注射器。

(5)做好宣教工作,避免患者紧张。

(6)对人群进行结核菌素调查时,对发热和明显衰弱者暂不应用。

(7)注射时或注射后出现晕厥、癔症反应、过敏反应及过敏性休克、注射局部形成溃疡、感染和坏死等并发症,应及时给予对症处理。

(8)查验反应时,如局部有水疱、溃疡,应保持干燥,防止感染,减少前臂活动。

(9)应记录结素批号。

第七节 痰标本采集技术

一、标本采集基本知识

【目的】

(1)常规标本:如痰涂片特殊染色检查细菌、虫卵及癌细胞等。

(2)24 小时痰标本:查找结核杆菌、虫卵计数,检查 24 小时痰量。

(3)培养标本:检查痰液中的致病菌。

【用物准备】 标本容器(蜡纸盒或无菌盒)、复方硼砂溶液(朵贝尔溶液)、化验单。

【操作方法】

(1)核对姓名,将用物给患者,说明目的及留取方法。

(2)常规标本取患者晨起清水漱口后,用力咳出第一口痰液留于清洁容器内。

(3)为人工辅助呼吸者吸痰时,要戴无菌手套,将痰液收集器连接在负压吸引器上,正确留取标本。

(4)24 小时标本需在容器上注明起止时间,患者将 24 小时痰液留在容器中。

(5)培养标本取患者晨起用复方硼砂溶液和清水先后漱口,深吸气用力咳出第一口痰液,留于无菌容器中,及时送检。

【注意事项】

(1)根据检查目的选择适宜容器。

(2)查瘤细胞及痰培养应立即送检。

(3)留 24 小时痰标本时,不可将唾液、漱口水、鼻涕等混入痰中。

二、诱导痰的技术

(一)手法叩击摇振排痰法

【目 的】 有利于黏痰松动,使痰液从小支气管道排入大支气管、气管,刺激咳嗽反射中枢,促进排痰,预防发生坠积性肺炎、肺不张。改善机体肺通气、肺换气,提高机体血氧分压,减轻机体缺氧症状。

【适应证】

(1)各种原因引起的痰液过多。

(2)昏迷、瘫痪或疼痛,以致咳嗽微弱而导致排痰不畅。

(3)常见的慢性肺病,如慢性阻塞性肺气肿、慢性支气管炎、支气管扩张等。

(4)肺不张。

(5)行人工气道者。

(6)呼吸机辅助通气者。

【禁忌证】

(1)胸部皮肤及皮下感染。

(2)肺部肿瘤(包括肋骨及脊柱肿瘤)。

(3)肺出血及咯血。

(4)严重心律失常。

(5)收缩压>220mmHg 或<80mmHg,舒张压>110mmHg 或<40mmHg。

(6)高颅内压及严重癫痫者。

(7)气胸(未经处理者)。

(8)严重凝血功能障碍者。

(9)哮喘持续状态。

(10)肺栓塞。

(11)肺脓肿。

(12)肋骨骨折。

【物品准备】

(1)听诊器1副。

(2)卫生纸1卷。

【操作方法】

(1)操作者洗手,戴口罩。

(2)携用物至患者床旁。

(3)核对姓名,向患者解释操作目的,以取得合作。

(4)关闭门窗。

(5)听诊肺部呼吸音,并触诊确定痰液较明显区域。

(6)操作者站在患者右侧,以协助患者取左侧卧位

①将枕头稍移向操作者侧。将患者双上肢交叉放于胸前(右上肢在上)。

②再将靠近操作者侧的患者下肢移至对侧肢体上。然后一手放在患者肩上,另一手放在患者臀下,将患者翻至侧卧位。

(7)叩击

①左手手指合拢成杯状,手臂有规律地均匀地自患者背部第10肋下缘处开始向上叩击右侧肺部(避开脊柱),应呈空洞声。

②双手手指合拢成杯状,依靠手腕力量双手轮流有节奏地叩拍患者腋前线至腋后线之间(或痰液较明显)的肺区。

(8)摇振

①双手并拢大鱼际放在患者腋中线第10肋间(或痰液较明显的肺区),十指张开,紧贴皮肤。

②让患者深吸一口气,在呼气的同时以每秒10～15次频率振动其胸壁。

③肘关节由弯曲至伸直,摇振力量向着主气道。

④单侧摇振4～5个呼吸周期。

(9)协助患者咳嗽排痰,用卫生纸擦净痰液。

(10)用同样的方法进行对侧肺部叩击振动排痰。

(11)再次听诊,评估治疗效果。

【有效评价指标】

(1)痰量减少,每日<25ml。

(2)病变部位呼吸音改善,无湿啰音。

(3)X 线胸片有所改善。

(4)患者对治疗感觉良好。

(5)X 线胸片肺部透光度良好。

【注意事项】

(1)持续鼻饲患者治疗前 30 分钟停止鼻饲。进餐患者治疗时间应安排在餐前1~2 小时或餐后 2 小时。

(2)治疗前进行 20 分钟雾化吸入,治疗后协助排痰。人工气道患者单侧振肺结束后应立即吸痰,注意无菌操作。

(3)操作中密切观察患者的意识及呼吸情况。

(4)叩击应避开椎骨、肩胛骨及脏器部分(如腰部的肾)。

(5)叩击力度要适宜,不应使患者产生疼痛感。

(二)机械摇振排痰法

其目的是松动黏痰,有利于痰液从小支气管道排入大气道,最终刺激咳嗽反射中枢,促进排痰。预防发生坠积性肺炎、肺不张。改善机体肺通气、肺换气,提高机体血氧分压,减轻机体缺氧症状。

【适应证】

(1)各种原因引起的痰液过多。

(2)昏迷、瘫痪或疼痛,以致咳嗽微弱而导致的排痰不畅。

(3)常见的慢性肺病,如慢性阻塞性肺气肿、慢性支气管炎、支气管扩张等。

(4)肺不张。

(5)人工气道。

(6)呼吸机辅助通气。

【禁忌证】

(1)皮肤及皮下感染。

(2)肺部肿瘤(包括肋骨及脊柱肿瘤)。

(3)肺出血及咯血。

(4)严重心律失常。

(5)收缩压>220mmHg 或<80mmHg,舒张压>110mmHg 或<40mmHg。

(6)高颅内压及严重癫痫者。

(7)气胸(未经处理者)。

(8)严重凝血功能障碍者。

(9)哮喘持续状态。

(10)肺栓塞。

(11)肺脓肿。

(12)肋骨骨折。

【物品准备】

(1)听诊器1个。

(2)振动排痰机。

(3)卫生纸1卷。

【操作方法】

(1)操作者洗手,戴口罩。

(2)携用物至患者床旁。

(3)核对姓名,向患者解释操作目的,以取得合作。

(4)关闭门窗。

(5)听诊肺部呼吸音,触诊确定痰液较明显区域。

(6)操作者站在患者右侧,协助患者取左侧卧位。

①将枕头稍移向操作者侧。

②将患者双上肢交叉放于胸前(右上肢在上)。

③将靠近操作者侧的患者下肢移至对侧肢体上。

④一手放在患者肩下,另一手放在患者臀下,将患者翻至侧卧位。

(7)应用振动排痰机叩击振动。

①根据患者情况选择合适的叩击头。

②将主机电源线插头插入电源插座。

③设定单侧肺治疗时间为15~20分钟(显示为15:00~20:00)。

④使振动排痰机叩击头紧密贴合患者皮肤,稍用力。

⑤根据患者承受能力,选择最高叩击频率(基本治疗频率为15~30CPS),叩击治疗2分钟,而后将频率降低3~5CPS,低频振动治疗2分钟。更换治疗部位后振动频率依此法反复循环。

⑥叩击头移动方向是沿着支气管走向,即由外周走向中央大气道方向。

⑦治疗时间由振动排痰机自动递减,到达0:00时排痰机自动停止振动。

(8)协助患者咳嗽排痰,用卫生纸擦净痰液(人工气道患者给予吸痰)。

(9)用同样的方法对患者进行对侧肺部叩击振动排痰。

【有效评价指标】

(1)痰量减少(<25ml/d)。

(2)病变部位呼吸音改善,无啰音。

(3)X线胸片改善。

(4)患者对治疗感觉良好。

(5)X线胸片肺部透光度良好。

【注意事项】

(1)持续鼻饲患者治疗前 30 分钟应停止鼻饲;进餐患者治疗时间应安排在餐前 1～2 小时或餐后 2 小时进行。

(2)治疗前进行雾化,治疗后协助排痰。人工气道患者单侧振肺结束后应立即吸痰,注意无菌操作。

(3)操作中密切观察患者意识及呼吸情况。

(4)叩击应避开椎骨、肩胛骨及脏器部分(如腰部的肾区)。

(5)叩击力度应适宜,不应使患者产生疼痛感。

(6)使用海绵轭状叩击头治疗时,不能用叩击接合器,而其他叩击头则要用叩击接合器。

(7)使用叩击接合器治疗时,要让叩击接合器上的红色箭头对向患者的主气道,频率不能超过 35CPS。

(8)治疗后,叩击头可用消毒塑料或橡胶制品的方式进行消毒,以避免交叉感染。

三、痰液体位引流

其目的是帮助排痰,维持呼吸道通畅。

【用物准备】 软枕 3 个,木椅,可调节床,痰杯,毛巾,水杯。

【操作方法】

(1)核对床号、姓名,向患者解释操作目的,以取得合作。

(2)根据肺部病变的部位,协助患者取相应肺段支气管引流的体位(表 2-4),使该肺段支气管内的痰液,借助重力作用,顺体位由气管排出(图 2-18)。

表 2-4 肺段支气管顺位排痰体位

病变部位	体位
左上叶后段	右侧卧位或俯卧位,上半身向左上转 1/4 周,右臂后伸,用 3 个枕头使头部及肩部抬起
下叶后基底段	适用于缺少俯架、床位狭小的病房,床边地上放泡沫塑料垫单,上放枕头。患者横卧,前臂倚靠地板上的枕头,双腿放床上,躯体前倾约 45°俯卧架上,全身松弛,头略偏向一侧,枕于手上,卧架应固定呈 90°,俯卧,腹下垫枕,此法用于上述两法不适用时,床尾抬高 45～50cm
下叶基底段	仰卧,膝下垫枕,使腹肌松弛,床尾抬高 45～50cm
下叶尖段	俯卧,腹下垫枕
左下叶侧基底段	右侧卧位,垫枕以保持脊柱平直,右肩勿靠枕头之上,床尾抬高 45～50cm

（续 表）

病变部位	体位
右上叶后段	左侧卧位或俯卧位,上半身向右上转1/4周,左臂向后方伸展,头部及腹侧用枕支持
上叶前段	仰卧,膝下垫枕,以助腹肌松弛
下叶侧基底段	仰卧,向右侧转1/4,左侧上位,屈膝以松弛腹肌,床尾抬高30cm,拍击患区胸壁促使分泌物排出右中叶须以右侧上位及床尾抬高30cm

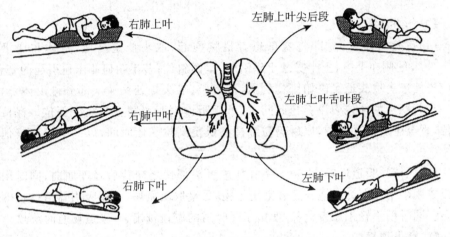

图 2-18 体位引流

（3）嘱患者先做深呼吸运动,然后鼓励患者咳嗽,以促进痰液引流,必要时协助叩背排痰。

（4）如痰液黏稠不易排出者,先予以雾化吸入或用祛痰药后再行引流。

（5）记录排出的痰量及性质,必要时送检。

【注意事项】

（1）体质虚弱、严重心功能不全或大咯血者慎用。

（2）引流过程中患者如果出现胸闷、呼吸困难、心悸、大汗时应停止引流,卧床休息。

（3）明确病灶部位后采取相应引流体位。使病变肺叶处于高处,引流支气管开口向下,对病变广泛者,可轮流采取若干体位进行引流。

（4）引流通常多在早饭前及晚间睡眠前进行,每次 10～15 分钟。

（5）每次引流后指导患者进行深呼吸运动和有效咳痰。

（6）备好吸痰装置,必要时吸痰。如有窒息,即行抢救。

第八节　大咯血体位引流

体位引流不作为大咯血常规治疗措施,而是抢救大咯血窒息最有效的措施,也是为重症患者进一步抢救争取宝贵时间。

【适应证】　大咯血窒息患者。如咯血过程中咯血突然停止或不畅,烦躁不安而急于要坐起,呼吸困难,气急发绀加重,意识丧失,肌肉强直,抽搐,牙关紧闭,尿失禁,间断呼吸,有明显痰鸣音等,可判断为大咯血窒息,应当当机立断采取体位引流。

【操作方法】

(1)正确的体位:立即将窒息患者拦腰抱起,取头低足高位,身体与床沿呈45°~90°,健侧在上方,上半身悬于床沿外,呈倾斜位;若不明何侧出血引起的窒息,则应先使患者取头低足高俯卧位倒血,待口腔、喉头等处淤血块部分排出体外,再进一步行积极的体位引流。与此同时,可用听诊判明湿啰音为病变部位。保持该体位,直至患者恢复清醒,以后仍需维持头低足高位一段时间,以助引流和其他治疗。

(2)保持呼吸道通畅:术者一手轻托患者头部使之向背后轻度屈曲,同时用压舌板或用手指包上纱布撬开患者紧闭牙关,尽量取出血块,并用吸引器清拭口咽部积血。同时助手轻拍患者背部,使堵于呼吸道的淤血排出,呼吸道畅通而获救。

【注意事项】

(1)避免精神紧张和恐惧心理而致喉头痉挛、声门闭合、牙关紧闭血液排不出来,使血块凝聚,阻塞气管造成窒息死亡。

(2)嘱患者借助吸气动作将存留在肺内和支气管的血液尽量咳出,避免残留血液弥散于两肺深部,出现溺死情况;有时患者不愿将血咯出,反而向下吞咽,这既无助于减少失血和止血,还会造成呕吐及窒息。

(3)要绝对卧床休息,最好患侧卧位,避免病变沿支气管播散至对侧,如平卧头要转向一侧,以助血液及时排除。剧烈咳嗽时,可服用止咳药,以免破裂血管受震,影响凝血及愈合。但要慎用或不用作用较强的止咳麻醉药,过度抑制咳嗽反易导致窒息发生。

(4)抢救脱险后要密切观察病情,继续采取积极有效的止血、纠正低氧等措施,以免引起再次窒息或因继续出血引起休克等严重后果。

第九节　胸腔穿刺术

胸腔穿刺术,是自胸腔内抽取积液或积气或行胸腔内给药的一项有创性操作。

【适应证】

(1)胸腔积液性质不明者,抽取积液检查,协助病因诊断。

(2)胸腔内大量积液或积气者,排除积液或积气,以缓解压迫症状,避免胸膜粘连增厚。

(3)脓胸抽脓灌洗治疗,或恶性胸腔积液需胸腔内注入药物者。

【禁忌证】

出血性疾病及病情危重、体质衰弱、不能耐受操作者。

【操作前准备】

(1)患者准备:①术前向患者及家属说明穿刺目的、操作步骤及术中注意事项,以消除紧张情绪。术前患者应签署知情同意书。②告知患者在操作过程中保持穿刺体位,不要随意活动,尽量不要咳嗽或深呼吸,以免损伤胸膜或肺组织。③做好普鲁卡因皮肤过敏试验,并将结果记录于病历上。

(2)环境准备:安静、整洁、温度及湿度适宜,无对流风。

(3)用物准备:胸腔穿刺用物、急救药品和器械。

【穿刺操作】

(1)安置体位:协助患者反坐于靠背椅上,两前臂平置于椅背上缘,前额伏于前臂上。不能下床者可取半卧位,患侧前臂上举抱于枕部。抽气时协助患者取半卧位。

(2)确定穿刺点:穿刺点取在叩诊实音部位,结合 X 线、超声检查结果确定。一般胸腔积液的穿刺点在肩胛下角第 7～9 肋间隙,或腋中线第 6～7 肋间隙;气胸者取患侧锁骨中线第 2 肋间隙或腋前线第 4～5 肋间隙(图 2-19)。

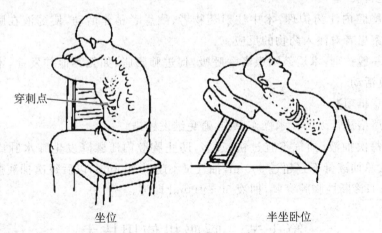

穿刺点

坐位　　　　　　　　　　　　半坐卧位

图 2-19　胸腔穿刺体位及穿刺点

(3)消毒、铺孔巾、局部麻醉:常规消毒穿刺点皮肤。打开胸穿包,术者戴无菌手套、铺孔巾后,用胶布固定孔巾两上角以防滑脱,并打开利多卡因或普鲁卡因安瓿供术者抽吸,在穿刺点沿肋骨上缘自皮肤至胸膜逐层进行局部麻醉。

(4)穿刺:术者以左手示指、中指固定穿刺部位皮肤,右手持穿刺针(针栓接有胶管并用血管钳夹紧)在局部麻醉部位沿肋骨上缘缓慢刺入胸腔。

(5)抽液、排气或胸腔内注药:将注射器与胶管连接后,松开血管钳并协助固定穿刺针,抽液,待抽满后夹紧胶管,取下注射器排液,以防气体进入胸腔;若使用三通活塞,接上抽液注射器,转动三通活塞,使注射器与胸腔相通,并进行抽吸,抽液时用血管钳固定针头,液体抽满后,再转动三通活塞,使注射器与外界相通,排出注射器内液体;给气胸患者抽气时,使用人工气胸抽气箱,同时测量胸腔压力。抽液完毕后,如治疗需要可注射药物。

(6)拔针:术毕拔出穿刺针,覆盖无菌纱布,用胶布固定。

(7)术中密切观察病情:如出现头晕、面色苍白、出冷汗、心悸、胸闷、胸部剧痛及刺激性咳嗽等情况,提示患者可能出现"胸膜反应",应立即停止抽液,使患者平卧,观察血压变化,防止休克。必要时,皮下注射 0.1% 肾上腺素 0.5ml。

【术后护理】

(1)并发症观察:嘱患者平卧或半卧位休息,注意观察呼吸、脉搏及血压等情况,及时发现并发症,如血胸、气胸及肺水肿等。观察穿刺部位有无渗血或液体流出。

(2)记录、送检标本:观察和记录抽出液体的量、颜色及性状,按需要留取标本并及时送检。

(3)胸腔内注药护理:术中注射药物者,嘱患者稍作活动,使药液在胸腔内混匀,并观察患者对注入药物的反应。

(4)一般护理:术后鼓励患者深呼吸,促进肺膨胀;如无其他并发症,术后 1 小时可恢复活动。

【注意事项】

(1)严格执行无菌技术操作原则,避免继发感染。

(2)每次抽液、抽气不宜过快、过多,防止胸腔内压骤降发生肺水肿或循环障碍。首次总抽液量不宜超过 600ml,抽气量不超过 1000ml,以后每次抽液量不应超过 1000ml;诊断性胸腔穿刺,抽液 50～100ml 即可。

第十节　呼吸机使用技术

呼吸机是依靠呼吸机的机械力量,辅助或控制患者的自主呼吸,达到维持和改善通气功能,减少呼吸运动耗氧,减轻心肺负担,缓解呼吸困难的目的。依据其吸气向呼气切换的方式,分为定容、定压、定时和微电脑控制呼吸机。

【适应证】

(1)阻塞性通气功能障碍,如慢性阻塞性肺病急性加重、哮喘急性发作等。

(2)限制性通气功能障碍,如神经肌肉病变、间质性肺疾病、胸廓畸形等。

(3)肺实质病变,如急性呼吸窘迫综合征(ARDS)、重症肺炎、严重的心源性肺水肿等。

(4)任何原因引起的心搏、呼吸骤停进行心肺复苏时。

(5)需强化气道管理者,如需保持呼吸道通畅、防止窒息和使用某些呼吸抑制药物时。

(6)预防性使用,如心胸外科手术短期保留机械通气,以帮助患者减轻因手术创伤而加重的呼吸负担,减轻心脏、肺和体力上的负担,促进术后恢复。

【禁忌证】 机械通气治疗无绝对禁忌证。正压通气的相对禁忌证如下。

(1)伴有肺大疱的呼吸衰竭。

(2)未经引流的气胸和纵隔气肿。

(3)严重肺出血。

(4)急性心肌梗死。

(5)低血容量性休克未补足血容量者。

【操作前准备】

(1)患者准备:①由于存在严重呼吸困难、生命垂危或对应用呼吸机的效果和安全性不了解等因素,清醒患者常有焦虑和恐惧心理。医生要用简单易懂的语言向患者解释应用呼吸机的必要性,指导患者如何配合及如何以非语言方式表达其需要。有家属在场时,需注意向家属进行必要的解释,缓解家属的焦虑情绪。②经口、鼻气管插管或气管切开建立人工气道。

(2)环境准备:病室安静、整洁、温度及湿度适宜。

(3)用物准备:呼吸机及其他机械通气用物。

【操作方法】

(1)正确连接呼吸机各部件:湿化器内放入无菌蒸馏水至上下标记线之间,将减压表与氧气及呼吸机相连接,打开氧气开关,减压表压力调节器调至 0.3MPa,依次打开空压机、呼吸机及湿化器开关,连接模拟肺,根据患者病情及体重设置通气方式、呼吸参数及报警界限。

(2)按需要调验机器:应用辅助-控制(A/C)通气方式时,将吸入氧流量(FiO₂)设置在最低有效水平,一般为 $40\%\sim60\%$,每分钟通气量(MV)为 $7\sim10L$,潮气量(VT)$8\sim12ml/kg$,呼吸频率(f)$12\sim16$ 次/分,吸气流速峰值 $30\sim40L/min$,屏气时间占呼吸周期的 10% 左右,使吸/呼时间比值(I/E)保持在 $1:(2\sim3)$,湿化器温度调至 $35\sim38℃$。

(3)调呼吸频率:应用同步间歇指令性通气(SIMV)方式时,呼吸频率一般设置在 12 次/分以下,其他参数调节同前。

(4)调压力:应用压力控制通气(PCV)方式时,将压力控制调至指定压力,一般为 $2.0\sim3.0kPa$ $(20\sim30\ cmH_2O)$,其他参数调节同前。

(5)设置报警界线:分钟通气量的上下报警界线为设置通气量的 $\pm25\%$,气道压力报警界线其上限高于吸气峰压或设置压力 $1.0kPa$ $(10cmH_2O)$,下限容量控制通气时高于呼气末压 $0.2\sim0.5kPa$ $(2\sim5cmH_2O)$,压力控制通气时为设置压力的 1/2。

(6)其他功能的调试:触发敏感度一般成人为 $-0.2kPa$ $(-2cmH_2O)$ 左右;需加用呼气末正压通气(PEEP)方式时,最佳水平为 $0.5\sim1.5kPa(5\sim15cmH_2O)$;撤离呼吸机过程中为了降低呼吸做功,可加用压力支持通气(PSV),一般为 $0.5\sim1.5kPa(5\sim15cmH_2O)$,最高不超过 $3.0kPa(30\ cmH_2O)$。

(7)封闭气道:调试呼吸机正常运转及呼吸机参数适当后,向患者气管导管的气囊内充气以封闭气道(压力控制通气可不封闭气道),将呼吸机与人工气道连接。

【监护与护理】

(1)呼吸系统:①监测血氧饱和度以了解机械通气的效果。②监测有无自主呼吸,自主呼吸与呼吸机是否同步,呼吸的频率、节律、幅度、类型及两侧呼吸运动的对称性。观察两侧呼吸音性质,有无啰音。③观察呼吸道分泌物的色、质、量和黏稠度,为肺部感染的治疗和气道护理提供主要依据。④床旁胸部 X 线检查能及时发现肺不张、气压伤、肺部感染等机械通气引起的并发症,亦可了解气管插管的位置。⑤使用呼吸机或改变呼吸机条件后 30 分钟应复查血气分析,根据其结果调整呼吸机参数及判断机体的酸碱平衡情况。⑥呼气末 CO_2 浓度用于评价通气效果。如呼气末 CO_2 浓度为 $4.5\%\sim5\%$,表示通气恰当;$<4.5\%$ 为通气过度;$>5\%$ 则通气不足。

(2)循环系统:机械通气患者可出现血压下降、心率改变和心律失常,应注意观察。

(3)体温:机械通气患者感染机会增加常会出现发热,后者又能增加氧耗和 CO_2 产生,故应根据体温升高的程度酌情调节通气参数,并适当降低湿化器的温度以增加呼吸道的散热作用。

(4)意识状态:机械通气后患者意识障碍程度减轻,表明通气状况改善;若有烦躁不安、自主呼吸与呼吸机不同步,多为通气不足;如病情一度好转后突然出现兴奋、多语,甚至抽搐,应警惕呼吸性碱中毒。

(5)皮肤、黏膜:观察皮肤色泽、弹性及温度,了解缺氧和 CO_2 潴留改善情况,如皮肤潮红、多汗、浅表静脉充盈,提示仍有 CO_2 潴留。

(6)腹部情况:面罩机械通气者,人机配合欠佳,患者可吞入过多气体,气管插管、气管切开套管漏气,均可导致腹胀。应注意观察腹胀程度,肠鸣音有无减弱。腹胀严重者,给予胃肠减压。

(7)液体出入量:尿量是反映体液平衡及心肾功能的重要指标。机械通气治疗后,尿量增多,水肿逐渐消退。反之要考虑体液不足、低血压和肾功能不全等原因。

(8)呼吸机参数及功能的监测:检查呼吸机各项通气参数与医嘱要求设定的参数是否一致;各项报警参数的设置是否恰当,报警器是否处于开启状态。报警时及时分析报警的原因并给予及时有效的处理。

(9)气道管理

①吸入气体的加温和湿化:气管插管或气管切开的患者失去了上呼吸道的温、湿化功能,故机械通气时需使用加温加湿器,使吸入气体的温度在 $32 \sim 36℃$,相对湿度 100%。常用方法是蒸气加温加湿法,湿化器的水温保持在 $50℃$ 左右。注意湿化罐内只能加无菌蒸馏水,禁用生理盐水或加入药物,以免溶质在罐内形成沉淀。湿化罐水量要适当,尤其要注意防止水蒸干。

②吸痰:吸引频率应根据分泌物量决定。每次吸痰前后给予高流量氧($FiO_2 > 70\%$)吸入 2 分钟,1 次吸痰时间不超过 15 秒。

③其他:气管插管者做好气囊充、放气的护理;气管切开者每天更换气管切开处敷料和清洁气管内套管 $1 \sim 2$ 次,防止感染;妥善固定面罩,防止面罩与连接管道的滑脱,防止人工气道的移位、脱开和阻塞。

(10)撤机护理:患者呼吸衰竭控制后,应尽早撤去呼吸机。撤前应向其做好解释和劝导工作,鼓励患者树立自主呼吸的勇气。撤机应在白天进行。如撤机困难,可间歇停用,并逐渐增加停机时间,或采用同步间歇指令性通气(SIMV)加压力支持通气(PSV)方式停机。

【注意事项】

(1)使用呼吸机前应检查各部件性能及运转情况是否良好,确认无异常及各呼吸参数适当后,方能与患者人工气道连接。

(2)较长时间使用呼吸机的患者,可加用深呼吸通气,防止肺不张的发生。

(3)呼吸机用毕停机后,各管道及雾化器、湿化罐应认真进行清洗消毒,正确安装并检查其性能。如有损坏及时维修或更换部件。完好的呼吸机应放在干燥清洁处,确保应急使用。

第十一节 超声雾化技术

超声雾化的目的在于:①药液直接作用于局部黏膜,用于消炎祛痰、稀释痰液、湿化气道、减轻咳嗽。②解除支气管痉挛,改善通气功能。③预防呼吸道感染。④应用抗癌药物治疗肺癌。

【用物准备】 超声雾化机(图2-20)、蒸馏水、药液(遵医嘱)、水温计、治疗巾或患者毛巾。

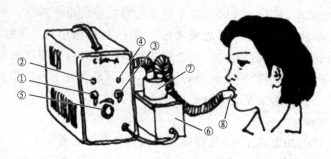

图2-20 超声雾化机

①电源开关;②红色指示灯;③雾化开关;④白色指示灯;⑤雾化调节旋钮(调节雾量大小);⑥水槽;⑦雾化罐;⑧口含嘴

【操作方法】

(1)检查雾化机部件是否完好。

(2)水槽内放入蒸馏水250ml,浸没罐底雾化膜。雾化罐内加入所需药液30～50ml。

(3)携用物至患者床前,核对患者姓名及床号,向患者介绍治疗目的及使用方法。

(4)患者颌下放置治疗巾或毛巾。

(5)先开电源开关,再开雾化开关。

(6)调节雾量,定好时间(15～20分钟)。

(7)将面罩罩在患者鼻部,患者做均匀深呼吸。

(8)治疗完毕,擦干面部和颈部。

(9)先关雾化开关,后关电源开关。

(10)整理用物。

【注意事项】

(1)使用雾化机前检查各部件有无松动、脱落等异常,注意仪器的保养。

(2)保护水槽底部的晶体换能器和雾化罐底部的超声膜,防止损坏。

(3)水槽和雾化罐内切忌加热水。使用中水温超过60℃应停机换冷蒸馏水。

(4)水槽内无足够的冷水及雾化罐内无液体的情况下不能开机。

(5)水槽内的蒸馏水要适量。太少则气雾不足,太多则溢出容器,损坏仪器。

(6)患者胸前围以治疗巾,以免喷湿衣服。

(7)治疗鼻腔疾病患者用鼻呼吸;治疗咽、喉或下呼吸道疾病患者用口呼吸;气管切开者,对准气管套管自然呼吸。

第十二节　洗胃技术

一、注射器洗胃技术

洗胃的目的是清除胃内毒物。

【用物准备】

(1)常用洗胃溶液:包括生理盐水、温开水、2%～4%碳酸氢钠溶液、1:5000高锰酸钾溶液等,温度为25～38℃,按需准备灌洗液于量桶中。

(2)器具:无菌治疗盘内放治疗碗、胃管(14号)、镊子、50ml注射器、纱布、液状石蜡及棉签,另备橡皮单、治疗巾、弯盘。

(3)污水桶:装污水的桶1个。

【操作方法】

(1)备齐用物,携至患者床旁,核对床号、姓名等,向患者解释。

(2)患者取坐位或半坐位,围橡皮单、治疗巾于胸前。

(3)将胃管前端用液状石蜡润滑后自鼻腔或口腔插入,插管长度为45～55cm。

(4)证实胃管在胃内后,用注洗器吸尽胃内容物,注入洗胃液约200ml后抽出弃去,反复冲洗,直到洗净为止。

(5)冲洗完毕,反折胃管拔出,协助患者漱口,整理床单,清理用物。

(6)做好记录。

二、漏斗胃管洗胃技术

清除毒物,为某些检查和手术做准备,减轻胃黏膜水肿。

【用物准备】

(1)常用洗胃溶液包括生理盐水、温开水、2%～4%碳酸氢钠溶液、1:5000高锰酸钾溶液等,温度为25～38℃,按需准备灌洗液于量桶中。

(2)治疗盘内放漏斗洗胃管、纱布、镊子(以上各物用无菌巾包裹)、棉签、液状石蜡、量杯、弯盘、橡皮裙(或橡皮单、治疗巾)。

(3)水壶内盛洗胃液、污水桶,必要时备压舌板、开口器、舌钳、清洁试管。

【操作方法】

(1)备齐用物携至床前,向患者解释以取得合作。

(2)插入胃管45～55cm。证实胃管确实入胃后,将漏斗放低(低于胃的位置)挤压橡皮球,抽尽胃内容物,必要时留取标本送检。

(3)举漏斗高过头部30～50cm,将洗胃液300～500ml缓慢倒入漏斗,当漏斗内尚余少量溶液时,迅速将漏斗放低于胃的位置,引胃内灌注液于污水桶内。如引流不畅,可挤压橡皮球,利用负压的作用抽出胃内容物。如此反复灌洗,直至洗出液澄清无味为止(图 2-21)。

(4)洗胃完毕,反折胃管,拔出。帮助患者漱口、洗脸,嘱患者卧床休息。

(5)清理用物。

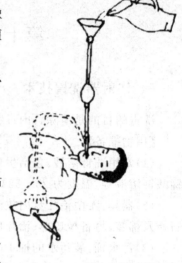

图 2-21　漏斗胃管洗胃

三、自动洗胃机洗胃法

清除毒物,为某些检查和手术做准备,减轻胃黏膜水肿。

【用物准备】

(1)常用洗胃溶液包括生理盐水、温开水、2%~4%碳酸氢钠溶液、1:5000 高锰酸钾溶液等,温度为 25~38℃,按需准备灌洗液于量桶中。

(2)自动洗胃机及附件。

(3)治疗盘内置治疗碗、胃管、镊子、纱布、弯盘、液状石蜡、棉签、橡皮单、治疗巾、胶布,必要时备压舌板,开口器,按需要准备灌洗溶液。

【操作方法】

(1)加药液于洗胃机内,试运转洗胃机,将配好的胃灌洗液放入塑料桶内。将 3 根橡皮管分别和机器的药管、胃管和污水管口连接,将药管另一端放入灌洗液桶内(管口需在液面下),污水管的另一端放入污物桶内,将洗胃管与机器的胃管连接,调节药液流速,备用(图 2-22)。

(2)备齐用物,携至患者床旁,核对床号、姓名等。

(3)神志清楚者向其解释。如为服毒患者拒绝治疗时,可给予必要的约束。

(4)患者取坐位或半坐位,中毒较重者取左侧卧位,昏迷者去枕平卧位,头转向一侧。将橡皮单、治疗巾围在领下,有活动义齿者代为取下,置弯盘及纱布于口角旁。

(5)胃管前端涂以液状石蜡,自鼻腔插入,当胃管插入 10~15cm 时,嘱患者做吞咽动作,将胃管推进至 45~55cm 处(约自前额发际至剑突水平),患者神志不清时,一手将患者头抬起使下颌靠近胸骨柄,以加大咽喉部通道,徐徐送入胃管,不可勉强用力。

(6)证实胃管确在胃内,胶布固定,接通电源。按"手吸"键,吸出胃内容物,再按"自动"键,机器即开始对胃进行自动冲洗。反复冲洗至吸出液体澄清为止。

(7)洗毕,拔出胃管,帮助患者漱口、洗脸,整理用物。记录灌洗液种类、液量及

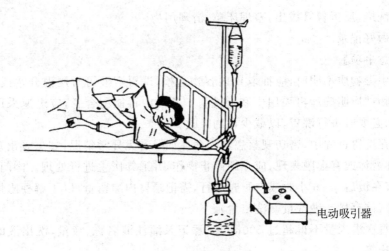

图 2-22 自动洗胃机

洗出液情况。

(8)将药管、胃管和污水管同时放入清水中,按"清洗"键,机器自动清洗各部管腔,待清理完毕,将药管、胃管和污水管同时提出水面,当机器内的水完全排净后,按"停机"键,关机。

四、负压吸引器洗胃法

清除毒物,为某些检查和手术做准备,减轻胃黏膜水肿。

【用物准备】

(1)常用洗胃溶液包括生理盐水、温开水、2％～4％碳酸氢钠溶液、1:5000高锰酸钾溶液等,温度为 25～38℃,按需准备灌洗液于量桶中。

(2)负压吸引装置或电动吸引器、贮液瓶。

(3)治疗盘、胃管、开放式输液瓶 1 套、三通、夹子、纱布、液状石蜡、量杯、弯盘、橡皮裙(或橡皮单、治疗巾)。水壶内盛洗胃液,污水桶,必要时备压舌板、开口器、舌钳,清洁试管。

【操作方法】

(1)备齐用物携至床前,核对床号、姓名等,向患者解释以取得合作。

(2)灌洗液倒入输液瓶内,挂于输液架上,夹住输液管。

(3)插入胃管,确定胃管在胃内。

(4)开动吸引器,吸出胃内容物后关闭吸引器,夹住引流管。

(5)开放输液管,输入液体 300～500ml,关闭管道。

(6)开放引流管,开吸引器,吸出胃内液体。

(7)如此反复至吸出的液体澄清为止。

(8)洗毕,反折胃管拔出,整理床单,清理用物。

(9)做好记录。

【注意事项】

(1)中毒物质不明时,应抽取胃内容物送检,洗胃溶液可暂用温开水或等渗盐水,待毒物性质明确后再采用中和剂洗胃。急性中毒能配合者,应迅速采用"口服催吐法",必要时进行洗胃,以减少毒物吸收。

(2)在洗胃过程中,密切观察患者生命体征及有无异常情况,如患者出现腹痛、流出血性液体或有虚脱表现,应立即停止操作,并通知医生进行处理。幽门梗阻患者洗胃宜在饭后4~6小时或空腹时进行,需记录胃内潴留量,以了解梗阻情况,供补液参考(储存量=灌洗量-洗出量)。

(3)每次灌入量不得超过500ml,注意记录灌注液名称、液量,洗出液的数量、颜色、气味等。

(4)吞服强酸强碱类腐蚀性药物者切忌洗胃;消化道溃疡、食管梗阻、食管静脉曲张、胃癌等一般不做洗胃;急性心肌梗死、重症心力衰竭、严重心律失常和极度衰竭者不宜洗胃;昏迷者洗胃应谨慎。

(5)如用自动洗胃机洗胃,使用前应检查机器各管道衔接是否正确、紧密,运转是否正常。勿使水流至按键开关内,以免损坏机器,用毕要及时清洗,避免污物堵塞管道。

第十三节　双气囊三腔管压迫止血术

双气囊三腔管压迫止血术是指利用双气囊的压力直接压迫胃底和食管下段静脉予以止血的技术,是一种临时急救止血的措施。

【适应证】　门静脉高压所致的食管下端、胃底静脉曲张破裂出血。

【禁忌证】　由于其他原因引起的上消化道出血。

【操作前准备】

(1)患者准备:①向患者详细讲解操作目的、方法、注意事项,解除顾虑,取得配合。②检查前12小时应禁食。③术前取下活动性义齿,以免误咽。

(2)环境准备:清洁、安静、温度适宜。

(3)用物准备:双气囊三腔管压迫止血术用物、急救药品和器械。使用前检查三腔管的性能,如气囊是否漏气、气囊膨胀是否均匀、管道是否通畅等。方法:用50ml注射器向胃气囊注气200~300ml,压力在40~45mmHg;食管气囊注气100~150ml,压力在30~40mmHg,用弹簧夹夹住管口后仔细检查气囊有无变形、损坏或漏气。检查漏气有3种方法:①放入水中,察看有无气泡逸出。②抽出气量是否少于注入气量。③将气囊放在耳边倾听有无漏气声。抽出气体,并分别标记出 3 个腔的通道。

【操作方法】

(1)安置体位:安置患者于半坐卧位或平卧位,头偏向一侧,颌下铺治疗巾。

(2)清洁鼻腔:用湿棉签清洁患者插管侧鼻腔。

(3)协助插三腔管:将三腔管前端及气囊外面涂上液状石蜡,然后由患者鼻孔慢慢插入,管端到达咽喉部或喉部时嘱患者做吞咽动作。当三腔管插入 50~65cm 时,抽胃液证实已达胃腔,可暂做固定。

(4)协助充气、牵引:先向胃气囊内注气 200~300ml,压力维持在 40~45mmHg,末端即刻用弹簧夹夹住,然后反折以细纱绳扎紧,将三腔管轻轻外拉,至有阻力感为止,表示胃气囊已压在胃底部(图 2-23)。再在距三腔管尾端 10~20cm 处用蜡绳扎住,穿过牵引架上的滑轮吊以牵引物进行持续牵引(图 2-24),牵引角度呈 40°左右,牵引物离地面 30cm 左右。如仍有出血,再向食管气囊注气 100~150ml,压力维持在 30~40mmHg,以压迫食管静脉,同样将该管末端反折夹紧。

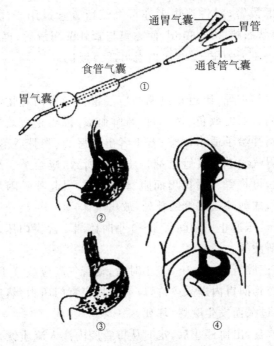

图 2-23　双气囊三腔管压迫止血

①双气囊三腔管;②管插入 65cm,头端已达幽门;③胃气囊
压在胃底;④食管气囊压迫食管 1/3 处

(5)整理:压迫止血处理妥当后整理床单及用物。

(6)协助拔管:出血停止后,放松牵引,放出囊内气体,保留管道继续观察 24 小

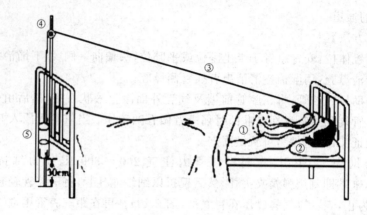

图 2-24 三腔管牵引
①胃气囊；②食管气囊；③牵引线；④滑轮；⑤牵引物

时,未再出血可考虑拔管,对昏迷患者亦可继续留置管道用于注入流质食物或药液。拔管前口服液状石蜡 20～30ml,使黏膜与管外壁润滑后,再缓慢拔出三腔管。气囊压迫一般以 3～4 天为限,继续出血者可适当延长。

【护理】

(1)止血期观察与护理:压迫止血期间应经常抽吸胃内容物,避免胃膨胀引起呕吐,也可观察胃内容物的颜色、量,如见新鲜血液,说明止血效果不好,应检查牵引松紧或气囊压力,并给予适当调整;若患者出现恶心、胸骨后不适或频发期前收缩,应检查是否为胃气囊进入食管下端挤压心脏所致,应给予适当调整;若提拉不慎或患者用力咳嗽,可将胃气囊拉出而阻塞咽喉部,引起呼吸困难或窒息,此时应立即将气囊口打开,或剪除三腔管结扎处,放出气体。

(2)监测囊内压:压迫止血期间每 4～6 小时监测 1 次囊内压,囊内压降低时应抽尽囊内气体,重新注气。

(3)定时放气:三腔管放置 12～24 小时后,食管气囊应放气 15～30 分钟,同时放松牵引,并将三腔管向胃内送入少许,以解除胃底贲门压力,然后再充气牵引,避免局部黏膜因受压过久而发生糜烂、坏死。

(4)鼻饲流质饮食:出血停止后,定时从胃管腔内注入流质饮食,但必须确认为胃腔后再注入,以免误入气囊发生意外。

(5)口、鼻腔清洁:保持患者口、鼻腔清洁,嘱患者不要将唾液、痰液咽下,以免误入气管引起吸入性肺炎,每日 2 次向鼻腔滴入少量液状石蜡,以免三腔管黏附于鼻黏膜。

【注意事项】

(1)操作前应仔细检查双气囊三腔管的性能。

（2）三腔管牵引方向应顺身体纵轴,与鼻唇部呈 40°左右,以防该处鼻腔黏膜和唇部皮肤过度受压而发生糜烂、坏死。

（3）拔管前放气留管观察 24 小时,如无出血,即可拔管。

第十四节　腹腔穿刺术

腹腔穿刺术是指用腹腔穿刺针经皮肤刺入腹腔引出腹水或注入药物的一项诊疗技术。主要用于判断积液的性质和病原体;排出腹腔积液,减轻腹水所致的呼吸、循环压迫症状;腹腔内给药;抽取腹水,浓缩后进行腹水回输。

【适应证】

（1）腹腔积液原因不明,抽液检查协助诊断。

（2）大量腹水者适当放液缓解症状。

（3）腹腔内注射药物以配合治疗。

（4）施行腹水浓缩回输术。

（5）人工气腹,协助 X 线诊断或治疗（如肺结核空洞或大咯血治疗）。

（6）诊断性（如腹部创伤时）或治疗性（如重症急性胰腺炎时）腹腔灌洗。

【禁忌证】

（1）广泛性腹膜粘连。

（2）肝性脑病先兆。

（3）卵巢囊肿、包虫病。

（4）大量腹水并伴有严重电解质紊乱。

（5）妊娠。

【操作前准备】

（1）患者准备:①做普鲁卡因皮肤试验,并将皮试结果记录于病历上。②洗净腹部穿刺部位皮肤。③嘱患者排尿,为放腹水者测量腹围并记录。

（2）环境准备:清洁、安静、温度适宜,注意视觉隐蔽,如在病床上操作,则用屏风或床帘遮挡。

（3）用物准备:腹腔穿刺用物、急救药品和器械。

【操作方法】

（1）体位:安置患者于舒适体位,一般坐在靠背椅上（图 2-25）;体弱者在床上取坐位、半卧位、平卧位或侧卧位,暴露腹部。放腹水者,腹下部置橡胶单和治疗巾。

（2）选择穿刺点:①左下腹部脐与髂前上棘连线中外 1/3 的交界点,此处不易损伤腹壁动脉。②脐与耻骨联合连线的中点上方 1.0cm 稍偏右或偏左 1.0～1.5cm,此处无重要器官且易愈合（图 2-26）。③侧卧位,在脐水平线与腋前线或腋中线之延长线相交处,此处常用于诊断性穿刺。

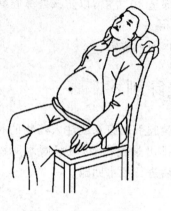

图 2-25　腹腔穿刺体位

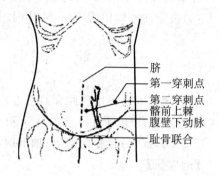

脐
第一穿刺点
第二穿刺点
髂前上棘
腹壁下动脉
耻骨联合

图 2-26　腹腔穿刺部位

(3)消毒、铺孔巾、局部麻醉:常规消毒穿刺部位皮肤。打开腹腔穿刺包,术者戴手套、铺孔巾,用胶布固定孔巾两上角。打开 1‰普鲁卡因溶液或 2%利多卡因安瓿供术者抽吸,在穿刺点自皮肤至腹膜壁层做局部麻醉。

(4)穿刺、放液、腹腔内注药:左手固定穿刺部位皮肤,右手持针垂直刺入腹壁,待进入腹腔后,用注射器抽取腹水标本。诊断性穿刺时,可直接用 20ml 或 50ml 注射器进行。如为腹腔内注药,待抽到腹水时即可将药液注入腹腔。大量放液时,可用 8 号或 9 号针头,并于针栓处接乳胶管,再用输液夹调整速度,引腹水于容器中。术中观察患者有无穿刺反应,若出现头晕、恶心、心悸、面色苍白等立即停止放液,并做相应的处理。大量放液后,束以多头腹带,以防腹内压骤降、内脏血管扩张引起血压下降或休克。

(5)拔针:拔出针头,针孔处用 2%碘酊消毒后覆盖无菌纱布,以手指压迫数分钟,再用胶布固定。

(6)测量、包扎:再次测量患者腹围,进行放液前后腹围比较,并用腹带进行腹部包扎。

(7)整理、记录、送检标本:患者休息后清理用物,并做初步消毒处理;及时送检标本;记录放液量及性状。

【护理】

(1)体位及穿刺点护理:术后嘱患者平卧 8～12 小时,或卧向对侧,使穿刺针孔位于上方以免腹水继续漏出。如有腹水漏出时,可用蝶形胶布粘贴,及时更换浸湿的敷料、腹带。

(2)并发症观察与处理:密切观察血压、神志、尿量、穿刺点有无渗液及其他不良反应。对肝硬化放腹水患者应警惕诱发肝性脑病。

【注意事项】

(1)严格无菌操作,防止腹腔内继发感染。

(2)放液时若液体引流不畅,可稍变动患者的体位或将穿刺针稍作移动。

(3)放液速度不宜过快,放液量不宜过多,初次放腹水不宜超过 3000ml。

第十五节 心脏除颤术

临床用于纠正恶性室性心律失常,终止室颤,也可用于药物不能转复的室上性心动过速。

【用物准备】 心脏除颤器、导电糊。

【操作方法】

(1)检查及调试除颤器。

(2)患者平卧于硬板床上。

(3)除颤前必要时给予肾上腺素等药物,以提高室颤阈值。

(4)除颤电极板及患者胸部均匀涂抹导电糊,打开除颤器电源并设置到非同步位置,调节除颤器能量至所需读数并开始充电。

(5)将一个电极板置于右锁骨下胸骨右侧,另一电极板放在左乳头的左下方,用较大压力尽量使胸壁与电极板紧密接触,以减少肺容积和电阻,保证除颤效果。

(6)充电至所需能量后两手同时按压放电开关。一般首次能量给予 200J,若除颤无效可重复电击,并可提高电击能量,最大能量可增至 360J。两次除颤之间充电约需 10 秒,应利用此时间继续给予心肺复苏,给予复苏药物。

【注意事项】

(1)如室颤为细颤,除颤前可遵医嘱给予肾上腺素,使之转为粗颤再行电除颤。

(2)电击除颤时,任何人不得接触患者及病床,以免触电。

(3)进行心电图示波监视,观察生命体征及肢体活动情况。

第十六节 心理治疗技术

心理治疗是一种以治病、助人为目的的专业性人际互动过程。治疗师通过言语和非言语的方式影响患者或其他求助者,引起心理和生理功能的积极变化,达到治疗疾病、促进康复的目的。其实施要符合科学、社会文化的规范,具备以下几个要素。

(1)由具有社会认可身份、受过专业训练的人员实施。

(2)在专门的医疗机构和心理卫生机构、场所实施。

(3)以助人、促进健康为目的,不损害患者身心健康和社会的利益。

(4)遵守技术规范和伦理原则,并符合法律的要求。

(5)掌握适应证和禁忌证,不滥用、误用。

(6)治疗有计划、有目标,能及时发现和处理不良反应。

(7)技术可以通过学习达到掌握,能进行合理解释,不使用超自然理论。

一、医患关系技术

心理治疗技术种类繁多,大致可以分为建立和维持治疗关系的技术与促进变化的技术两大类。任何一种临床治疗过程都是在治疗师与患者之间形成的互动关系情境之中发生的,良好的治疗关系使参与到治疗过程的各方能够设身处地进行相互沟通、交流,保障各种诊疗措施的有效实施。

关系技术是各种心理治疗所共有的,是各种促变技术得以发挥作用的基础,在处理精神科以外的问题时也成为重要的非特异性治疗因素。因此,医患关系不仅仅是伦理问题,而且也是一个重要的治疗技术范畴。

【适应证】

(1)在精神卫生临床工作中作为特殊心理治疗的基础性技术。

(2)临床医学各专业建立、维持医患关系时作为辅助技术。

【禁忌证】

(1)无绝对禁忌证。

(2)与低龄患者建立关系时不完全适用。

(3)对有意识障碍、明显精神病性症状和中重度精神发育迟滞、痴呆的患者不完全适用。

【操作方法】

(1)摆正治疗师的位置与角色:医患关系应该以平等、理性、坦诚为基础,不是互相利用、操纵的关系。不同的患者对治疗师有不同的期望,不同的治疗师有相对稳定的治疗关系观念和个人风格。治疗师应自始至终注意调整与患者之间的价值观差异、期待差异,建立顺当和有效的互动关系,保证有适当的依从性。

(2)开始医患会谈:迅速建立信任感,尽快与患者间建立和睦、友善、默契的治疗关系。

①主动示好、问候、做自我介绍,避免不利的表情、姿势、体态。

②挑起话题,介绍环境,观察对方反应。随后,让对方有说话机会。

③空间与设施安排要保护隐私,安静、整洁。

(3)接纳与反应:神情专注,鼓励对方说话,显示对患者情感状态的理解。在患者陈述时,将其没有表达出来的情感、态度或思想点明或者映照出来,加强对方对隐蔽的体验的感知和理性化、言语化能力。

(4)告知治疗规划(结构技巧):对治疗过程的性质、条件、可能的努力方向、局限性和可能达到的目标做适当的定义和解释,使患者对自己的位置、权利和义务有较清晰的定向。简要说明所需时间、费用。对于重要的治疗措施、重大分歧、潜在危险,须请患者或其委托人、监护人做出"知情同意"与"知情选择"并在有效文书上签字,以提高依从性、分担风险。

(5)倾听:既是采集信息的过程,也是主动接纳、关切的过程;不仅要听说出来的,还要解析和评价静默或中断现象的原因和意义,把握自己介入的时机。

(6)引导:自然、灵活地保持和转换话题,指引或影响患者思路,保障访谈效率和质量。涉及家庭、性问题及与其他人的关系问题时要谨慎。

(7)宽慰和承诺:提供支持、保证,对其行为及有用的信念进行强化性的奖赏、鼓励,培养对于将来奖赏的期望,保持探讨问题、解决问题的兴趣,降低焦虑和不安全感。

(8)一般性暗示:随着以上工作的推展,逐渐使对方情绪和身体放松,安静,对治疗师发出的信息接受性逐渐增高,批判性逐渐削弱,注意力越来越集中,意识相对狭窄,与主题相关的想象增加,思想受到诱导,进入一种放松的警觉状态。

(9)终止治疗:心理治疗有始有终,适当时候要考虑如何结束1次访谈、一个疗程,解除治疗关系。40~50分钟是许多治疗医师用来计算治疗费的单位时间。家庭治疗常达到90~120分钟。总疗程的长短变异很大。

为了强化访谈的效果,治疗师对会谈进行总结和评论,反映、交流访谈中的印象和感受,感谢对方的合作,指出其优点和长处。最后,预约下次访谈时间,并且布置间歇期要做的"家庭作业"。

【注意事项】

(1)治疗关系贵在自然、坦诚、融洽,避免机械、刻板、做作。

(2)使用支持、保证技术时,尊重患方自主性,注意自我保护,承诺适当。

(3)治疗师应避免被患者依恋、崇拜、敬畏;避免在工作关系基础上发展朋友关系、商业关系、性关系。这些关系不利于促进治疗变化,容易导致越界行为。

(4)保密原则

①尊重患者的个人隐私权。有关信息应专门保存,无关人员不得接触。

②为防止意外事件的发生,以下情况不能保密,并由治疗师及时向有关人员告知:其他人有生命危险;来访者自杀倾向明显;近亲乱伦;老年人、儿童被虐待。

二、暗示-催眠技术

本条限于专业人员针对特定临床问题,诱导意识状态改变而系统使用的暗示及催眠技术。

【适应证】

(1)直接暗示:用于对症处理各科临床上常见的焦虑、急性心因性反应、转换性痛症患者的急性躯体功能性障碍、睡眠障碍。

(2)系统的催眠治疗

①心身性障碍及躯体问题:如慢性疼痛、偏头痛、紧张性头痛、急性疼痛;克罗恩病、消化性溃疡;哮喘、花粉症;原发性高血压;血管运动性疾病;性功能障碍;恶心、呕吐;继发性及医源性焦虑、恐惧、抑郁等情绪反应;外科术前准备、睡眠障碍。

②神经症性障碍:恐惧症,强迫症,抑郁反应,创伤后应激障碍,躯体形式障碍(如转换性障碍、躯体化障碍、疑病症、身体变形障碍及疼痛障碍)。

③行为障碍:如咬指甲、遗尿症、吸烟、肥胖、学习困难及体育竞技压力。

【禁忌证】

(1)对早期精神病、急性期精神病、边缘型及偏执性人格障碍、中重度抑郁症不做催眠治疗;对分离性障碍患者及癔症性人格障碍者慎用。

(2)在滥用的情况下,群体性催眠可使具有依赖、社会不成熟、暗示性过高等人格特征的参与者发生明显的退化、幼稚化。

【操作方法】

(1)前期准备:通过预备性会谈、暗示性试验或量表检验受试的个体性反应方式,评测接受暗示的程度及负性情绪或态度。

(2)直接暗示:利用医患关系及医师的权威角色,营造合适氛围,直接使用言语,或借助适当媒介,实施直接针对症状的暗示。

①告知诊断和解释。

②用坚定的口吻进行安慰、鼓励,做出有信心的承诺。

③针对突出症状或体征,将患者注意力集中于患部的运动、感觉,或某种心理体验,或治疗师声称能产生特殊躯体效应的媒介,并预示变化。

④让患者体验预期的躯体变化,用仪式性的操作强化变化体验,如服用安慰剂;皮下注射能产生疼痛但对身体无害的注射用水(>1ml)、静脉推注能产生短暂热感但对身体无显著影响的20%葡萄糖酸钙10~20ml;进行某种器械或设备的操作等。操作过程中持续暗示变化,直至症状或体征消失或减轻。

(3)催眠诱导

①关系:建立信任的关系。可以在坐位或卧位进行。多采用闭眼减少分心。

②注意力集中:盯视墙面某点或距眼20~40cm的物体尖部;讲故事,诱导内向性注意力集中。故意强调促进性的感知觉;预先整合一些不协调的感知觉。

③调整语音模式:同步——与患者呼吸达到节律性同步;重复——频繁重复词汇或整句话;标记——通过改变说话的方向、声音,强调、突出暗示内容;困惑——通过杂乱信息,使妨碍催眠的惯常思维模式失去效力;分离——将患者从一种意识状态引向另一种意识状态;批准——用肯定语式对显出个性特点的行为进行强化,或者可以把它们当作已经出现的催眠表现的标记加以肯定、默许,使之加深。

④判断催眠程度:催眠状态中经暗示出现的变化涉及感觉、认知、记忆、时间知觉、行为意志等方面,并伴有可观察、记录的生理现象。可以据此判断催眠深度。

(4)治疗阶段:入静达到合适的深度后,接着进一步做催眠性治疗。

①催眠后暗示:把在治疗阶段已经由暗示而引起的变化与将来出现的诱发因素联系。

②遗忘:暗示患者对入静状态中加工过的内容发生遗忘。

③重新定向:重新收回所有使入静状态不同于日常意识状态的暗示,并将患者的注意力重新导向现实情境。最后让患者睁开眼,活动肢体。需与其交谈,休息20分钟,确保已完全解除催眠。

【注意事项】

(1)催眠术不要滥用。

(2)不是对于器质性疾病的对因治疗方法。

(3)不推荐集体形式的催眠治疗。

三、解释性心理治疗

对心理、行为及人际情境中的关系或意义提出假设,使患者用新的参照系来看待、描述心理和行为现象,澄清自己的思想和情感,以新观点理解病理性问题与各种内外因素的关系,获得领悟,学习自己解决问题。

【适应证】 适用于各种疾病,用于增加患者对自身人格发展、临床病理问题及其处理策略的认识,改变功能不良的信念、态度和思维方式。

【禁忌证】

(1)无绝对禁忌证。对有意识障碍、明显精神病性症状和中重度精神发育迟滞、痴呆的患者不适用。

(2)对有偏执倾向者慎用对质、阐释。

【操作方法】

(1)直接解释:按引发感受、干预力度和发挥作用的时间不同,分为以下4个层次。

①反映:治疗师给患者的解释信息不超过公开表达出来的内容。

②澄清:稍微点明患者的表达中所暗含、暗示的,但自己未必意识到的内容,帮助患者将以往只是模糊感受到的心理体验言语化。

③对质:利用患者呈现出来的情感和思想作为材料,提醒患者注意暗含的,但没有意识到或不愿承认的情感和思想。

④主动阐释:直接导入全新的概念、意义联系或联想。

(2)隐喻性阐释技术:通过类比语言、象征性思维进行的交流活动,利用比喻、象征的方法来促进患者形成自己对问题的理解。可用故事、阅读、看录像等传达治疗师自己的阐释,也可由此用间接的方式增加体验、促进领悟,促成患者产生自己的阐释。

【注意事项】

(1)掌握好时机和内容,访谈早期多做反映和澄清;访谈深入后增加对质和阐释。接近访谈结束时,让患者有机会做出自己的阐释。

(2)在"因果关系"阐释中包含可控制的原因,尽量不用不可控制原因;提供积极的阐释。

四、精神分析及分析性心理治疗

以精神分析理论为基础的心理治疗,统称为分析性心理治疗。经典精神分析旨在对患者的人格结构进行改造、重建,已不太常用;而短程治疗重在通过处理无意识冲突来解决现实生活情境中的问题,尤其是当前的人际关系问题。

【适应证】

(1)神经症:有高度完美主义特征的抑郁症;部分性功能障碍及性心理障碍;部分人格障碍,如强迫性、癔症性、回避性、自恋性、自我挫败性人格障碍,以及经选择的边缘性人格障碍、混合性人格障碍。

(2)其他心理卫生问题:如难以与别人建立亲密关系;缺乏决断;回避倾向;自我挫败行为;与权威、上司的关系问题;害羞;迁延持久的悲伤;与分离或被拒绝有关的问题。

【禁忌证】

(1)存在妨害建立稳定、有效的移情关系的因素。

(2)病理性撒谎、罪犯,超我发展欠成熟者。

(3)智力及言语能力不足以充分表达内心体验者。

【操作方法】

(1)经典精神分析

①设置:每周3~4次,每次50~60分钟,历时3~4年。患者躺在沙发上,看不见治疗师,而治疗师可以观察到患者,让患者自由联想。

②建立治疗联盟:患者与治疗师之间构成非神经症性的、合理的、可以理解的和谐关系。

③治疗方法:治疗采取移情、反移情、阻抗处理、梦的解析、自由联想、解释和重建、修通等技术。

④修通:由领悟导致行为、态度和结构的改变。

(2)分析性心理治疗:在不同程度上使用经典精神分析的基本概念和技术,但有以下特点。

①短程治疗每周1~2次,一般全程治疗不多于50次,每次45~50分钟。

②方法较为灵活。处理移情不再是中心任务;不太强调治疗师保持中立;治疗过程中更关心现在、现实,鼓励、赞扬患者,减少挫折、幻想和对过去的关注;少用或不用自由联想;对问题的解释少用引向"不可改变"结论的说法。

【注意事项】

(1)以追求领悟为主要目标的疗法,对患者智力、人格、动机要求高。要克服过度智力化在患者方面引起的失代偿,促进认知与情感、行为实践的整合。

(2)防止治疗师过分操纵、以自我为中心。注意经典原则与现实性、灵活性的统一。

五、行为治疗

环境中反复出现的刺激,包括人自己行为的结果,通过奖赏或惩罚的体验,分别"强化"或"弱化"某一种行为。行为治疗的任务是设计新的学习情景,使合适的行为得到强化、塑型,使不合适的行为得到弱化、消退。

【适应证】

(1)各型神经症性障碍。

(2)发育障碍。

(3)康复治疗,如慢性精神疾病患者的日常生活技能训练,社会行为的矫正,减少慢性疾病的消极影响。

【禁忌证】

(1)存在复杂内心冲突的神经症,以及明显的人格障碍,属于相对禁忌证。

(2)冲击疗法引起强烈的心理不适,厌恶疗法的负性痛苦刺激可能有严重不良反应,部分患者不能耐受,须在征得患者、家属的知情同意后慎用;尤其对于有心血管疾病的患者和心理适应能力脆弱者,要避免使用。

【操作方法】

(1)行为的观测与记录:定义目标行为,辨认并客观和明确地描述行为过度或行为不足的具体内容。

(2)行为功能分析:对来自环境和行为者本身的,影响或控制问题行为的因素做系统分析。包括行为问题是否属于习得性;属于行为缺陷或不足,还是行为过剩;周围环境怎样影响问题行为,问题行为所导致的后果;与患者的动机及引起问题行为的先行刺激有何关系。

以分析为基础,确定靶行为——在整个治疗过程中或各个治疗阶段中需要加以改变的具体问题行为。

(3)放松训练

①渐进性放松:采取舒适的坐位或卧位,从上到下,渐次对各部位的肌肉先收缩5～10秒,同时深吸气和体验紧张的感觉;再迅速地完全松弛30～40秒,同时深

呼气和体验松弛的感觉,如此反复进行。练习时间从几分钟至30分钟。

②自主训练:自主训练有6种标准方式,即沉重感(伴随肌肉放松);温暖感(伴随血管扩张);缓慢的呼吸;心脏慢而有规律地跳动;腹部温暖感;额部清凉舒适感。在指导语的暗示下,缓慢地呼吸,由头到足的逐部位体验沉重、温暖的感觉,即可达到全身放松。

(4)系统脱敏疗法

①评定主观不适单位(SUD):通常以5分、10分或100分制评定。让患者学会按标准衡量自己的主观感觉。

②松弛训练:按前述方法训练6～8次,并且布置家庭作业。要求能在日常生活环境中可以随意放松,达到运用自如的程度。

③设计不适层次表:让患者根据自己的实际感受,对每一种刺激因素引起的主观不适进行评分,然后按其分数高低将各种刺激因素排列成表。

④系统脱敏:由最低层次(或合适的较低层次)开始脱敏,进行针对该层次刺激的松弛训练,直至暴露于刺激因素时不再产生紧张焦虑,然后转入针对上一个层次的松弛训练。在脱敏之间或脱敏之后,将新建立的反应迁移到现实生活中,即现场脱敏,不断练习,巩固疗效。脱敏过程需要8～10次,每日或隔日1次,每次30～40分钟。

(5)冲击疗法:又称满灌疗法。让患者直接面对大量引起焦虑、恐惧的情况,甚至过分地与惧怕的情况接触,使恐怖反应逐渐减轻、消失。治疗前应向患者介绍原理与过程,告诉患者在治疗中须付出痛苦的代价。

(6)厌恶疗法:通过轻微的惩罚来消除适应不良行为。当某种适应不良行为即将出现或正在出现时,当即给予一定的痛苦刺激,如轻微的电击、针刺或催吐药,使其产生厌恶的主观体验。对酒依赖的患者的治疗可使用阿扑吗啡(去水吗啡)催吐药。

(7)自信训练:运用人际关系的情景,帮助患者正确地和适当地与他人交往,表达自己的情绪、情感。

①情景分析:了解来访者对某类事情的态度和看法。

②寻找适当行为:治疗师与患者共同找出问题领域中的适宜行为,观察他人有效的行为,使患者认识到同一种问题还可能有另一种解决或应对方法。

③实际练习:采用角色扮演的方法,使患者在这一过程中通过主动模仿而学习新的行为方式。

④迁移巩固:每次自信训练进行完,给对方反馈,布置家庭作业或鼓励来访者把学习到的新的行为运用到实际生活中去。

(8)模仿与角色扮演:帮助患者确定和分析所需的反应,提供榜样行为和随时给予指导、强化。

（9）塑造法：用于培养一个人目前尚未做出的目标行为。

①定义目标行为。

②确认初始行为。

③选择塑造步骤，循序渐进。

④提供强化刺激。

⑤对各个连续的趋近行为实施差别强化。

【注意事项】 对于精神病理现象从条件化作用的角度做出过分简单化的理解和处理，可能对于存在复杂内心冲突的神经症患者产生"症状替代"的效应，在消除一些症状的同时导致出现新的症状。

六、认知治疗

认知技术旨在冲击患者的非理性信念，让患者意识到当前困难与保持非理性观念有关；教会他们更有逻辑性和自助性的信念，而且鼓励他们身体力行，验证这些新信念的有效性。与行为治疗联系紧密，是应用得最多的心理治疗方式之一。

【适应证】 用于治疗抑郁症，焦虑障碍（包括惊恐发作、恐惧症、广泛性焦虑症、创伤后应激障碍），自杀及自杀企图，强迫症，成瘾行为，非急性期精神分裂症，睡眠障碍，心身疾病，进食障碍，人格障碍，婚姻冲突及家庭矛盾，儿童的品行及情绪障碍，性功能障碍及性变态等。

【禁忌证】 对存在精神病性思维障碍、偏执人格特征的对象慎用。

【操作方法】

（1）识别与临床问题相关的认知歪曲：如"全或无"认知模式；以偏概全，过度泛化；对积极事物视而不见；对事物做灾难性推想，或者过度缩小化；人格牵连，将事件与人（包括自己）的主观原因联系；情绪化推理，宁可相信直觉，不愿接受事实。

（2）识别各种心理障碍：具有特征性的认知偏见或模式，为将要采用的特异性认知行为干预提供基本的努力方向。

（3）建立求助动机：患者和治疗师对靶问题在认知解释上达成意见统一，对不良表现给予解释，并且估计矫正所能达到的预期结果。

（4）计划治疗步骤

①通过交谈和每天记录想法来确定其不恰当的思维方式。

②通过提问，使患者检查其不恰当思维的逻辑基础。

③让患者考虑换一种思考问题的方式。

④鼓励患者真实性检验，验证这些替代的新解释结果如何。

⑤指导自我监测思维、情感和行为，说明和示范替代性的认知内容和认知模式。

（5）指导患者发展并应用新的认知和行为：代替适应不良性认知行为。

(6)改变有关自我的认知:作为新认知和训练的结果,患者重新评价自我效能。治疗师通过指导性说明来强化患者自我处理问题的能力。

【注意事项】 使认知和行为两者达到"知行统一"最关键。应避免说教或清谈。在真实性检验的实施阶段,患者易出现畏难情绪和抵抗,要注意在治疗初期奠定好医患关系的基础。

第三章
Chapter 3　外科诊疗技术

第一节　普通外科技术

一、阴囊透光试验

用于鞘膜积液与睾丸肿瘤和腹股沟斜疝的鉴别。

【操作方法】　在暗室或用黑色纸筒罩于阴囊,用手电筒由阴囊下方紧贴皮肤向上照射,在纸筒上方观察。

【结果判定】　如透光则为试验阳性,多见于鞘膜积液;如透光性差则为试验阴性,多见于睾丸肿瘤、腹股沟斜疝;如积液为脓性、血性或乳糜性,此试验可呈阴性。

【注意事项】

(1)要结合临床表现和查体,此试验不能作为唯一标准。

(2)婴幼儿阴囊皮肤嫩薄,要注意假阳性问题。要仔细观察婴幼儿哭闹时阴囊及疝内容物体积的变化,做出正确诊断。

(3)诊断困难时,可借助 B 型超声进行鉴别。

二、嵌顿包茎手法复位术

包茎是指包皮外口狭小,使包皮不能翻转露出全部阴茎头。由于包皮口紧小,强行向上翻转不及时复位造成包皮口紧勒在冠状沟处,使远端包皮和阴茎头的血液、淋巴回流障碍、环状绞窄更加重局部淤血、水肿和疼痛,如不及时处理,包皮和阴茎头可发生溃烂,甚至广泛坏死,而嵌顿包茎手法复位术简便易行,适合于基层。

【处理方法】　嵌顿包茎在早期容易手法复位成功。手法复位一般不用麻醉,也可用阴茎根部阻滞麻醉。患者取仰卧位。首先用 1‰新洁尔灭溶液消毒,在包皮和阴茎头部涂无菌润滑剂(液状石蜡或植物油)。复位前轻柔地按摩嵌顿环远侧水肿的包皮,并逐渐施加压力,使嵌顿包皮肿胀减轻,便于手法复位,若仍不能复位,可将局部皮肤消毒后,用注射针头向嵌顿肿胀的包皮针刺数点,用手轻轻挤压,让组织液逐渐渗出,2~3分钟后再手法复位。

手法复位方法一:双手示指及中指固定于包皮嵌顿环处,将嵌顿包皮向阴茎头方向下翻,双手拇指顶住阴茎头,并将其向包皮内推送,使嵌顿环向下越过冠状沟而复位(图 3-1)。

　　手法复位方法二:左手握住阴茎干,将嵌顿包皮向阴茎头方向推挤;右手拇指顶住阴茎头,将阴茎头向包皮内推送,使嵌顿环向下越过冠状沟而复位(图 3-2)。

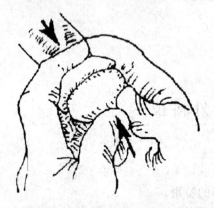
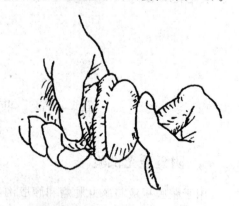

图 3-1　嵌顿包茎手法复位方法一　　　　图 3-2　嵌顿包茎手法复位方法二

【注意事项】

(1)一般应先试行手法复位,如手法复位失败再行手术复位。

(2)需麻醉时,注意儿童麻药用量,以免中毒。

三、头皮穿刺操作技术

【穿刺目的】

(1)诊断:头皮血肿、头皮脓肿、头皮囊性肿物、头皮血管瘤等内容物的诊断。头皮肿物的针吸活体组织检查。

(2)治疗:头皮血肿穿刺抽液治疗,神经封闭治疗,头皮神经阻断麻醉等。

【操作方法及注意事项】

(1)准备穿刺部位的皮肤,距肿物边缘 5cm 以外或备全头皮肤。

(2)在严格无菌操作下进行。

(3)穿刺时,穿刺针在正常皮肤内潜行一段距离再刺入肿物内,以免术后溢液。

(4)根据不同穿刺目的,采用不同型号的穿刺针头。

(5)头皮血肿穿刺抽液后尚需做到有效的加压包扎。

四、术后拆线技术

　　拆线是指皮肤切口缝线的剪除,一切皮肤缝线均为异物,伤口愈合或伤口感染均需拆线。

【拆线步骤】 了解患者的病情,向患者讲解拆线的目的和意义,消除患者的心理恐惧。患者应保持合适体位,显露伤口,既有利于患者舒适,也有利于医师拆线。

用手揭去外层敷料,用镊子揭去内层敷料,放入污物盘,暴露伤口。如敷料因渗出物使其与伤口粘连较紧,不可硬性将其揭下,应先用生理盐水将敷料润湿,然后慢慢地将敷料揭下,这样可减少伤口的撕裂,减轻患者的痛苦。

观察切口有无红肿、出血,有无分泌物及其性质。

用镊子夹取碘酒、酒精或活力碘棉球清洁、消毒伤口,消毒顺序是从切口向外周呈离心性消毒距切口 5～8cm 的区域。左手持有齿镊向右手传递无菌物品,右手持无齿镊接触伤口并清洁伤口,使用时勿使两镊相碰,有齿镊位置高于无齿镊。

清洁消毒后,用镊子夹住线头轻轻提起,用剪刀插进线结下空隙,紧贴针眼,从由皮内拉出的部分将线剪断。向拆线侧将缝线拉出,动作要轻巧,如向对侧硬拉可能使创口拉开,且患者有疼痛感,再次清洗伤口后覆盖创面。

【注意事项】 拆线的早晚应考虑以下几点而确定:①切口部位的血液循环情况。②切口的大小、张力。③全身一般情况、营养状况。④年龄等。

如无特殊情况,可按一般规定拆线,日期为:①头面颈 4～5 天。②下腹部、会阴部 6～7 天。③胸部、上腹部、背部、臀部 7～9 天。④四肢 10～12 天(近关节处可适当延长)、减张缝合 14 天后拆线。肠线可以不拆,待其自行吸收脱落。有时可根据情况采用间隔拆线。对于已经感染化脓的伤口应及早部分拆线或全拆线,及时换药处理。拆线后如发现愈合不良而有裂开的可能,则可用蝶形胶布将伤口固定,并以绷带包扎。

五、胸腔闭式引流术

目的是引流出胸膜腔内的气体、液体,使肺复张。

【适应证】

(1)血胸、气胸、脓胸。

(2)结核性胸膜炎伴混合感染。

(3)不明原因大量胸腔积液。

(4)胸腔脏器手术后。

【禁忌证】

(1)身体极度虚弱,生命体征不稳定。

(2)有血友病等凝血障碍者。

【术前准备】

(1)胸腔闭式引流包(引流瓶、橡皮管、玻璃接管、止血钳等)。

(2)精神紧张者可肌内注射地西泮(安定)10mg。

【操作方法】

(1)患者取半卧位或坐位,手术部位依体征、胸部 X 线片、CT 及 B 超检查确定,并在胸壁上做标记。

(2)常规皮肤消毒,术者戴无菌手套,铺无菌孔巾,利多卡因注射剂局部麻醉。

(3)用注射器做胸腔穿刺,以确定最低引流位置。做皮肤切口,用血管钳分开多肌层,经肋间肌进入胸膜腔,置入闭式引流管,引流管置入长度依胸壁厚度和侧孔的位置确定。一般掌握引流管侧孔距胸膜 5cm 为好。

(4)以缝线固定引流管于皮肤上。末端连接无菌水封瓶或一次性引流瓶。长玻璃管埋于水面下 3～4cm。

(5)引流瓶放于安全处,保持引流瓶低于胸腔 60～100cm(图 3-3)。

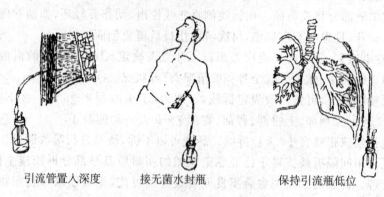

引流管置入深度　　　接无菌水封瓶　　　保持引流瓶低位

图 3-3　胸腔闭式引流

【拔管指征】 引流 48～72 小时后,引流瓶中无气体逸出,引流液颜色变浅、24 小时引流液量少于 50ml,脓液少于 10ml,胸部 X 线片显示肺膨胀良好,患者无呼吸困难,可考虑拔管,中止引流。

【注意事项】

(1)注意保持引流系统的密闭和无菌状态。

(2)观察和保持引流管的通畅。

(3)逐日记录引流液的颜色、性状及量。

(4)通过胸部 X 线片或 B 超了解引流及肺复张情况。

(5)更换引流瓶时,用双止血钳夹闭引流管防止空气进入。

(6)搬动患者时,要保持引流瓶低于胸膜腔。

六、耻骨上膀胱穿刺术

急性尿潴留患者经导尿失败,而又无条件实施急症手术解除尿潴留,或条件较差的偏远乡村,无导尿的条件,可进行耻骨上膀胱穿刺排尿,以缓解症状,防止膀胱破裂和急性肾功能不全的发生。

【操作方法】

(1)患者仰卧,充分暴露耻骨上及下腹部,体检叩诊耻骨上区为浊音,确定有大量尿液潴留于膀胱中。

(2)选择下腹部中点耻骨联合上方两横指处为穿刺点,常规消毒皮肤,施术者戴无菌手套,铺无菌洞巾。

(3)用注射器抽取 1‰～2‰ 利多卡因,在穿刺点施行腹壁逐层浸润麻醉。术者左手固定穿刺部位的皮肤,右手持带注射器的穿刺针头,自穿刺点垂直刺入皮肤后针尾向患者头侧倾斜 45°～60° 角,保持注射器负压状态继续进针,针头突破膀胱壁时有突破感,穿刺深度因人胖瘦而异,一般为 3～7cm,抽得尿液后保持针头方向,抽空膀胱内的全部尿液(图3-4)。

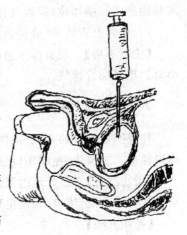

图 3-4　膀胱穿刺术

(4)拔出针头,消毒,用无菌纱布覆盖并压迫穿刺点止血,胶布固定。

(5)清理用物,归还原处,留取标本送检,在病历上做好穿刺记录。

【注意事项】

(1)穿刺前对急性尿潴留的诊断必须明确,不可把胀气的肠管或增大的子宫误诊为膀胱。必要时可借助超声探查确诊。

(2)如果穿刺点皮肤增厚难以刺入,可在局部消毒以后,将穿刺部位的皮肤横行或纵行切开 1cm,再行穿刺。

(3)如果为诊断性穿刺,在穿刺前应备齐标本瓶。

(4)穿刺应严格无菌操作,以防引起感染。

(5)抽吸尿液不可过快,以免腹内压迅速降低而引起意外。

(6)穿刺抽尿只可做临时处理,不可反复穿刺,以防引起尿外渗。若短时间不能从根本上解决尿潴留问题,则考虑持续导尿,或转上级医院治疗。

七、肛管排气技术

目的是排除肠腔积气,减轻腹胀。

【用物准备】　治疗盘内放弯盘、肛管(24～26 号)、玻璃接管、橡胶管、小口瓶子(内盛水 3/4)、润滑剂、棉签、胶布、别针、卫生纸等。

【操作方法】

(1)携用物至患者床旁,向患者做好解释,以取得合作。用屏风遮挡患者,协助患者侧卧位或平卧位。

（2）将盛水瓶系于床沿，橡胶管一端连接玻璃接管和肛管，另一端插入瓶中水面以下。

（3）润滑肛管前端，自肛门插入 15～18cm，用胶布固定肛管于一侧肛门旁，别针固定橡胶管于大单上。

（4）观察排气情况。如排气不畅，可在患者腹部按结肠的解剖位置做离心按摩或帮助患者转换体位，以助气体排出。

（5）保留肛管约 20 分钟。腹胀减轻，拔出肛管，清洁肛门，做好记录。

【注意事项】 观察排气情况，保留肛管时间不宜超过 20 分钟。必要时可隔几小时后重复插管排气。

八、外科换药技术

外科换药的目的：①更换伤口敷料。②保持伤口清洁，促进伤口愈合。③做好伤口评估。④预防、控制伤口感染。

【用物准备】 治疗盘内置纱布、各种敷料、棉球、胶布、绷带、弯盘、治疗碗及镊子或持物钳 2 把、垫巾、无菌生理盐水、75％酒精。

【操作方法】

（1）洗手，戴口罩。

（2）选择敷料，准备用物。

（3）遮挡患者，暴露伤口，铺垫巾于伤口下。

（4）揭开绷带或外层敷料。

（5）以镊子取下内层敷料，若敷料粘连则以生理盐水蘸湿后再取下。

（6）取另 1 把持物钳，以酒精棉球擦拭伤口周围皮肤，再用生理盐水棉球，由内往外清洗。若为污染伤口，由外往内清洗，再取酒精棉球消毒伤口周围皮肤。

（7）用无菌纱布覆盖伤口，并妥善固定。

（8）进行卫生宣教，并讲解注意事项。

（9）协助患者整理衣物及床单。

（10）正确处理用物。

（11）洗手，记录换药过程。

【注意事项】

（1）保持敷料干燥，敷料潮湿时必须立即予以更换。

（2）包扎伤口时，要保持良好血液循环，不可固定太紧，包扎肢体时从身体远端到近端，促进静脉回流。

（3）手术后遗留于皮肤的消毒药水可用温水毛巾擦拭；胶布留下的痕迹可用汽油或松节油擦拭。

（4）保持双手持镊法，左手镊相对无菌，右手镊接触伤口。接触患者的镊子不得直接接触敷料，敷料不能过湿。

（5）换药时，应按照从清洁、污染、感染、特殊感染的原则进行，避免交叉感染。

九、T 形管引流技术

T 形管一般是在外科手术中放置，其目的：①引流胆汁，减轻胆管压力。②支撑胆管，防止胆管狭窄。

【用物准备】　量杯、无菌引流袋、碘伏、生理盐水、棉签、方纱、胶布。

【操作方法】

（1）妥善固定 T 形管，防止因翻身、起床等活动时牵拉脱出。

（2）观察、记录引流液的颜色、性状和量。正常胆汁颜色呈深黄色澄明液体。

（3）更换引流袋时，常规消毒接口，严格无菌操作。

（4）T 形管引流时间 7～14 天，拔管前应先夹闭 T 形管，夹管期间观察有无腹痛、发热、黄疸。

【注意事项】

（1）注意观察及保护 T 形管周围皮肤，如胆汁侵蚀可用氧化锌软膏保护。

（2）注意患者生命体征及腹部体征的变化，如有发热、腹痛，注意有无感染或胆汁渗漏。

十、表浅脓肿切开引流术

表浅脓肿形成，有波动者应切开引流。

【术前准备】

（1）合理应用抗菌药物。

（2）多发性脓肿，全身情况较差者，应注意改善全身状况。

【麻醉】　局部麻醉。小儿可用氯胺酮麻醉或辅加硫喷妥钠肌内注射作为基础麻醉。

【手术方法】

（1）在表浅脓肿隆起外用 1％～2％利多卡因做皮肤浸润麻醉。

（2）用尖刃刀先将脓肿切开一小口，再把刀翻转，使刀刃朝上，由里向外挑开脓肿壁，排出脓液。

（3）用手指或止血钳伸入脓腔，探查脓腔大小，并分开脓腔间隔。根据脓肿大小，在止血钳引导下向两端延长切口，达到脓腔边缘，把脓肿完全切开。如脓肿较大，或因局部解剖关系不宜做大切口者，可以做对口引流，使引流通畅。

（4）用止血钳把凡士林纱布条一直送到脓腔底部，另一端留在脓腔外，垫放干纱布包扎。

【注意事项】

(1)表浅脓肿切开后常有渗血,若无活动性出血,一般用凡士林纱布条填塞脓腔压迫即可止血,不要用止血钳钳夹,以免损伤组织。

(2)放置引流时,应把凡士林纱布的一端一直放到脓腔底部,不要放在脓腔口阻塞脓腔,影响通畅引流。引流条的外段应予摊开,使切口两边缘全部隔开,不要只注意隔开切口的中央部分,以免切口两端过早愈合,使引流口缩小,影响引流。

【术后处理】 术后第 2 天起更换敷料,拔除引流条,检查引流情况,并重新放置引流条后包扎。

十一、乳房脓肿切开引流术

乳房表浅脓肿出现波动时,应切开引流。乳房深部脓肿,局部波动多不明显,可在乳房局部皮肤红肿压痛明显处或在 B 超导引下,以粗针(9 号针头)穿刺,确定诊断后即行切开。但是,急性乳腺炎病程较早,尚未形成脓肿和怀疑乳房深部脓肿,但未穿刺到脓液者禁止盲目切开。

【手术方法】

(1)麻醉:脓肿小而浅表者,可采用局部麻醉。较大深在的脓肿也可采取静脉复合全身麻醉。

(2)体位:仰卧位。

(3)切口:按脓腔部位不同,切口部位及切开方向也不同。脓肿位于乳晕部者可沿乳晕部位弧形切口,切口达皮下,勿过深,以免切断乳管。脓肿位于腺叶间者,为减少乳管损伤,可以乳头为中心做放射状切口,其长度与脓腔基本一致。如脓腔较大或有分隔时,需做对口切开。脓肿位于乳房周边或乳房后者,可在乳房周边与胸壁皱褶处做弧形切口,该切口不损伤输乳管,且出血较少。如行对口切开时,两切口分离后的脓腔应相交通。注意深部的创口应与皮肤切口大小近似,防止皮肤切口大,深部切口小,难以充分引流。

(4)方法:切开皮肤、皮下组织,用血管钳做钝性分离,以减少乳腺组织及乳管损伤。然后以血管钳插入脓腔后撑开,排出脓液。乳房脓肿多有分隔,需伸入示指分开间隔,以达到彻底引流的目的。

(5)引流:脓液排尽后,用凡士林纱布条或其他油质纱布条,自脓腔底至切口外,折叠置入脓腔内。脓腔大者,可用多条纱布条填塞,开始应塞紧脓腔及切口,以压迫止血,扩大创道。然后覆盖纱布包扎。

【注意事项】

(1)切开前应先行脓肿穿刺,以确定脓腔的位置、深度,深部脓肿术前穿刺尤为重要。不必抽脓过多,以免脓腔缩小后难以寻找。脓液送细菌培养及药敏试验。

(2)较大脓肿如采用局部浸润麻醉,进针时注射器应与胸壁几乎平行,以免刺入胸腔,然后再做切口的皮内和皮下浸润。

(3)较大脓肿或伴有全身炎症反应者,应给予抗生素治疗。

(4)患者应停止哺乳,为避免乳汁淤积,可采用吸乳器吸尽乳汁。

(5)术后换药时,放置引流条应自脓腔底部开始,但勿过紧,以便肉芽组织由内向外生长,使皮肤切口最后愈合。如放置深度不够或过早去除引流,均可造成引流不畅、切口过早闭合,以致重新形成脓肿。

(6)如形成乳瘘,经换药多能自行愈合。如迁延日久,应予以退乳。乳腺停止分泌乳汁后,乳瘘即可很快愈合。

第二节　皮肤科治疗技术

一、电疗法

(一)电解法

【适应证】　血管痣(蜘蛛痣),毛细血管扩张症,局限性多毛症等。

【禁忌证】　局部皮肤存在感染时,使用心脏起搏器者。

【操作方法】

(1)常规消毒,除特殊敏感的患者和感觉敏锐的部位外,一般不需要局部麻醉。

(2)电解除毛时,电解针应顺着毛干的方向,由毛孔插入毛囊内适宜深度(2～4mm),用合适能量,见针孔内有气泡和黏稠液体冒出即可。关闭电流,用镊子轻轻拔去毛发,如毛发很易拔出,则表明毛囊已被破坏,达到治疗目的。

(3)治疗毛细血管扩张症和血管痣时,根据皮损的大小不同,可行反复多次治疗,直到扩张的血管阻断为止。

(4)治疗后须消毒。

【注意事项】

(1)瘢痕体质的患者应慎用。

(2)治疗后局部应保持干燥,注意防止感染。

(3)治疗应按无菌操作规程进行。

(二)电干燥术和电凝固术

【适应证】　电干燥术适用于较小的疣、化脓性肉芽肿及其他皮肤赘生物。电凝固术则适用于稍大的疣、皮肤赘生物、化脓性肉芽肿及较小的皮肤肿瘤。

【禁忌证】　使用心脏起搏器者。

【操作方法】

(1)常规消毒,除特殊敏感的患者和感觉敏锐的部位外,一般不需要局部麻醉。

(2)根据皮损的大小、深浅,适当掌握电压及电流的大小,不宜过深或过浅;尽量去除病损组织,一次难以除尽的皮损可再次治疗。

(3)治疗后局部保持干燥清洁。

【注意事项】

(1)瘢痕体质的患者应慎用。

(2)对皮损下软组织较少的部位,治疗时须注意避免骨、软骨的损害。

(3)在进行治疗时,附近不应有乙醇、乙醚等易燃物品;消毒皮肤处的酒精,亦应待其完全挥发后,再进行治疗。

(4)治疗后局部应保持干燥,注意防止感染。

(5)治疗应按无菌操作规程进行。

(三)电烙术

【适应证】 稍大的疣、化脓性肉芽肿、其他皮肤赘生物及较小的皮肤良性肿瘤。

【禁忌证】 同"电干燥术及电凝固术"。

【操作方法】 同"电干燥术及电凝固术"。

【注意事项】 同"电干燥术及电凝固术"。

二、光照疗法

(一)红外线疗法

红外线波长范围为 760~400μm,主要产生辐射效应。具有扩张血管、改善循环、促进新陈代谢、修复组织及炎症消散吸收、解痉镇痛、降低神经兴奋性等作用。

【适应证】 适用于慢性溃疡、冻疮、寒冷性多形红斑、雷诺现象,以及毛囊炎、疖痈、甲沟炎、化脓性汗腺炎、静脉炎等。

【禁忌证】 光敏性疾病、光敏感者,恶性肿瘤及转移者。

【操作方法】

(1)调节红外线灯与皮肤的距离,使皮肤有温热感并见桃红色。

(2)一般每日 1~2 次,每次 20~40 分钟或视病情而定。

【注意事项】

(1)避免照射急性期的肥厚性瘢痕,以免促进增生。

(2)注意保护眼睛。

(3)局部皮肤有感觉障碍者应注意防止烫伤。

(二)紫外线疗法

常用于治疗的紫外线灯源有汞灯、金属卤素灯和紫外荧光灯,主要产生 300~400μm 波段的混合紫外线,其生物学效应以中波紫外线(UVB)为主,称为 UVB 光疗。目前大多已采用特制的荧光灯管:有波长为 290~320μm 的 UVB 光疗、波长仅为 311μm 的窄波 UVB (NB-UVB)光疗、波长为 320~400μm 的 UVA 光疗,以及波长为 340～400μm 的 UVAI 光疗。

【适应证】

（1）UVB 光疗：玫瑰糠疹、毛囊炎、疖、痈、丹毒、化脓性汗腺炎、皮肤慢性溃疡、慢性湿疹、寻常性银屑病、掌跖脓疱病、副银屑病、带状疱疹、白癜风、尿毒症致皮肤瘙痒等。

（2）NB-UVB 光疗：银屑病、白癜风、特应性皮炎和湿疹等。

（3）UVA 光疗：多形性日光疹、痤疮、联用补骨脂素的光化学疗法等。

（4）UVAI 光疗：特应性皮炎、局限性硬皮病、色素性荨麻疹、蕈样肉芽肿等。

【禁忌证】

（1）活动性肺结核，甲状腺功能亢进，心、肝、肾功能不全者。

（2）10 岁以下儿童、孕妇及年老体弱者。

（3）光敏感者。

（4）恶性肿瘤或接受放射治疗者。

【操作方法】

（1）确定初剂量：根据测定患者的最小红斑量，取亚红斑或红斑剂量进行照射，或根据皮肤型判断决定初剂量。NB-UVB 光疗可使用较高剂量。

（2）剂量递增：一般每次或隔次增加上次剂量的 10％～20％，最多不超过 40％。

（3）照射频率：每周 2～3 次。

【注意事项】

（1）红斑反应：UVB 照射剂量过大可致红斑反应，轻者出现红斑，有灼热感；重者疼痛，可出现水疱。可视红斑反应程度予以减量或暂停治疗，再次照射时宜减小剂量。

（2）照射距离：治疗中应固定照射距离，以保证照射剂量的准确、可靠。

（3）照射区域：每次照射应保持相同的照射区域，以免在疗程中不断增大剂量而使照射区域的皮肤发生严重的红斑反应。有时两个照射区域重叠时，照射剂量应适当减少。

（4）防护措施：紫外线治疗时要戴护目镜，闭上眼睛。应穿短裤避免照射男性生殖器部位。

（三）光化学疗法

光化学疗法为口服或外用光敏剂后再以长波紫外线（UVA，波长为 320～400nm）照射达到治疗目的，又称 PUVA 疗法。常用光敏剂为 8-甲氧基补骨脂素（8-MOP）。

【适应证】

（1）寻常性银屑病（慢性斑块期）、红皮病性银屑病、脓疱性银屑病缓解期。

（2）蕈样肉芽肿、皮肤假性淋巴瘤。

（3）白癜风、硬皮病、皮肤肥大细胞增生症、掌跖脓疱病、副银屑病、特应性皮炎、扁平苔藓、斑秃、硬肿病、慢性湿疹、人工荨麻疹等。

【禁忌证】　参见本节"紫外线疗法"的禁忌证。显著肝功能异常者（仅在口服8-MOP 时）禁用。

【操作方法】

（1）光敏剂的应用

①口服 8-MOP 片，每次 0.5～0.8mg/kg，一般每次不超过 60mg。于照射前 2 小时服用。

②水浴用 8-MOP 浓度为 1mg/L 的水，浸泡 20 分钟后进行照射。

③局部外用 0.1%～0.5% 的 8-MOP 溶液后 0.5～1 小时再行照射。

（2）照射剂量：照射初剂量可根据最小光毒量或皮肤型确定，以后渐增剂量（参照"紫外线疗法"）。

（3）照射频率：每周 2～4 次。

（4）光敏剂：除了 8-MOP 外，也可用 5-甲氧基补骨脂素（5-MOP），TMP 或中药光敏剂等。

【注意事项】

（1）防护措施，如口服 8-MOP 后 24 小时内要戴护目镜。局部或全身照射戴护目镜时应闭上眼睛。男性应穿短裤以保护生殖器。

（2）口服 8-MOP 如有胃肠道反应，可与牛奶等食物一并服下，也可分 2 次服。

（3）女性患者在治疗期间应避免妊娠。

（4）治疗期间应避免其他形式的紫外线如日光等照射。

（5）发生明显的光毒反应时应减少照射剂量或暂停治疗，再次照射时宜减小剂量。

三、激光疗法

（一）氦氖激光疗法

为波长 632.8nm 的可见光波段红色激光，可改善局部组织的微循环，促进组织再生和毛发生长。能调节细胞免疫功能，加快炎症吸收，减轻局部充血、水肿，具有镇痛、止痒等作用。

【适应证】

（1）多种原因所致的皮肤黏膜溃疡、创伤。

（2）带状疱疹、单纯性疱疹等病毒感染，以及疖、慢性丹毒、甲沟炎等细菌感染。

（3）斑秃、全秃。

（4）冻疮、寒冷性多形红斑、淤积性皮炎、雷诺现象、局限性硬皮病等。

【禁忌证】　恶性肿瘤、转移性肿瘤及接受放疗、化疗者。光敏性疾病及光敏感者。

【操作方法】

(1)局部照射,原光束输出,常用功率 25mW,每次 10 分钟,隔日 1 次,10 次为 1 个疗程。疗程间隔 3～5 天。

(2)穴位照射,以单束或多束光纤输出,每端输出功率 5～8mW,作为光针用于穴位照射。

(3)100mW 的氦氖激光可用作光动力学疗法中治疗肿瘤的辐射光源。

【注意事项】　不可直视光束,以免灼伤眼睛。

(二)连续式二氧化碳激光疗法

为波长 10～600nm 的红外波段激光,常用功率 10～40W。主要产生热效应,导致组织凝固性坏死、炭化及汽化。

【适应证】

(1)疣:寻常疣、尖锐湿疣等。

(2)浅表性局限性的良性皮肤肿瘤:脂溢性角化病、皮角、皮赘、疣状痣、皮脂腺痣、色素痣、血管角皮瘤、血管纤维瘤、血管痣、化脓性肉芽肿等。

(3)浅表性局限性的恶性皮肤肿瘤:基底细胞癌、鳞状细胞癌、鲍恩癌、湿疹样癌、鲍恩样丘疹病等。

【禁忌证】　转移性恶性肿瘤,恶性黑素瘤,瘢痕疙瘩,较大的海绵状血管瘤,光敏性疾病如红斑狼疮等。

【操作方法】

(1)原光束聚焦烧灼:局部常规消毒,以 2% 利多卡因浸润麻醉后行烧灼术。皮肤损害面积小的一次灼除;面积大的分区分次治疗。须做病理检查的或有蒂的损害以切割法去除。治疗后局部外涂抗生素或烫伤外用制剂。

(2)扩束散焦照射:主要用于慢性炎症或软组织损伤的修复。照射距离以皮肤有温热感为度。每次 20 分钟,每周 2～3 次。

【注意事项】

(1)治疗前要认真调试好机器,选择适当的治疗剂量。

(2)治疗区以外的正常组织及眼等重要器官须遮盖保护。术者须注意防止反射所致的灼伤。

(3)烧灼后创面要保持干燥,避免接触水,直至落痂。

(三)脉冲式二氧化碳激光疗法

能量以脉冲形式输出,脉冲持续时间(脉宽)控制在皮肤组织热弛豫时间(TRT)内,以避免周围正常组织的热损伤。

【适应证】

(1)面部或暴露部位的浅表性局限性良性皮肤肿瘤,如汗管瘤、毛发上皮瘤、睑黄斑瘤、丝状疣、色素痣、脂溢性角化病等。

(2)扁平疣。

(3)除皱和去除皮肤光老化。

(4)除痤疮、水痘、外伤等引起的凹陷性瘢痕。

【禁忌证】

(1)治疗区域伴有感染灶者及原发病未控制者。

(2)伴有糖尿病、银屑病、结缔组织病等合并症者。

(3)瘢痕体质者若须做该项治疗,应征求患者同意。

【操作方法】 治疗时先以抗生素溶液做治疗区的清洁,局部阻滞麻醉或恩纳霜封包麻醉或不麻醉。为预防术中渗血过多,可在局麻或生理盐水中加少量0.1%去甲肾上腺素做湿敷。激光扫描速度要适当,术后创面涂以抗生素或烫伤制剂。

(1)浅表性局限性良性皮肤肿瘤、扁平疣的治疗:可选择脉冲持续时间为0.5~1毫秒的脉冲式二氧化碳激光来治疗,能量密度 0.1~1J/cm^2。成片密集的损害分批治疗,两个损害治疗间距为 0.5~1cm。

(2)粗深的眼周、口周的皱纹、皮肤光老化的治疗:以超短脉冲的二氧化碳激光治疗,一般治疗 2~3 次即可去除。

(3)凹陷性的瘢痕:重复治疗 3 次以上有效。

【注意事项】

(1)术前 2 周及术后避免日晒,并用防晒霜或祛斑霜,口服维生素 C。

(2)术后避免磨面及面膜、化妆,保持创面干燥至落痂。

(四)掺钕钇铝石榴石激光疗法

为波长 1060nm 的近红外波段激光,常用功率 10~80W。通过光纤耦合产生热效应,可封闭稍深组织的细小血管。Q-开关的脉冲式掺钕钇铝石榴石激光对真皮的色素细胞、深在性的色素增加效果较好。波长 532nm 的倍频 Q-开关掺钕钇铝石榴石激光,对浅在性、表皮或真皮上层的色素性损害效果较好。

【适应证】

(1)血管性损害:化脓性肉芽肿、血管角皮瘤、血管纤维瘤、血管淋巴管瘤、血管痣及浅表性局限性的海绵状血管瘤等。

(2)真皮的色素细胞、深在性的色素增加:如痣细胞痣、文身、太田痣,特别对深在性的文身、异物嵌入的色素沉着效果尤佳。

(3)其他:532nm 可见光波段对浅在性、真皮上层的色素性损害较合适,如雀斑、雀斑痣、咖啡斑、黄褐斑等。

【禁忌证】 同连续式二氧化碳激光疗法。

【操作方法】

(1)治疗区常规消毒,局部2%利多卡因浸润麻醉或恩纳霜封包麻醉。

(2)能量密度酌情而定,1060nm波长的YAG一般≤3J/cm²。匀速照射至皮损苍白色或灰黑色,平伏或凹陷收缩。

(3)去除外伤性文身效果优于去除装饰性文身,1~2次即可,职业性文身要3~6次。间隔休息3~6个月。颜色以蓝黑色反应最佳,绿黄色较差,红色最差。红色文身可试用532nm波长。

(4)创面涂以抗生素或烫伤制剂。

【注意事项】

(1)较深较大的血管性损害治疗的间隔期间须防止痂脱落而出血。

(2)532nm波长倍频Q-开关掺钕钇铝石榴石激光可破坏血管,治疗时会发生点状出血及术后紫癜,故应慎用。

(五)染料激光疗法

为波长585nm的可见光波段激光,脉冲形式输出,此波长穿透的有效深度约1.8mm,为真皮组织血管的血红蛋白吸收峰值,可使血红蛋白变性,血浆凝固,血管闭塞或坏死。当辐射能转为热能后还能封闭0.5mm直径的小血管。其脉宽短于血管的热弛豫时间,因此不造成周围正常组织的损伤。

【适应证】

(1)先天性血管瘤:如鲜红斑痣、草莓状血管瘤。

(2)获得性血管性疾病:如面部毛细血管扩张症、血管痣、酒糟鼻、毛细血管扩张、静脉瘤、血管角皮瘤、血管纤维瘤、老年樱桃样血管瘤及充血性瘢痕疙瘩等。

【禁忌证】 治疗区域有继发感染者。

【操作方法】

(1)局部常规消毒,大面积的损害可敷恩纳霜麻醉,以保鲜专用膜封包0.5~1小时,小的损害可不必麻醉。

(2)治疗前先冷敷或冷喷使血管收缩、血流淤滞,然后根据颜色的深浅、损害的厚薄,试验性治疗2cm×2cm皮损,能量密度6~7.55J/cm²。年龄较大、损害厚者可加大剂量,一般2~4J/cm²。光斑重叠成≤20%。

(3)治疗后局部冷敷,擦少量抗生素软膏。

【治疗反应】

(1)鲜红斑痣颜色越淡,损害越薄,效果越好。通常重复治疗3~12次,间隔2~3个月,多数患者在3次治疗后可较原先损害淡化70%~80%。

(2)毛细血管扩张、血管痣(蜘蛛痣)、草莓状血管瘤、静脉瘤、血管角皮瘤、酒糟鼻的毛细血管扩张,经过1~3次治疗均能获良好的美容效果。

【注意事项】

(1)激光术后局部可出现紫癜、水肿、水疱,注意防感染以免发生皮肤坏死。

(2)痂脱落后避免日晒,术后 2 个月内可发生色素沉着,半年后会逐渐减退,可搽祛斑霜。

(3)避免磨面及面膜、化妆。

(六)紫翠玉(蓝)宝石激光疗法

为波长 755nm 的可见光波段脉冲激光,主要作用于真皮组织黑素细胞、黑素体。脉宽小于黑素小体的热弛豫时间,破坏后的真皮色素细胞中的黑素小体或色素颗粒的残骸由吞噬细胞吞噬清除,对皮肤组织中的血管、神经、皮肤附属器等几乎无影响。

【适应证】

(1)太田痣、伊藤痣、雀斑、雀斑痣、深在性文身、异物嵌入的色素沉着、咖啡斑、脂溢性角化病等。

(2)局限性及广泛性多毛症、色素性毛表皮痣(Becker 痣)等。

【禁忌证】 治疗区域有感染者,如转移性肿瘤、恶性黑素瘤、瘢痕疙瘩。

【操作方法】

(1)常用脉宽 50~100ns,能量密度 4~10J/cm^2。太田痣为 4~10J/cm^2,光斑重叠<10%,重复治疗 3 次以上,两次间隔 3~6 个月。文身的治疗能量密度 7~8J/cm^2,光斑重叠<20%,3~6 个月 1 次,2~3 次可痊愈。

(2)多毛症、色素性毛痣采用脉宽 20ns,能量密度 15~20J/cm^2,治疗 5~8 次,可使毛发密度每平方米减少 50%~80%。

【注意事项】

(1)治疗后局部红肿,淡灰黑色,可予冷敷或冷喷。

(2)局部形成的痂任其在 1~2 周后自行脱落。

(3)禁止磨面、化妆,避免剧烈运动、局部潮湿。

(4)注意防感染、防晒(绝对防晒至少 2 周)。色素沉着者半年之内不重复治疗,可搽祛斑霜,一般 3~18 个月可消退。

(七)Q-开关红宝石激光疗法

为波长 694.3nm 的可见光波段脉冲激光,此波长为真皮黑素细胞和黑素小体的吸收峰值,其热效应通过调 Q 技术功率可高达千瓦以上,足以摧毁黑素小体,但由于脉宽小于黑素小体的热弛豫时间及该波长为血红蛋白吸收最少的波段,因此极少或不损伤周围正常组织和血管。

【适应证】

(1)短脉宽的 Q-开关红宝石激光:痣细胞痣、雀斑、雀斑痣、黄褐斑、咖啡斑、太田痣、蓝痣、文身、口周色素沉着、肠道息肉综合征等。

(2)长脉宽的 Q-开关红宝石激光:色素性毛表皮痣。

【禁忌证】

(1)白色或肤色化妆性文身者及接受非肠道金剂治疗者禁用,以免造成难以去除的黑色及蓝灰色色素沉着。

(2)同紫翠玉(蓝)宝石激光。

【操作方法】

(1)根据色素深浅定能量密度,一般为 $3\sim10J/cm^2$,$2\sim24$ 周治疗 1 次,$3\sim4$ 次可清除 50% 的色素。大面积深色素者可能要 10 次以上。

(2)毛发性损害选择脉宽 270ns 及能量密度 $30\sim60J/cm^2$ 的剂量治疗。

(3)黏膜色素斑选择 $12\sim20ns$ 的短脉宽治疗。

【注意事项】

(1)色素沉着治疗后 1 周,痂自行脱落,局部呈红斑,必须十分注意防晒。如有色素沉着可外用祛斑霜,多数在 1 年左右色素消退。

(2)避免剂量过大及预防感染,以免形成不可逆性的表皮萎缩和瘢痕。

(八)半导体激光疗法

为波长 800nm 的脉冲激光,相对透入组织较深,脉宽又小于毛囊的热弛豫时间,光能可为毛囊中的色素充分吸收,同时又转变为热能产生热效应来破坏毛囊,且不影响毛囊周围的正常组织。加上半导体激光的表皮冷却系统或术前外涂冷却凝胶,可起到保护表皮的作用。

【适应证】 局限性及全身性的多毛症,色素性毛表皮痣。

【禁忌证】 治疗区域有感染者,如转移性肿瘤、恶性黑素瘤、瘢痕疙瘩。

【操作方法】

(1)局部脱毛区备皮。将毛发剪至 $1\sim2mm$ 长,清洁皮肤,外敷恩纳霜或冷却凝胶。

(2)按毛发粗细的不同选择脉宽和能量密度,一般脉宽 $5\sim30$ 毫秒,能量密度 $10\sim40\ J/cm^2$。

(3)间隔 1 个月治疗 $1\sim2$ 次,躯干、四肢治疗间隔 2 个月。

(4)通常半年后毛发再生可稳定在 47%$\sim$66%,部分可达到永久性脱毛的效果。

【注意事项】

(1)治疗前毛发处理只能剪不能刮,局部涂冷却凝胶。

(2)细软的毛发要缩短脉宽,以免过量损害毛乳头下血管。

(3)治疗后局部呈灰白色、肿胀、少量渗出,注意防止感染。

(4)毛发再生随时治疗,不需等到一个生长周期($1.5\sim3$ 个月)。

四、药浴

用不同温度和含有不同药物的水做全身或局部浸浴。

【适应证】 银屑病、瘙痒症、特应性皮炎、泛发性神经性皮炎、剥脱性皮炎等。

【操作方法】 常用的有温泉浴、淀粉浴、糠浴、小苏打浴、高锰酸钾浴和中药浴等，药物浓度及治疗时间依据不同的药物及病情，可酌情而定。

【注意事项】

(1)老年体弱者及有严重心血管疾病患者慎用。

(2)治疗期间应注意观察患者，如有不良反应，应立即停止治疗并给予适当处理。

(3)浴盆、浴巾等应严格消毒，以免交叉感染。

五、冷冻疗法

冷冻疗法是利用制冷物质产生低温导致组织坏死，以达到治疗目的。制冷剂有液氮（$-196℃$）、二氧化碳雪（$-70℃$）、液体空气（$-186℃$）等。其中液氮制冷温度最低，使用安全，廉价，是目前最常用的制冷剂。

【适应证】 各种疣，如寻常疣、肠疣、扁平疣、尖锐湿疣；雀斑，脂溢性角化病，血管瘤，化脓性肉芽肿，结节性痒疹，基底细胞癌，鳞状细胞癌等。

【禁忌证】 冷球蛋白血症，冷纤维蛋白血症，雷诺现象，严重的冻疮部位，对冷冻治疗不能耐受者。

【操作方法】

(1)液氮冷冻治疗方法：常用有棉签法、接触法和喷射法。选择治疗方法应视病种、皮损厚度、皮损部位、年龄、性别的不同而不同。

①棉签法：最为简便，是用棉签浸蘸液氮后迅速放置于皮损上进行冷冻。小的表浅损害可选用。

②接触法：用特制的治疗器械，按皮损的大小选用适当的冷冻头进行冷冻。较深的损害可选用。

③喷射法：用液氮冷冻治疗器，将液氮从喷嘴中直接喷于皮损上。喷冻时，应注意避免损伤周围正常皮肤。常用来治疗雀斑。

(2)治疗后反应过程：冷冻时，局部组织变白，数分钟后发红、肿胀，部分患者1～2天局部可发生水疱或大疱。如水疱破裂，局部可有渗出液。一般1～2周干燥结痂。此后，痂皮逐渐脱落，可留色素沉着或色素脱失。一般可逐渐消退。有时有轻度的萎缩性瘢痕。

【注意事项】

(1)治疗前应向患者说明冷冻治疗的反应过程，取得患者的同意和合作。

(2)治疗后局部组织肿胀,起疱和疼痛。若起大疱,疱液多而张力大时,可用注射器抽去疱液,疼痛严重时可对症处理。

(3)保持局部清洁,不宜接触水。创面可涂 2%甲紫(龙胆紫)溶液或其他抗生素制剂,以防止继发感染。

(4)创面结痂不要强行剥离,让其自行脱落。

(5)根据病情程度,冷冻时施加的压力和冷冻时间要把握适当,以避免过度损伤。

(6)需要重复治疗时,应在痂皮完全脱落后进行。

(7)对年老体弱者、精神紧张者最好采取卧位治疗,以免发生虚脱。

第三节　烧伤创面治疗技术

一、烧伤创面换药

烧伤后皮肤完整性被破坏,为改进创面微环境,促进创面愈合,必须进行换药处理。

【换药目的】

(1)探查伤口,清除异物及分泌物。

(2)清洁创面,减少细菌繁殖。

(3)保持局部温暖,促进血液循环,保护创面,避免再损伤,为创面愈合创造有利条件。

【操作方法】

(1)换药前准备:换药车(配污物袋),一般换药用品(消毒液、敷料、药品、换药碗等),塑料布或油布,热水,过氧化氢,镊子,剪刀,手套(备用 1 双),弹性网套或绷带,细菌培养管等。

(2)镇痛药:提前半小时用。中小型换药:口服镇痛片,如硫酸吗啡控释片,吞服 1~2 片。大换药:氟杜注射液(氟哌啶醇 5mg,哌替啶 100mg),视具体情况予以肌内注射 1/3~1/2。

(3)换药一般原则:无菌伤口→污染伤口→感染伤口→特殊感染伤口。缝合伤口→开放伤口→清洁创面→污染创面→感染创面→特殊感染创面。面、颈→躯干→四肢→足→会阴、肛周(感染轻的创面优先)。换完一个患者洗一次手。小换药:1 人即可;中换药:一般需 2 人;大换药:2~3 人。

(4)基本步骤:严格执行无菌技术操作,换药者应戴口罩、工作帽。换药接触伤口的物品必须无菌,污染的敷料应放在污物桶内,不得乱扔,不得放在包布上。烧伤换药一般在床边进行。先垫好塑料布,揭开外层纱布,内层纱布用镊子取。脓液多的创面,先擦净脓汁,再消毒,消毒范围为创面外 5～10cm。敷料粘连创面时,用消毒液(1％过氧化氢,外用生理盐水、1％氯己定等)浸透再揭。取内层纱布,动作要轻柔。一只手拿湿纱布做反牵引,另一只手轻而匀速地揭开内层敷料。用过氧化氢、盐水、其他类型消毒液反复清洗创面,直至创面基本清洁无明显分泌物。然后根据创面的性质、清洁程度,选择合适的材料覆盖创面。

(5)不同创面的换药方法

①早期二度创面:一般较清洁,用刺激性小的消毒液清洗创面后,创面可用油纱、碘伏纱布或生物敷料覆盖、包扎。3 天后进行第 2 次换药。不宜包扎部位可外用中药制剂。

②后期二度创面:消毒液清洗创面后,仔细剪除坏死组织。若创面上皮岛多,较清洁,处理方法同早期二度创面;若创面分泌物多,污染重,应用松散湿盐水纱布湿敷,每日 2～3 次。

③三度焦痂创面:常规是外涂磺胺嘧啶银,浓度为 1％,用 0.1％氯己定调成稀糊状,每 2 小时 1 次。每次换药前,应将上次外涂的磺胺嘧啶银洗净。无磺胺嘧啶银时,可用 3％碘酊外涂,每 2～4 小时 1 次。

④肉芽创面:常规换药方法是湿敷,可用无菌生理盐水或呋喃西林进行湿敷。若肉芽水肿老化,可用 3％～5％高渗盐水湿敷,每 4～6 小时 1 次。若肉芽明显高于皮肤,可用无菌剪刀剪平后进行湿敷。

(6)创面用药

①油纱:凡士林 150g,液状石蜡 150g,纱布 100g。

②磺胺嘧啶银:浓度为 1％,外涂三度焦痂创面。

③磺胺米隆:浓度为 5％～10％,抗感染性强,一般仅用于感染重的小面积创面。

④苯扎溴铵:浓度为 0.1％,常规消毒液。

⑤氯己定:浓度为 0.1％,常规消毒液。

⑥康旺:浓度为 20％,含银离子,常规消毒液,抗感染性较强。

⑦碘伏:抗感染性强,刺激性小,适用于二度烧伤创面。

⑧氯硼粉:氯霉素 1 份,硼酸 1 份。一般用于小面积的感染创面,如供皮区感染。

⑨过氧化氢:浓度为 1％,常规创面洗涤液。

⑩各种生物膜:人工皮(巴西,中德),康惠尔透明贴,溃疡贴,生物敷料等,适用于较清洁的二度创面或三度创面结痂后的临时性覆盖。

⑪各种膏剂、霜剂:海普林霜、康瑞保、银锌霜等。

⑫各种烧伤中药制剂:适用于创面较清洁,无明显创周炎的二度创面。

(7)创面换药时间

①早期清洁创面:一度、二度创面包扎后 2～3 天检查,外层敷料渗湿后更换。

②植皮区换药:刃厚植皮,术后 3～4 天;中厚植皮,术后 8～10 天;全厚植皮,术后 10～12 天;发热或术后疼痛明显加重时,及时换药并检查创面。

③供皮区换药:如无渗湿、疼痛,一般刃厚皮,术后 10 天;中厚皮,术后 2 周。

④拆线时间:对正常皮肤切口,面颈术后 4～6 天,胸腹术后 7～8 天,四肢术后 8～10 天,供全厚皮区术后 10～14 天;对瘢痕切口则较正常皮肤切口延长 1～3 天,视拆线时创面愈合情况而定。

(8)特殊(烧伤)换药处理

①减张切口:创面上放生物敷料,填压卷紧的无褶纱,缝合后让纱布的旋转力量帮助压迫止血,创面涂磺胺嘧啶银,每 3～4 小时 1 次。

②电烧伤:上肢腕部、肘部电烧伤,做减张切开,从前臂正中切开,然后填压纱布缝合。

③手烧伤:包扎,手指处于蚓状肌、骨间肌的功能位包扎,虎口分开。

④暴露(开放)植皮:每日对皮片垂直加压 2 次,挤出皮片下积血液,持续 3～5 天。

⑤耳软骨炎:顺耳轮切开,敞开伤口换药,严防耳朵受压。必要时用局部抗菌药物,对控制局部感染有效。

⑥骨关节感染创面:转移皮瓣后用连贯性导管滴注引流,可减少创面换药次数。

⑦铜绿假单胞菌感染创面:改为暴露,涂磺胺嘧啶银,或磺胺米隆湿纱布半暴露。

⑧残余小创面:用消毒液浸泡,若创面多而分散,应全身浸泡,彻底去除创面污垢,需每日换药,外撒氯硼粉。感染控制后贴生物膜异体皮或手术覆盖小创面。

⑨湿敷:通过纱布的毛细管作用力,吸除创面分泌物,使创面达到清洁的目的。用抗生素湿盐水纱布,挤干,多层湿纱布放于创面,应有一定厚度(3～5cm);外加厚松散干纱布包扎。适用于污染或感染重、分泌物多的肉芽创面,也常用于植皮前准备。

⑩半暴露:清洗,消毒创面后,放单层抗生素纱布,液状石蜡硼酸粉纱布。适用于深度烧伤脱痂创面、上皮岛多的创面、植皮后未愈的小创面。

⑪浸浴:半池(浸浴盆)38～40℃温水,加 5% 苯扎溴铵或适当食盐。出浴后,用温水冲净皮肤,擦干,放在铺有消毒纱布垫的推车上,对创面再消毒包扎。适用于面积大的晚期创面、感染重的各种创面。由于大面积早期浸浴脱痂全身反应大,可诱发脓毒症,故一般不主张早期浸浴脱痂。

【注意事项】

(1)注意无菌操作,避免交叉感染。

(2)医护人员换药前后应注意洗手。

二、创面包扎技术

包扎技术是指用消毒敷料封闭创面。目的是防止外源性感染,保持创面湿润环境,减少渗液、肿胀和疼痛,避免创面机械性再损伤。包扎对病室环境要求较低,患者较舒适,肢体适于保持功能位,便于转送。缺点是不便观察创面变化,阻碍体表散热,炎热季节中患者不易耐受。

【适应证】

(1)门诊患者、需转送的单个或少量烧伤患者。

(2)不能合作的小儿患者或躁动的烧伤患者。

(3)寒冷季节和无条件使用暴露技术的烧伤者。

(4)四肢、躯干烧伤。

(5)新鲜肉芽创面。

【禁忌证】

(1)感染,尤其是铜绿假单胞菌感染的创面。

(2)头面、会阴烧伤。

(3)大面积深度烧伤,需要保痂者。

【操作方法】

(1)一般处理

①清创,大水疱做低位引流。

②内层在无菌操作下用治疗性敷料覆盖,可依条件选用生物敷料(异体皮、异种皮、胶原膜等),合成敷料平整贴敷创面;也可于创面均匀涂一层抗菌外用药物(磺胺嘧啶银等),后用一层纱布或凡士林纱布等紧密贴敷,不留死腔。

③外层覆盖多层消毒纱布与棉垫,以不渗湿外层敷料为度,敷料超出创缘3～5cm。烧伤初期包扎,一般全层敷料3～5cm厚。

④包扎四肢,绷带由远端至近端均匀加压。躯干部位绷带包扎不便,可用胸带、腹带包扎法。肢体远端如无创面应该露出,以便观察血循环改变。抬高患肢与心脏水平。

⑤保持敷料干燥。如敷料被浸透,应及时加盖消毒敷料包扎。如浸湿较广泛,则可将外层敷料解除,在无菌操作下重新更换敷料包扎。

⑥更换敷料指征有感染可疑征象,外层敷料浸湿或闻有臭味,患者主诉持续性疼痛,体温及血白细胞数升高或低于正常。

⑦浅二度烧伤创面包扎后,如无感染征象,5～7天后更换敷料。创面干燥可改半暴露。深二度或三度的创面包扎后,1～2天后应更换敷料,以观察其变化,做痂皮、焦痂处理。

(2)手包扎(图 3-5)

①清创,大的水疱应剪破引出水疱液,修剪指甲。

②置手于功能位,即手掌侧烧伤腕背伸 25°～30°,手背烧伤腕屈 15°～20°,全手烧伤腕中立或屈曲位。指间关节 5°～10°,掌指关节 80°～90°。拇指外展、对掌位。

③手指创面分别用治疗敷料包裹,松紧适当,用纱布将指间隔开,外层用纱布、棉垫。使用绷带边包扎边塑形,使手置于功能位置。

④必要时指端外露,观察血供。

【注意事项】

(1)注意包扎肢体于功能位置,膝关节伸 150°,踝关节背屈 90°,肩关节外展 90°。

(2)经常检视敷料松紧、肢端循环;伤区有无胀痛;有无浸透、有无臭味;体温变化等。

(3)室内温度保持在 28～32℃。炎热天气注意通风。

(4)凡士林油纱,油质不可过多,内层纱布网眼应大,以利引流。

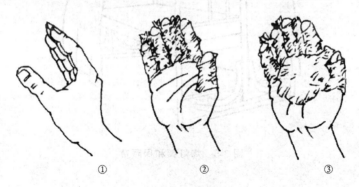

①　　　　②　　　　③

图 3-5　手烧伤创面包扎

①手功能位;②纱布将指间隔开;③掌心填充纱布团

三、创面暴露技术

暴露技术即创面暴露于清洁、干燥的空气中,创面无覆盖物。目的是使渗出物和坏死组织迅速结痂。优点是可以随时观察创面变化,创面干燥不利于细菌生长,便于处理创面。缺点是可能有外源性污染或擦伤;创面易干枯坏死,愈合质量差;要求消毒隔离环境;寒冷季节需要保暖装备。

【适应证】

(1)大面积烧伤,成批烧伤。

(2)污染重或已感染创面。

（3）头面、颈、臀、会阴烧伤创面。

（4）能合作的儿童患者。

（5）炎夏季节烧伤患者。

【禁忌证】 肉芽创面，寒冷的急救现场，门诊患者，不能合作的患儿或躁动的患者。

【操作方法】

（1）清创后置伤者于消毒或清洁的床单纱布垫上。

（2）大面积烧伤创面应暴露在温暖而干燥的空气中（室温 28～32℃ 为宜，相对湿度为 40% 左右）。室内配备除湿机、远红外线治疗机、暖气空调。条件不具备者可用烤灯架或烤灯罩（图 3-6），保持创面局部温度 28～32℃。

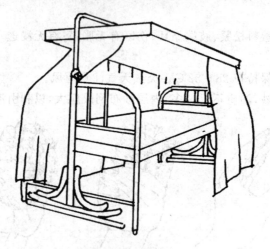

图 3-6　烤灯架和保暖帘

（3）保持室内清洁，定时紫外线消毒，流通空气，定期检查室内细菌量。做好床边接触隔离。接触创面时，必须注意无菌操作。

（4）创面有渗出物时，随时用消毒纱布拭干，保持创面干燥，以减少细菌繁殖。床单或纱布垫如浸湿应随时更换。

（5）创面尽可能不受压或减少受压，大面积烧伤应定时翻身。依条件选用流体悬浮床、翻身床、气垫床等。

（6）在痂皮或焦痂形成前后，均应注意其深部有无感染化脓，密切观察体温、血白细胞等变化。

（7）创面涂磺胺嘧啶银等，以保持创面干燥。浅二度烧伤也可选择适当中药制剂外涂，每日 2～4 次。

【注意事项】

（1）保持室内清洁干燥、保温、通风和相对无菌。

（2）二度表皮剥脱创面，不可直接暴露，应尽早涂药，以免创面因暴露加深。

（3）使用烤灯时，应避免烤灯过热造成继发损伤。

（4）使用烤灯架等设备，应定期检查，防止漏电事故。

四、创面半暴露技术

半暴露技术即创面覆盖单层治疗性敷料。目的是保护创面，使创面有良好的上皮生长环境，达到痂下愈合。半暴露兼有暴露和包扎的优点，一般多于渗出期后实施。

【适应证】

（1）浅二度创面，包扎 1～2 天后。

（2）坏死组织少且感染轻的深二度创面。

（3）自体异体（异种）皮混合移植术后 7 天左右。

（4）供皮区包扎术后 5～7 天。

（5）脱痂、剥痂术后。

（6）头面部、颈部、臀部、会阴部烧伤创面。

【禁忌证】 严重感染或溶痂创面，肉芽创面。

【操作方法】

（1）创面清创后，无菌操作下依条件选用单层的生物敷料（异体皮、异种皮、胶原膜），合成敷料，药物纱布（局部抗菌药、生长因子等）或凡士林纱布覆盖创面，平展、紧密贴敷，不留死腔。

（2）异体（异种）皮移植后，或供皮区，将外层敷料打开，如无积液、感染，内层敷料任其暴露，痂下愈合。

（3）经常检查，如纱布下局部有积液或感染，可开窗引流。感染范围大时应及时更换敷料，或改用湿敷、浸泡处理创面。

（4）更换敷料时应浸湿纱布，软化后，轻揭敷料，避免疼痛、出血和对上皮损伤。

【注意事项】

（1）保持室内清洁干燥，保温，通风。

（2）创面坏死组织应基本清除干净。

（3）敷料外观干燥时，其下面也可能出现积脓、积液，挤压敷料可发现异常。

（4）创缘如有痂皮掀起，应及时修剪，以免撕破未愈创面。

五、创面湿敷技术

创面湿敷技术是指用粗网眼湿纱布覆盖创面（图 3-7），以促进坏死组织分离，利于清除坏死组织和分泌物。通过更换湿纱布敷料，减少细菌和脓稠的分泌物。

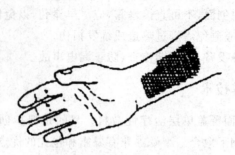

图 3-7 粗网眼湿纱布覆盖创面

【适应证】 烧伤晚期残余创面,肉芽创面,中小面积溶痂创面。

【禁忌证】 需要保痂的创面,大面积创面坏死组织较多者,脓毒症创面。

【操作方法】

(1)粗网眼纱布的准备。将外科用纱布铺开,纵向和横向间隔地抽出数根纱丝,使纱丝间隙增大至原来的 3～5 倍,根据需要剪成 10cm×10cm 大小等规格,消毒备用。

(2)湿敷液体一般用生理盐水,肉芽水肿创面可用高渗盐水(3%～10%)。溶液中可加入抗菌药物。

(3)无菌操作,用血管钳和镊子将纱布平铺于创面,用生理盐水或有抗菌药物的溶液滴洒纱布,以不外溢为度。

(4)如纱布表面干硬,应间断滴湿纱布,保持纱布湿润。每日更换 2～3 次。若纱布网眼堵塞,纱布下浮动,则应及时更换。

【注意事项】

(1)应先将干纱布平铺创面,如先浸湿,纱布粘缩则不易铺展开。

(2)网眼清晰,无明显分泌物,创面有上皮岛,改用半暴露技术。

(3)湿敷治疗不宜时间过长。

第四节 疼痛局部封闭注射技术

一、概述

关节及关节周围病变可引起疼痛。其引起疼痛的诱因很多,可包括多关节或单关节本身病变或慢性损伤。例如,颈椎关节病变,有时以一个神经根分布区的疼痛表明它的存在,但更常见的是多节段、弥漫性和双侧疼痛伴颈部运动受限;可为关节周围组织病变,如髋关节周围的转子囊和膝部内侧胫骨缘的鹅状囊是常见的例子,存在相关的触痛点,此触痛点与病理部位并不相对应,压痛点较相关的触痛区面积大(疼痛放大综合征),疼痛可表现为更尖锐和更严重;亦可为全身性疾病的一个症状,如类风湿关节炎,严重病例可有关节和关节外症状的特点及全身疾病过程中的所有症状和体征。活动性类风湿病表现为疼痛,软组织肿胀及僵硬,疼痛肿胀的关节周围的肌肉很快出现失用性萎缩,有时伴有关节周围炎性水肿;亦可有来自其他部位的牵连痛,如小儿髋关节结核早期常诉膝部疼痛。因此,对诉述关节及关节周围疼痛的患者,在准备进行关节及关节周围注射治疗前,应详细询问发病时间、病程经过,结合全身和局部体检所见,必要时辅以仪器检查,如 X 线摄片、放射性核素骨扫描、关节镜等检查,以进一步明确诊断。

关节及关节周围注射治疗是限制关节损害进一步加剧的主要治疗措施之一,其严格区别于传统的"封闭疗法",前者是针对引起疼痛的发病病灶和相关部位,采用不同的药物进行直接注射,以达到治疗原发病变的目的;而后者仅仅根据疼痛部位注射以阻滞疼痛反射弧持续存在,以减轻疼痛为目的。关节及关节周围注射长效类固醇药物和(或)局部麻醉药,如倍他米松、利多卡因。这种治疗经常可缓解疼痛几个月,尤其可有助于长期缓解大拇指骨关节炎。其他应用类固醇注射剂的适应证,还包括急性结晶诱导的滑囊炎和肌腱抵止处骨病变等。近年来,有几种药物可能具有慢效缓解症状和改善骨关节炎病情的价值,如高分子量透明质酸钠的注射。除注射药物外,从关节中抽取骨膜液以降低骨内压,减轻"关节内肿胀综合征"亦是关节及关节周围注射治疗的组成部分。

关节及关节周围注射治疗用药原则及注意事项如下。

1. **皮质激素与常用制剂** 如泼尼松龙、去炎松、利美达松、倍他米松,它们的抗炎指数、糖代谢指数、钠潴留指数、血浆半衰期各不相同,应根据具体病情、药物作用特点、不良反应和病变关节来确定剂量和疗程,一般经过 3 次激素注射效果不明显者,应及时修正诊治方案,同时要严格掌握皮质激素应用的适应证。

皮质激素制剂对组织有刺激性,关节及关节周围注射后 1～2 天内可使疼痛加重,应在治疗前告知患者,不必要紧张。可同时给予镇痛药处理,使疼痛得以缓解。

2. **维生素类与激素、局麻药配伍注射** 主要是为了代替注射用水或生理盐水等稀释剂和减少额外的肌注操作,实际上维生素并无局部治疗作用。

3. **关节及关节周围注射治疗期间,应严格无菌操作** 掌握安全有效的操作全过程,随时观察患者的反应,注射结束后,嘱患者平卧 15～20 分钟,如患者无异常反应方可离开。关节及关节周围注射治疗是非手术疗法之一,其他如制动,热(磁)疗和药疗可作为辅助治疗。

4. **选用局麻药浓度不宜过高** 一般情况下,利多卡因浓度不超过 0.5%,布比卡因浓度不超过 0.25% 为宜,根据注射部位不同,总剂量应控制在 0.05～0.4ml/kg。

二、颈肩上肢关节注射

(一)寰枕关节注射

寰枕关节由寰椎侧块两侧的上下关节凹与相应的枕骨髁构成,属于椭圆形的联合关节。

【适应证】 慢性寰枕关节炎,急性寰枕关节扭伤,寰枕关节疼痛,椎-基底动脉供血不足,上颈段颈椎关节炎、下颌关节邻近翼状肌痉挛。

【禁忌证】 注射区域皮肤有感染或外伤,有颅底骨折病史者,凝血功能异常者。

【操作方法】

(1)患者骑跨治疗椅上,头前屈位,额部放在重叠于治疗背板的双臂上。

(2)皮肤严格消毒后,选用 5 号细针,在乳突内 3cm 处,沿颅底骨面垂直进针3~5cm,直达关节腔,回抽无血、脑脊液后,即可注入药液 1~3ml。

(3)操作应在影像学引导下进行。

【注意事项】

(1)枕部治疗前要理发清洗,保持局部清洁。

(2)严格执行无菌操作,防止关节内感染。

(3)进针不宜过深,防止损伤咽后壁。

(4)应沿颅底骨面进针,防止损伤椎动脉,产生血肿压迫。

(5)边注药边观察患者反应,如有不适应立即停止注药。

(二)寰枢关节注射

寰枢关节包括左右寰枢外侧关节、寰齿前关节和寰齿后关节。

【适应证】 慢性寰枢关节炎,寰枢关节半脱位或功能紊乱,上颈椎椎间关节引起的疼痛,枕部、侧颈部疼痛,头旋转运动疼痛或运动受限。

【禁忌证】 患有上呼吸道感染或颈部皮肤感染者,寰椎严重脱位者,凝血功能障碍者,患者不愿接受本法治疗。

【操作方法】

(1)患者骑坐在治疗椅上,双前臂重叠放在椅背枕上,额部置于前臂上。

(2)常规皮肤消毒后,用 5 号细穿刺针,沿乳突下 5cm,垂直进针 3~5cm 达寰椎骨表面,向头侧推进 1~3cm,回吸无血、无脑脊液后,即可注入药液 1~3ml。

(3)操作应在影像学引导下进行。

【注意事项】

(1)严格执行无菌操作,防止关节内感染。

(2)操作宜轻柔,防寰椎前脱位。

(3)注药前应反复回抽注射器,证明无异常反流后方可注药。

(4)边注射边观察患者反应,如有不适立即停止注药。

(三)颈椎关节突关节注射

【适应证】　慢性颈椎关节突关节炎,风湿性疾病局部表现,急、慢性颈椎扭伤,颈椎病、颈神经根炎、眩晕,颈肩胛骨痛、颈肩臂痛。

【禁忌证】　颈部皮肤感染者或有伤口,颈椎脱位者,注射部位肿胀变形,解剖定位困难。

【操作方法】

(1)颈椎棘突关节注射:患者取坐位,头前屈,皮肤常规消毒后,选取5号细穿刺针,在棘突间痛点处垂直进针1~3cm,注射药液2~4ml,然后可在棘突周围进行少量药液浸润。

(2)颈椎横突关节注射:患者取坐位,头前屈,距乳突下端沿线1.5~2.0cm处骨突起,相当于颈横突,以下每隔1.0~1.5cm处所摸到的骨突起,为相应的C_3—C_5横突。沿颈椎棘突外2~3cm垂直进针,3~5cm可达椎骨表面,再向头侧推进1~2cm,即可达横突关节部位,进行药液注射2~4ml。

【注意事项】

(1)严格执行无菌操作,防止关节内感染。

(2)进针不可过度向外,防止损伤血管。

(3)颈椎病变多为老年人,应注意是否合并心、脑血管疾病。

(4)局部麻醉药浓度不宜过大,以免引起呼吸、循环功能障碍。

(5)操作宜轻柔,防止副损伤,注药时应严密观察患者的反应。

(四)肩关节及肩关节周围注射

【适应证】

(1)急、慢性肩关节炎,肩关节周围炎,冻结肩。

(2)急性肩锁关节扭(挫)伤,肩胛骨骨折,肩关节囊撕裂伤,关节脱白。

(3)风湿、类风湿关节炎。

(4)急、慢性肩关节滑囊炎。

(5)肩关节肌肉钙化引起的疼痛,癌性晚期肩关节疼痛。

(6)肌纤维织炎。

【禁忌证】

(1)局部皮肤有感染、肿胀变形或伤口。

(2)肩关节有化脓或感染结核,应以全身治疗为主。

(3)恶性肿瘤引起的骨质破坏,侵犯周围软组织。

(4)患有严重肺气肿的患者(因进针不当易伤及肺尖)。

(5)疼痛原因不明或非肩关节及周围组织病变所致的疼痛。

【操作方法】　根据解剖特点和不同适应证,可分别选取以下4个注射途径。

(1)肱骨结节间沟综合区注射

①肱二头肌长头结节间沟注射:适用于肱二头肌长头结节间沟炎、冻结肩、胸小肌综合征、肩部冲击综合征。仰卧,头转向对侧。沿肱骨大、小结节的结节间沟,避开头静脉,将针刺入结节间沟头侧,沟内有肱二头肌长头,针可直接刺入肌腱进行注射;同时再将针稍稍拔出,改变针头方向刺向喙突,进行胸小肌、肱二头肌短头及喙突下注射;注射完毕,再将针刺向喙突与肱骨头之间的喙肱韧带处注射;最后将针刺入肩关节腔内,进行腔内注射。注入药液量 8～15ml(关节腔内药液不含激素)。

②肩关节囊及滑囊注射:适用于肱二头肌腱鞘炎、冻结肩、冈下肌肩前滑囊炎、肩部冲击综合征。患者仰卧,肩下垫枕,使肩部略抬高。穿刺针自喙突内下方、肱骨头前方刺入,在未进入关节囊之前,在关节囊壁做扇形注射,同时也可浸润到冈下肌止点处的滑囊。本法为肱二头肌长头结节间沟注射之补充,因为关节囊周围及滑囊较为敏感,注射后常可收到明显疗效。注入药液量 10～15ml。

(2)肩胛袖综合区注射

①肩外侧肩峰下注射:适用于冈上肌肌腱炎、肩峰下滑囊炎、肩胛袖肌腱炎、肩部肩峰冲击综合征。仰卧位,患肩略垫高。穿刺针沿肩峰下外侧凹陷处刺入,首先寻找肩胛袖,穿刺时有坚韧的软组织感觉,其下即为硬性骨组织(肱骨头),此时可进行注射,并在同一平面上,改变注射进针方向做扇形注射。然后再改变注射针方向,向肩峰下的外前方喙突肩峰韧带进行注射,在注射中肩峰下滑囊也同时得到注射,注射药液 10～15ml。

②肩胛冈上肩切迹及冈上肌肌注射:适用于肩胛袖肌腱炎、冈上肌肌腱炎、肩关节僵硬、肩胛上神经炎、肩周炎。俯卧,两上肢置头侧;如侧卧,则患侧在上。测出肩胛冈全长及其中外 1/3 交界点,在该点上方 3cm,肩胛冈前方的凹陷处,将针呈 45°刺入皮肤,在凹陷处即可找到肩胛切迹。回抽无血后即可注射。然后针尖向肱骨头方向刺入,可行冈上肌注射,注入药液量 10ml。

(3)肩胛后方周围注射

①肩胛内上角注射:适用于颈椎病、颈肩综合征、颈屈曲性软组织劳损、落枕等。俯卧或侧卧(患侧在上),患臂前伸,肩胛骨突出皮下易定位。常规消毒,穿刺针刺入皮肤,触及骨质及骨缘边部,即可进行注射,注药 6～8ml 后,将针尖方向改向头侧斜刺,对准肩胛提肌包膜刺入,包膜内注入药液 5～8ml,药液顺肌纤维浸润而向头颈侧蔓延,患者颈项部有传导感,并感觉十分舒适。

②肩胛脊柱缘注射:适用于肩胛骨脊柱缘及其邻近棘突疼痛、颈椎病、肩胛间痛、颈胸椎痛。俯卧,两上臂前伸。定位清楚后,将针刺入肩胛骨脊柱缘的上、中 1/3 交界处,触及骨边缘后进行注射,使药液顺骨面上浅层筋膜及肌沟浸润,然后将针拔出,分别向骨线面的上下方向浸润,必要时可在上胸段棘突进行注射,注入

药液 10ml。

③肩胛腋窝缘注射:适用于颈椎病、冻结肩、颈肩综合征、冈上肌肌腱炎、冈下肌肌腱炎、滑囊炎。可取俯卧或侧卧(患侧在上)位。主要的穿刺点位于肩胛骨颈下、腋窝缘上端处,针尖可触及肩胛骨腋窝上端,在不超过腋窝缘前方的界线下,可进行药液注射,针尖可行四周扇形浸润。必要时还可浸润后方的肩肱关节囊,使肩肱关节后部的肌痉挛获得松弛,注射药液量 10ml。

④肩胛冈下窝注射:适用于冻结肩、颈椎病、颈肩综合征、冈下肌肌腱炎。侧卧或患侧在上侧卧位。肩胛冈中点下方 2～3cm 处为肩胛冈下窝。针尖沿肩胛冈下窝刺入肌肉深层,直至骨面,进行注射,同时可向左右浸润,注射药液量 10ml。

(4)关节综合区注射

①肩胛胸廓机构注射:适用于冻结肩、颈肩综合征、肩周炎、肩肱关节损伤。俯卧或侧卧(患肩在上),两臂前伸,肘屈曲。在肩胛骨内上角稍下方进针,待针触及脊柱缘上端边缘部后,可进行少量药液注射,然后将针滑向肩胛骨前缘,贴紧肩胛骨胸廓侧骨面,继续进针数厘米,对准肩胛骨中心部进行注射;然后拔针行腋窝缘上端边缘穿刺,滑向肩胛骨前方骨面,边进针边注射,以浸润肩胛骨外侧面为主;最后针自肩胛下角处进针,触及骨边缘后,再将针滑向肩胛骨前骨面,针指向肩胛骨的中下部分进行注射,注入药液总量的 40ml 左右。

②肩肱关节注射:适用于冻结肩、风湿或类风湿关节炎、肩周炎、肩肱关节损伤后僵直。仰卧、肩下垫高,头转向对侧。于喙突下内方、肱骨大转子、转子间沟内进针,在肩关节前内方刺入关节囊,有轻微突破感,回抽无血后,即可进行注射。一般注入量为 10ml 左右。若粘连较重、关节僵硬者,可适当加注药液,最多可注入 40ml 左右,使粘连的滑膜扩张松解。

③肩锁关节注射:适用于风湿或类风湿关节炎、肩锁关节损伤、冻结肩,取仰卧位,触摸肩锁关节间隙,该关节位于皮下,药液除注入关节周围外,间隙处也可注入,注药量为 3～5ml。

④胸锁关节注射:适用于风湿或类风湿关节炎、胸锁关节损伤、冻结肩。取仰卧位。沿胸锁关节处进针,浸润关节周围及关节间隙。注药量 5～6ml。

【注意事项】

(1)严格执行无菌操作,避免关节腔内感染。

(2)进针不宜过深,防止关节面损伤。

(3)应熟悉解剖,避免伤及血管和神经。

(4)操作要谨慎,防止刺入胸腔、伤及肺尖,造成血气胸。

(5)注药前要反复多次抽吸,证实无回血后方可注射药液。

(五)肱尺关节注射

【适应证】 肘关节慢性退行性关节炎,创伤性肘关节炎,肘关节滑囊炎,类风

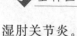

湿肘关节炎。

【禁忌证】 局部皮肤有感染或伤口,穿刺点解剖位置不清,局部骨折、血肿,骨关节腔化脓性或结核性感染,骨关节肿瘤、畸形。

【操作方法】

(1)取仰卧或侧卧位,肘关节半屈曲位。

(2)在关节后外方,鹰嘴外侧上端间隙进针,首先在鹰嘴外侧边缘注射浸润关节囊后壁,然后顺间隙最宽处,于鹰嘴及外髁间穿入,有轻度针尖突破感即进入关节,回抽如有积液,应先抽出积液后再注射药液。如关节间隙宽时,针尖容易深入关节。鹰嘴内方穿刺较少用,因为肘关节内侧有尺神经经过,一般多选用外侧径路。注入药液量 5～10ml。

【注意事项】

(1)严格执行无菌操作,防止关节腔内感染。

(2)穿刺前应注意选好进针点,避免损伤尺神经及关节软骨。

(3)在注射治疗后,应进行有计划的自主功能练习。

(4)切忌对肘关节强力揉搓,以免关节肿胀,适得其反。

(六)肱桡关节注射

【适应证】 网球肘,桡骨小头损伤,肘关节创伤性关节炎。

【禁忌证】 同"肱尺关节注射"。

【操作方法】

(1)患者仰卧,肘关节半屈位。

(2)在前臂伸直位时,在肘后方可见一小凹陷处,其凹陷下方即可摸到桡骨小头及肱桡关节线,在外侧关节线(肌肉软组织较薄处)作为穿刺点,先浸润外侧关节囊,然后沿关节间隙处刺入,有轻微突破感,即可进行药液注射,并对外前、外后方关节囊及韧带同时进行注射;稍拔出针尖,沿该关节囊前方、紧贴骨面向上尺桡关节前方进针,于肱二头肌肌腱止点处停止,回抽无血后,进行药液注射。注入药液量 3～5ml。

【注意事项】

(1)穿刺时尽可能选用细针,以减少损伤。

(2)操作应轻柔,避免伤及桡神经及关节软骨面。

(3)避免药液注入血管,发生毒性反应。

(七)腕关节注射

【适应证】

(1)腕关节与软骨损伤,包括腕三角纤维软骨损伤,伸腕背隆突综合征,早期腕月骨软骨病和腕舟骨软骨病。

(2)腕部腱鞘炎及腱鞘囊肿,包括桡侧伸腕肌腱周围炎,桡骨茎突部狭窄性腱鞘炎,手指屈肌腱狭窄性腱鞘炎。

（3）腕部神经性疾病,包括腕管综合征,尺管综合征。

（4）手腕部炎症性疾病,包括类风湿关节炎,风湿性关节炎早期,痛风性关节炎。

【禁忌证】

（1）腕关节化脓性、结核性感染应以全身抗感染,抗结核为主。

（2）晚期腕月骨骨软骨病和晚期腕舟骨软骨病伴骨坏死变形,以手术切除为主。

（3）腕部肿瘤。

【操作方法】　针对不同适应证分别选取 7 种进针途径。

（1）桡骨茎突注射:适用于桡骨茎突狭窄性腱鞘炎。在桡骨茎突远端做标记,皮肤消毒后,采用 5 号细针刺入腱鞘管内,针头指向压痛及肿胀明显的部位,注射药液 2～3ml。然后在腱鞘管周围做浸润注药。

（2）掌侧掌指关节近端注射:适用于手指屈肌狭窄性腱鞘炎。选用 5 号细针,在手掌横纹的远端处,针头刺入相应病变指屈肌鞘管的正中位,直接触及骨面,然后边进针边注射药液 2～3ml。

（3）远侧尺桡关节注射:适用于远侧尺桡关节痛,远侧尺桡关节松弛半脱位,远侧尺桡关节韧带轻度撕裂伤。在尺骨小头与桡骨之间凹陷处进针,直至触及关节间韧带组织及其深处注药。

（4）腕背侧注射:适用于腕背腱鞘囊肿,腕关节类风湿关节炎,腕创伤性关节炎,退变性腕关节疼痛及某些痛风性关节炎。将腕关节掌屈位,在关节稍微桡侧进针,直至穿入腕关节内,进行注射,然后加压包扎。

（5）尺骨茎突远端注射:适用于尺骨远端三角纤维软骨损伤,退行性或类风湿关节炎尺侧疼痛。患者掌向下,在尺骨茎突远端对准腕关节凹陷处压痛点及病变部位进行注射。

（6）腕管注射:适用于腕管综合征,前臂远端屈肌腱鞘炎,更年期性腕掌侧疼痛,类风湿关节炎。穿刺针自两腕横纹间向远端 35°刺入腕中部位的腕管内,回抽无血液后即可作无张力性、少量药液注射。

（7）尺管周围注射:适用于尺管综合征,类风湿关节炎,肌腱腱鞘炎。穿刺针在腕掌尺侧,钩骨钩、豌豆骨近端偏桡侧以 30°进入腕横韧带间及周围。

【注意事项】

（1）由于腕管容量甚小,注入药液量应适当,以不引起加重长期性压迫为主。

（2）腕部有正中神经和尺、桡神经及伴随血管通过,穿刺时易伤及引起血肿等现象,选用细小穿刺针为宜。

（3）治疗期间腕关节活动量要减少,注意保温和抗炎。

(4)对症状较重,经注射治疗3次后效果仍不理想,应及时转科行手术治疗。

(八)掌指关节注射

【适应证】 屈指肌腱狭窄性腱鞘炎,又称"扳机指"或"弹响指"。尤以拇指、中指及示指最为常见。

【禁忌证】 注射部位有感染或外伤,局部骨肿瘤、畸形,出、凝血功能异常。

【操作方法】

(1)坐位,前臂置于台上;年老体弱者可取卧位。

(2)发病部位在掌骨头狭窄处,有压痛和增厚的感觉,在手掌远横纹的远端确定穿刺点。皮肤消毒后,用5号细针快速刺入皮肤,左手抵住手背的患指掌骨干,作为穿刺引导,直接刺入正中位的腱鞘内,并可直接触及骨面,注射少量药液;然后将针拔出少许,继续注药液,使药液完全注入腱鞘内。注药量2～4ml,必要时也可在腱鞘周围进行浸润。

【注意事项】

(1)严格执行无菌操作,防止感染。

(2)注药部位要确保在掌骨头邻近的腱鞘内,如注入掌骨旁软组织内则治疗失败。

(3)因此处对疼痛非常敏感,故穿刺动作要快,以减轻患者痛苦。

(4)注射后要注意局部制动。

(九)指间关节注射

【适应证】 指间关节、掌指关节类风湿关节炎,病灶性关节炎,创伤性关节炎,退行性关节炎。

【禁忌证】 局部有感染或伤口,局部肿胀变形,难以确定穿刺部位者,指骨肿瘤、畸形,出凝血时间异常者。

【操作方法】

(1)坐位,年老体弱者可采取卧位。

(2)一般穿刺部位以手指背侧为主,在患指指间关节或掌指关节近端正中刺入皮肤,直至肌腱及腱膜下方关节部位,进行药液注射。同法进行掌指关节近端旁注射。注药量0.5～1.5ml。

【注意事项】

(1)注意无菌操作,防止感染。

(2)由于手部对疼痛较敏感,故宜选择细针头穿刺,而且要求进针快速、准确。

(3)应熟悉手部有关解剖,防止针尖损伤指旁血管束。

三、胸背腰骶关节注射

(一)胸锁关节注射

【适应证】 风湿或类风湿关节炎,胸锁关节损伤,冻结肩。

【禁忌证】　注射部位有感染或皮损，局部肿胀变形，解剖不清，定位困难，出凝血时间异常。

【操作方法】　仰卧位。胸锁关节疾病时，对肩臂活动有一定影响。在锁骨内端与胸骨柄关节处进针，浸润关节周围及关节间隙。注药量 5～6ml。在冻结肩注射中有一定帮助。

【注意事项】

(1)严格按照无菌原则操作，预防感染。

(2)此处靠近颈根部，易损伤大血管、神经及胸腔重要组织器官，因此操作要认真细致。

(3)每次注药前，一定要反复多次回抽。

(二)胸肋关节注射

【适应证】　胸肋关节炎，胸肋关节损伤，肋胸骨痛，前胸肋软骨炎。

【禁忌证】　局部解剖不清或胸部损伤，局部皮肤感染性病变，局部有肿瘤、畸形。

【操作方法】　仰卧位。确定胸肋关节，在疼痛最明显处做标记。用 5 号细针经皮刺向胸肋关节，触及骨质回吸无血后，注射少量药液，然后再退至关节周围，进行各方向的药液浸润。

【注意事项】

(1)严格执行无菌操作，预防感染。

(2)穿刺针深度和方向要适当，防止针尖滑过肋骨，进入胸腔损伤肺组织造成气胸。

(3)注药前反复回抽，防止药液误入血管。

(三)肋横突关节注射

【适应证】

(1)胸椎骨关节炎，包括胸椎退化性关节炎，强直性胸椎脊柱炎，胸椎肋横突关节炎。

(2)各种原因引起的肋间神经痛、胸廓挤压伤、胸神经根性痛。

(3)肿瘤肋骨转移引起的疼痛。

【禁忌证】

(1)胸壁感染性疾病，包括胸壁结核、流行性胸痛。

(2)胸壁外伤，伴发血气胸和休克者。

(3)胸椎畸形。

(4)出、凝血功能异常。

【操作方法】

(1)俯卧或健侧卧位。

(2)先测量 X 线片上的预注射节段胸椎棘突末端和椎间孔的距离为 S。在距正中线 S+2.5cm 作为穿刺点,垂直进针遇横突后,针尖向头侧斜向 10°～15°刺入 1～1.5cm。回抽无血、脑脊液或气体时即行注射。

【注意事项】

(1)根据注射部位不同,选取适当的进针深度,原则上不应超过 5.5cm,否则有可能发生气胸或损伤脊髓和胸椎动脉。

(2)选择细穿刺针,操作过程中动作要轻柔,缓慢进针,边进针边回吸,遇到异常情况及时调整进针方向或放弃本次治疗。

(四)腰椎关节突关节注射

【适应证】

(1)腰椎病变:腰椎间盘突出症,腰椎关节炎,腰椎神经根炎。

(2)腰椎关节突病变:关节炎关节退变,嵌顿或半脱位。

(3)其他慢性腰部病变:腰肌劳损,腰腿痛。

【禁忌证】

(1)癌症已侵犯腰椎椎弓和椎管。

(2)高血压,糖尿病症状未控制者。

(3)局部有感染性病灶者。

(4)出、凝血功能异常者。

【操作方法】 俯卧位。在预选的两个棘突间下 1/3 旁开 0.5～1cm 为进针点,垂直刺入皮肤,边进针边回吸,直至接触关节突关节囊为止,抽吸注射器,无回血或脑脊液后注入药液 0.15～0.2ml/kg。

【注意事项】

(1)慎防将药液直接注入蛛网膜下隙或附近血管内,每次进针均要回抽无血或脑脊液后才能注药,也可先注入药液 1ml,观察 5 分钟,无异常反应后再注入全量。

(2)熟悉腰椎及腰关节解剖特点,掌握准确进针角度,最好在 X 线透视下操作。

(3)对老年冠心病患者,多采用右侧卧位,药液中禁忌配伍肾上腺素,并做好相应的抢救措施。

(五)骶髂关节注射

【适应证】

(1)骶髂关节损伤性疾病,如骶髂关节扭伤,骶髂关节失稳症。

(2)骶髂关节非感染性炎症,如类风湿骶髂关节炎,Reiter 骶髂关节炎,牛皮癣性骶髂关节炎,致密性髂骨炎。

(3)骶髂关节感染性炎症,如结核性骶髂关节炎(仅限注入抗结核药物),化脓性骶髂关节炎(仅限注入敏感抗生素)。

(4)骶髂部转移癌,如转移病灶、淋巴肉瘤。

(5)其他骶髂部痛症,如骶髂肌炎,丛性坐骨神经痛,梨状肌综合征。

【禁忌证】

(1)休克、心力衰竭、重度传导阻滞、糖尿病、瘫痪患者。

(2)出、凝血异常或正在服用抗凝药物的患者。

(3)臀部炎症及感染的患者。

(4)马尾综合征患者。

【操作方法】

(1)俯卧位,腹下垫枕使臀微屈,腰椎前凸减少,腰部平坦。

(2)骶骨骨嵴中线与髂后上棘连线的交叉点作为穿刺点,用 7 号长针自髂后上棘内侧骶中线处刺入皮肤后,以 45°对准关节后中部缓慢进针至骶髂关节后方,回抽无血时即可注入药液 0.2～0.3ml/kg。

【注意事项】

(1)骶髂关节前有大血管、神经丛、直肠及梨状肌经过,穿刺时稍有不慎,容易误伤。

(2)定位要准确,穿刺过程以骶髂关节正、侧位片做定向指导,做到掌握有序。

(3)骶髂关节周围多为韧带组织,穿刺针不要太细、软,选用 7 号腰穿针较为适宜。

(4)如遇到俯卧位困难的高危患者,可改为侧卧位,但操作难度可能增加,操作者要熟悉改变体位后的操作技巧。

四、下肢关节注射

(一)髋关节囊注射

【适应证】

(1)髋关节退行性关节炎,强直性髋关节炎,痛风性髋关节炎。

(2)髋部滑膜炎,如股骨头大粗隆滑膜炎,髂耻滑膜炎,坐骨结节滑膜炎。

(3)关节痛、创伤后髋关节痛。

【禁忌证】

(1)髋部感染,败血症或出血倾向的患者。

(2)反复进行 2 次以上的注射症状无明显改善者。

【操作方法】 先取仰卧位,自股骨大转子前方,沿股骨颈方向,以 45°徐徐进针,针贴近骨面,待针尖接近关节外缘处,将针尖略微翘起,与关节囊面平行刺入 1.5cm 左右,不进入关节腔,回抽无血或关节液,即可注药,亦可做扇形浸润,然后将针退出。再取俯卧位,在大转子后方、转子间嵴处进针,沿股骨颈方向插入后关节囊层,回抽无血后,可进行药物注射。注射药量 10～15ml。

在做髋关节囊注射之前,如先做髋关节周围软组织及肌肉组织注射治疗,则疗效更佳。

【注意事项】

(1)操作必须在严格无菌情况下进行,防止关节腔内感染。

(2)对疑有关节结核的患者按寒性脓肿穿刺法进行。

(3)注意勿伤及血管神经,应反复回抽注射器,避免将药液误注入血管内。

(4)避免将激素类药物注入关节腔内,以免损害软骨蛋白多糖。

(5)髋关节囊接受腰骶神经丛、闭孔神经及股神经的关节支支配,注入时应做扇形浸润注射或辅以其他注射方法。

(二)髋关节腔注射

【适应证】 关节炎,类风湿或强直性关节炎,髋关节痛,创伤后髋关节痛。

【禁忌证】

(1)髋部皮肤有感染,髋关节结核或化脓性髋关节炎。

(2)髋关节恶性肿瘤。

(3)局部肿胀明显,定位不清者。

(4)反复治疗 2～3 次无效的患者。

【操作方法】 仰卧位。用长针头自股骨大转子前下方进针,沿股骨颈内侧角方向,与皮肤呈 45°紧贴骨面刺入。操作时注意针体在股动、静脉及股神经的下方,应有立体解剖概念,使针尖刺入关节腔内。如关节囊内有积液,应先抽囊液再行注射。注射药量 10～15ml。

【注意事项】

(1)严格无菌操作,避免关节腔内感染。

(2)注意勿损伤神经、血管,或误将药液注入血管内。

(3)针尖进入关节腔后,勿伤及关节内软骨。

(4)勿将激素类药物注射关节腔,以免损害软骨蛋白多糖的合成。

(5)在注射特殊药物(如抗癌制剂)前,应向患者及家属说明治疗目的、预期效果及可能出现的并发症,征得患者及家属的同意与合作。

(三)膝关节注射

【适应证】

(1)膝部骨软骨病变:如膝关节骨性关节炎、髌骨软骨软化症,类风湿膝关节炎。

(2)膝部滑膜炎:如膝关节滑膜皱襞综合征、膝部滑囊炎、髌前滑囊炎。

(3)膝部神经卡压征:如腓总神经卡压征。

(4)创伤后膝关节疾病:如膝关节创伤性滑膜炎与关节积血,髌韧带损伤,髌下脂肪垫损伤,膝关节交叉韧带损伤。

【禁忌证】

(1)膝部皮肤有擦伤、糜烂或感染,膝关节结核,化脓性膝关节及骨髓炎。

(2)膝关节肿瘤。

(3)血友病关节炎。

(4)反复治疗2～3次无效的患者。

(5)体弱或全身情况欠佳、肝肾功能不全者。

【操作方法】

(1)膝前痛点注射

①患者取仰卧屈膝,膝下垫枕使关节屈曲(髌尖注射时取膝关节伸直位)。

②进针点应根据不同病变选取,如侧副韧带起止点附着部,交叉韧带(髌韧带正中),半月板(内、外膝眼),髌上滑囊(髌骨上),脂肪垫(髌韧带两侧),内外关节间隙等。

③经进针点快速进针达病变处,向肌腱、韧带的起止点方向注射,或注射至病变的滑囊、脂肪垫,每点注射药液量5ml。

(2)膝后痛点注射

①取俯卧位,膝前垫枕。

②进针点根据压痛部位选取。多取在构成腘窝的诸肌与其肌腱的移行处或止点,如股二头肌止点即腓骨头,半膜肌止点即胫骨内侧髁下缘,腓肠肌内外侧头止点即股骨内、外上髁。

③经进针点快速进针达病变处,向肌腱、韧带的起止点方向注射,或注射至病变的滑囊、脂肪垫,每点注射药液量5ml。

(3)膝关节腔注射

①取俯卧位,膝前垫枕。

②膝前进针点可取内、外膝眼或髌上囊入路(即髌骨外上缘外),膝后进针点取腘窝中点上。

③用7号8cm长针,经进针点垂直皮面快速进针,遇关节囊时稍有韧感,突破关节囊有落空感,注液注气无阻力,如关节腔内有积液,可先抽出后再注射药液10ml。

【注意事项】

(1)严格无菌操作,避免关节腔内感染。

(2)勿将药液注入血管内,采用边进针、边回抽、边注射的方法。

(3)避免将激素类药物注入关节腔内,以免损害软骨蛋白多糖合成。

(4)注药时应取卧位,以减少并发症或恐惧症。

(5)膝屈曲位间隙较大,便于注射,不要在膝伸直时注药。

(四)下胫腓关节注射

【适应证】

(1)下胫腓骨关节疲劳性骨膜炎。

(2)下胫腓骨关节病变,如下胫腓关节损伤、骨折、炎症,下胫腓分离。

(3)创伤后下胫腓骨关节病,如下胫腓关节周围纤维织炎引起的痛症。

(4)踝关节扭伤或骨折。

【禁忌证】

(1)下胫腓关节处皮肤有擦伤、糜烂或感染。

(2)胫腓骨肿瘤,如胫骨下端骨软骨瘤、腓骨下端软骨瘤。

(3)下胫腓关节感染或既往有感染史。

(4)有出血倾向的患者。

(5)经治疗 2～3 次,症状无明显改善的患者。

【操作方法】 仰卧位。穿刺点在胫距关节线外侧上方、内外踝交界处,相当于下胫腓韧带及关节处。穿刺针进入皮肤,至骨关节、韧带浅面及骨间韧带进行药液注射,待四周韧带组织浸润后,再做踝前关节囊浅面注射,最后拔出穿刺针。注入药液量 10ml。

【注意事项】

(1)必须严格按无菌操作规程进行操作。

(2)防止将药液误注入血管,以免引起局部麻醉药的毒性作用。

(3)注射部位皆在皮下骨面,注射时要缓慢,避免增加疼痛。

(五)踝关节注射

【适应证】

(1)踝部骨软骨病变:如踝关节退行性关节炎、痛风性关节炎、踝关节软骨炎、大骨节病。

(2)踝部滑膜炎:如胫腓骨下端及距骨滑膜炎、类风湿关节炎。

(3)踝部神经卡压征:如跖管综合征,踝前腓深神经卡压综合征。

(4)创伤后踝关节病变:如踝关节周围纤维组织炎症引起组织粘连、增生的综合征和关节内肿胀疼痛综合征。

【禁忌证】

(1)踝部皮肤有擦伤、糜烂或感染。

(2)踝关节化脓性、结核性、血友病关节炎。

(3)踝部骨肿瘤,如软骨瘤、骨巨细胞瘤、骨肉瘤、滑膜肉瘤、骨纤维异常增殖症。

(4)患有全身性严重疾病,体弱或全身情况欠佳、肝肾功能不全者。

【操作方法】

(1)前外侧进针途径:平卧、双下肢伸直。选择趾长伸肌与外踝基底部之间进针,用 6～7 号针头自该点向后略偏刺入。

(2)前内侧进针途径:平卧、双下肢伸直。选择胫距关节线前下方,胫骨前肌腱内缘与内踝基底部之间向后外稍向下刺入。在胫前肌内侧或胫前肌与趾长伸肌间逐渐深刺,在关节囊前方,回抽无回血后可进行注射治疗。当关节内有积液,可先用注射器抽液,必要时再注入治疗药液。注入药液量 10～15ml。

【注意事项】

(1)操作时必须在严格无菌情况下进行。

(2)当无指征时,勿刺入关节内以免伤及关节软骨。

(3)穿刺时要避开足背动、静脉及大隐静脉,注药前要回抽,防止药液注入血管内。

(4)要使用细针,勿伤及神经。

(5)关节腔内勿注入激素,以免损害软骨蛋白多糖的合成。

(六)跖趾关节注射

【适应证】

(1)趾部软骨病变,如跖趾关节退行性关节炎,强直性关节炎、痛风性关节炎及跖骨头骨软骨炎。

(2)跖趾关节滑膜炎。

(3)创伤后跖趾关节病,如跖趾关节损伤脱位、跖趾关节周围纤维组织炎症引起组织粘连和骨质增生的综合征和跖趾关节内出血等原因引起的肿胀疼痛综合征。

(4)跖趾部神经卡压征,如趾神经瘤。

(5)其他横足弓塌陷性足痛、趾骨头下陷脐肌形成、跖痛病。

【禁忌证】

(1)跖趾部有皮肤破损、生疮或感染。

(2)跖趾关节患有化脓性、结核性关节炎。

(3)跖趾部骨肿瘤。

(4)有血友病、精神失常的患者。

(5)经 2～3 次注射治疗无效者。

【操作方法】

(1)经足底穿刺途径:仰卧位。定出患侧跖趾关节的跖骨与趾骨的间隙,穿刺针自足底侧进针,稍做药物浸润,然后将针垂直刺至关节内,回抽无回血后注入药液,再退针至跖趾关节周围浸润注射。注入药液量 5～10ml。

(2)经足背穿刺途径:仰卧位。在足背侧定出患侧跖骨与趾骨的间隙,穿刺会自趾长伸肌内侧或外侧进针稍做药物浸润,然后将针偏向关节腔,刺入关节腔回抽无回血后,即行药物注射。

【注意事项】

(1)操作必须在严格无菌情况下执行。

(2)勿将药液注入血管内。

(3)防止穿刺针刺穿对侧皮肤,引起感染。

(4)跖趾关节腔小,注入药物后腔内压力大,局部麻醉药作用时间过后,疼痛会加剧,应事先告知患者。

(七)趾间关节注射

【适应证】

(1)趾间关节退行性关节炎,痛风性趾关节炎,趾间关节骨质增生症。

(2)趾间关节趾骨滑膜炎,类风湿趾关节炎。

(3)趾神经卡压征。

(4)趾间关节软组织损伤后引起炎症的疼痛综合征及趾间关节脱位或扭伤后关节内肿胀引起的疼痛。

【禁忌证】

(1)趾部有感染或坏死病灶。

(2)患者有败血症或出血倾向。

(3)结核病、糖尿病、溃疡病等不用激素。

(4)骨质疏松患者禁用激素治疗。

(5)体弱或全身情况不佳或有肝肾功能障碍者慎用。

(6)诊断不明者。

【操作方法】

(1)趾底穿刺途径:平卧,双下肢伸直。左手捏住患趾远端,让其背伸,定出远近节趾骨间隙(即趾间隙)后,穿刺针自间隙中点进针,穿过趾底皮肤及软组织,稍注药液浸润,再将针刺入趾间关节内。注入药液 0.5～1.5ml。

(2)趾背穿刺途径:平卧,双下肢伸直。左手捏住患趾远端,定出趾关节间隙的中点,自皮肤垂直进针,进入关节腔前注射药物浸润,然后再针刺入趾间关节内,回抽无回血后进行注射。注入药液 0.5～1.5ml。

【注意事项】

(1)防止感染,严格按无菌技术操作。

(2)避免刺伤神经、血管。

(3)勿将药物注入血管内。

(4)穿刺针要细短,动作要轻柔,尽量避免损伤关节面。

五、颈肩上肢病灶注射

(一)C_2-C_5 横突注射

【适应证】

(1)颈椎病、肩上臂外侧痛。

(2)颈神经根炎、眩晕。

(3)颈肩骨痛(C_2-C_4)、颈肩臂痛(C_4-C_5)。

【禁忌证】　注射部位合并有感染或伤口,穿刺部位肿胀变形,定位困难,出凝血时间异常,重症糖尿病者。

【操作方法】

(1)仰卧位,头偏向健侧。

(2)自乳突至 C_6 横突尖做一连线,在其前方约 0.5cm 处,自上而下沿胸锁乳突肌后缘,或依次摸到自 C_2-C_5 的横突尖。在欲注射的横突尖部皮肤做一标记。

(3)用 5 号细针经皮触及横突时,针尖向内下方,避免误刺过深至椎间孔,因横突沟有相应的颈神经及其伴行血管穿出,并直通椎间孔,此横突沟中还有椎动脉贯穿向头侧。必要时针尖向内对准横突沟或再向内进 $1\sim2$mm,药液可更多浸润神经根及其邻近组织。针尖要稳,否则有误入椎间孔损伤血管和脊髓的危险。根据具体病情,选择注射部位。

【注意事项】

(1)严格无菌操作,避免感染。

(2)正确掌握进针位置,防止损伤椎动脉、脊髓或导致气胸。

(3)避免单侧或双侧颈部多方位注射。

(4)若患者主诉疼痛集中于肩上方,并延及同侧臂外侧时,应选择 C_5 及其神经根为主要注射部位。

(二)C_6 横突注射

【适应证】　下颈椎颈椎病,肩臂痛,拇指痛。

【禁忌证】　注射部位合并感染或有伤口,出凝血功能异常,有出血倾向。

【操作方法】

(1)仰卧位,头转向健侧。

(2)胸锁乳突肌后缘与环状软骨平面延长线之交叉点,用拇指将胸锁乳突肌推向中线,于该肌交叉点深处有一骨性突起,即为 C_6 横突。

(3)用 5 号细针进皮后,即可触及该横突,固定不动,回抽无异常后,即可行药液注射,药液可顺肌间隙浸润。有时可出现霍纳综合征。部分药液可进入横突沟,浸润至椎间孔硬膜外处。若将针尖稍拔出,针尖略刺向前下方,可出现上肢放射感并传至拇指及示指,证实为 C_6 神经分布区,回抽无异常后,可进行神经根周围注射。若需注射颈关节突关节时,只需将针拔出回至原 C_6 横突尖,呈 45°经横突后进针 $3\sim4$cm,可行关节突关节注射,患者感肩背酸胀感。再将针尖回至横突尖,顺横突沟向内侧再进针 $1\sim2$mm,回抽后注入药液可浸润椎间孔硬膜外。本法一次注射进针,可进行数个不同部位的治疗,应根据病情选择,无须每次都要全数注射。

【注意事项】

(1)严格无菌操作,防止发生感染。

(2)注射时要根据解剖部位依次进行,防止椎动脉损伤。

(3)避免同时双侧颈部多方位注射。

(4)若出现霍纳综合征,说明注射效应已达下颈椎处,还影响 C_8、T_1 神经根节段。

(5)尽量避免在 C_7 横突处操作,因此处并发症较多。

(三)项(颈)韧带注射

【适应证】

(1)外伤性项韧带钙化、颈椎病性项韧带钙化。

(2)颈棘突损伤后疼痛(撕脱性骨折)。

(3)颈椎挥鞭性损伤、颈椎病。

【禁忌证】

(1)注射部位有感染或伤口。

(2)凝血功能障碍,有出血倾向。

(3)合并有心肺疾病或重症糖尿病。

【操作方法】

(1)俯卧或侧卧位(患侧在下)。

(2)项韧带位于颈正中线,自枕外隆凸、枕外嵴至 C_7 之间的各颈椎棘突,它相当于其他椎体的棘上韧带,但更坚韧肥厚。常用注射部位位于 C_5—C_6 平面处,若 X 线显示钙化部位,也是常选择的进针部位,针刺入后,缓缓深入至棘上韧带上缘进行注射,同时可向两肌筋膜层浸润,必要时可至椎板浅层。上下范围可根据情况而定,一般可包括 C_4—C_7。注射药量 $10\sim15ml$。

【注意事项】

(1)保持注射部位清洁,预防感染发生。

(2)要熟悉相关解剖,注射进针勿要过深。

(3)要做到边注射边抽吸,无血、脑脊液、气体时,方可注药。

(4)同时要注意治疗颈椎病,因为本病往往不是孤立存在的,邻近颈椎各段同时伴有损伤或退行性变。

(5)采用注射疗法愈早效果愈佳,因病变在未发展至结构改变前,组织修复和功能恢复都较快。项韧带钙化发展至晚期关节僵硬,治疗效果往往不够理想。

(四)上颈段椎旁(C_1—C_2)软组织注射

【适应证】

(1)枕下区疼痛(寰枕部关节疾病、炎症、不稳等原因所致)。

(2)颈椎病、椎-基底动脉供血不全。

(3)上段颈椎创伤后遗症。

(4)颈枕神经痛、风湿痛。

【禁忌证】　注射部位或合并全身感染;凝血功能异常者;局部严重肿胀,影响定位和操作。

【操作方法】

(1)体位:俯卧或坐姿头低位(额头垫一软枕)。

(2)定位:①在乳突与下颌角连线中点,可用指端触到一骨性突起,轻压痛,此即寰椎侧块,中间有椎动脉穿过,转入颅内。具体位置约在乳突下、前方各 1cm 处。②胸锁乳突肌后缘下 1.5cm 处确定 C_2 横突。

(3)进针:先在定位点做一标记,常规皮肤消毒,用 5 号细针(约 5cm 长)缓慢垂直刺入皮下触及寰椎侧块后,固定针尖不要离开骨面,抽吸无回血和脑脊液后,可缓慢注入药液。同时注意观察和询问患者有无不适。观察片刻后,再将针向寰椎侧块后背面 45°刺入,边刺边回吸边注射药液,刺入深度不超过 1cm。使侧块后浅面的深层肌肉浸润。将针拔出,纱布压迫针眼片刻。同法将针刺入,找到 C_2 横突,做 C_2 后浅面的深层肌内浸润。最后再在枕下凹陷区两侧做筋膜及浅层肌内浸润。

(4)药液配方:2% 利多卡因 2.5～3.5ml,维生素 B_{12} 0.5mg,得宝松 1ml 或去炎舒松 A 40mg,用生理盐水稀释到 10～15ml。每个部位为 3～5ml 药液。每周注射 1 次,3 次为 1 个疗程。

【注意事项】

(1)针尖未能触及寰椎侧块或 C_2 横突尖,进针方向偏差或回抽有血、脑脊液,都不能进行本方法的治疗。避免损伤血管或误入蛛网膜下隙。故为了穿刺准确,操作者必须熟悉枕下区及上颈段椎旁解剖及生理意义。

(2)注射时要仔细、轻柔,并掌握边抽吸边注射的方法。

(3)注射前要明确诊断,掌握适应证和禁忌证。

(4)年龄较大,身体虚弱合并心肺脑疾病患者慎用。

(五)中下颈段椎旁(C_3－C_7)软组织注射

【适应证】　颈型颈椎病(以中下段为主),颈椎退变性关节突关节炎,肌筋膜性颈痛。

【禁忌证】　局部皮肤或合并全身感染,出、凝血功能异常,有出血倾向者。

【操作方法】

(1)体位:俯卧位(头略前屈,胸部垫薄枕)或坐位头前屈(额头垫枕)。

(2)确定注射部位:①X 线片颈椎椎间狭窄明显处,颈椎假性滑脱或"折曲"处,椎间孔狭窄节段。②患者主诉疼痛及压痛区。③头向左右旋转时颈部之牵拉或疼痛部位。

(3)进针:定位后常规消毒皮肤,先注射棘间韧带和棘突上,然后缓慢将针斜向两侧肌层,直至椎板。注射针可由一侧到另一侧,由浅层到深层,由上段至下段进行浸润,最后做颈筋膜层浸润。一次注射不超过 3 个节段或 3 个部位。药液配方与上颈段椎旁($C_1 - C_2$)软组织注射相同,药量 10~15ml,1 周注射 1 次,3 次为 1 个疗程。

【注意事项】

(1)严格无菌操作,预防感染发生。

(2)进针及注射操作应较缓慢、仔细,定位要准确,防止穿刺经棘突间隙过深穿破蛛网膜下隙或损伤脊髓。

(3)侧方深层肌肉浸润时防止误入椎板间隙而伤及动脉,一旦回抽有血应立刻停止注射。

(4)单侧注射能奏效者,就不必做双侧注射。

(六)前斜角肌注射

【适应证】 颈椎病、肩颈综合征,冻结肩、胸出口综合征,前斜角肌综合征(上肢手指麻木)、膈神经痛。

【禁忌证】 局部有感染或合并外伤,局部严重肿胀变形影响定位,出凝血功能异常者。

【操作方法】

(1)仰卧位,头略转向健侧。

(2)摸清前、中斜角肌之间肌间沟,此沟下即为臂丛神经。用 5 号针刺入肌肉进行注射,深度不超过 1cm。若针刺向前、中斜角肌沟内,针尖向内后方穿破肌筋膜可达臂丛神经区内。回抽无血无脑脊液,可注射药液 5~8ml。5~7 天后可重复注射。注射后无明显的感觉、运动功能障碍,使肌肉松弛即可。

【注意事项】

(1)严格无菌操作,预防感染。

(2)进针不宜过深,尤其避免针尖向下方深刺时易发生气胸,针尖靠内较安全。

(3)要熟悉相关解剖知识,做到准确定位,防止发生意外。

(七)颈椎间盘病灶区注射

【适应证】

(1)椎间盘突出症:膨出型、中央型和中间型突出,外侧型突出,后纵韧带钙化而突出物未钙化,但无严重心、肺和肝肾疾病患者。

(2)颈椎病:髓型颈椎病未出现脊髓压迫者,颈源性头痛和头晕,根型颈椎病引起的神经源性疼痛。

【禁忌证】

(1)髓型颈椎病、颈椎间盘突出症引起脊髓压迫者。

(2)颈椎间盘突出症严重钙化。

（3）黄韧带肥厚、小关节增生造成颈椎管狭窄。

（4）穿刺部位或全身合并感染。

（5）严重凝血机制障碍。

（6）有出血倾向的血液病患者。

【操作方法】

（1）经棘突间隙颈部硬膜外前、侧间隙置管法

①单次法：适用于门诊患者。选择病变椎间盘同一棘突间隙穿刺，常见穿刺部位为 C_3-C_4、C_4-C_5、C_5-C_6、C_6-C_7、C_7-T_1，C_2-C_3 因位置较高，椎管较窄，且椎间盘病变少见，故不宜穿刺。应由对颈部硬膜外穿刺熟练的医师操作。

侧卧位。确认病变椎间盘相应的颈椎棘突间隙，标记定位后，穿刺部位常规消毒铺巾。用 1％利多卡因 2～3ml 做逐层局部浸润麻醉。穿刺针选择 18 号硬膜外穿刺针，导针引导下开始穿刺，缓慢进针，抵达黄韧带前，抽出针芯，接上 5ml 玻璃注射器，边进针边试针管阻力，当阻力突然消失或患者出现异感、肢体放射痛等现象时，回抽无血无脑脊液，用空气阻力消失法测定是否进入硬膜外间隙。当确认是硬膜外间隙后，向患侧置入硬膜外导管 2～3cm，然后注入试验剂量 1％利多卡因液 3ml，观察 5 分钟，无脊麻现象，即可注入配制好的镇痛复合液 10ml，镇痛复合液配方如下。

方一：2％利多卡因 2.5ml，维生素 B_{12} 0.5mg，胞二磷胆碱 250mg，得宝松注射液 1ml 混合后稀释到 10ml，注入硬膜外间隙，每周注射 1 次，1 个疗程 4～5 次。本配方适用于颈、肩部疼痛急性期或慢性病急性发作期。

方二：2％利多卡因 2.5ml，维生素 B_{12} 0.5mg，胞二磷胆碱 250mg，用生理盐水稀释到 10ml，来比林针剂 0.9g 溶于混合液，混匀后注入硬膜外腔。3～5 天注射 1 次，5 次为 1 个疗程。此配方适用于慢性病程和合并有糖尿病、高血压病的患者。每次注射完毕拔除硬膜外导管，无菌纱布覆盖针眼。

②连续法：适用于住院患者。操作方法与体位同单次法。置入硬膜外导管后保留导管。药物配方如下。

方一：首次注药同单次法配方，以后注入不含类固醇镇痛药的复合液（2％利多卡因 2.5ml，维生素 B_{12} 0.5mg，胞二磷胆碱 250mg，用生理盐水稀释到 10ml），每日注药 1 次，7 天后拔管。

方二：神经妥乐平 3ml，维生素 B_{12} 0.5mg，2％利多卡因 2ml，用生理盐水稀释到 8ml。此配方适用于颈源性头晕、头痛、根性神经源性疼痛和以上肢麻木为主症的患者。每日 1 次，共用 1 周，1 周后拔除硬膜外导管。

（2）椎体前外侧钩椎关节注射法：患者取仰卧、头后伸位。在胸锁乳突肌前缘，环状软骨平面，在可触及的下颈椎外侧缘处（相当于 C_6 横突水平）做一标记。然后对颈部皮肤及术者左手中、示指消毒，将气管、食管推向内侧，胸锁乳突肌拉向外

侧,用左手中、示指将标记处组织轻柔分剥出肌沟,触及横突后逐渐向内侧移行至 C_6 椎体前缘处,在标记处进针,可直接将针尖触及椎体骨,回吸针筒无血液后,再将药液缓慢注入。注药量一般为 5～8ml,可上下浸润多节段椎体(一般每 2ml 浸润一个节段),药液渗入到钩椎关节、椎间孔及硬膜外。

方一:0.5% 利多卡因溶液 5～8ml,内含维生素 B_{12} 0.5mg,胞二磷胆碱 250mg,得保松注射液 0.5ml 或去炎舒松 A 40mg,用于急性期治疗前期(3 次以内)或慢性病急性发作期。

方二:0.5% 利多卡因溶液 5～8ml,内含维生素 B_{12} 0.5mg,胞二磷胆碱 250mg,来比林针剂 0.5g。用于治疗慢性病程、急性期后期治疗患者,合并有糖尿病、高血压病患者可用此配方。

【注意事项】

(1)颈部硬膜外穿刺时,一定要缓慢轻柔进针,防止出现脊髓或神经根刺伤。为避免出现脊麻,在注射试验量后,观察时间不少于 5 分钟。

(2)注药时要监测血压、脉搏、SpO_2,便于及时发现生命体征的变化。

(3)注意回抽血液,防止局部麻醉药误入血管引起局部麻醉药中毒反应或高敏反应。

(4)在分离肌沟触及颈椎体前外侧缘时,动作一定要轻柔,避免出现偶有的心动过缓和突发性昏厥。遇有颈短粗者,穿刺十分困难时,原则上应放弃而改用其他方法。

(5)要严格遵守无菌操作原则,预防硬膜外间隙感染的发生。

(6)要严格掌握适应证和禁忌证,不可盲目操作。

(八)屈指肌腱腱鞘注射

【适应证】 各屈指肌腱腱鞘炎,各屈指肌腱急性挫伤,各屈指肌腱慢性劳损、粘连。

【禁忌证】 手指有化脓性感染,糖尿病、溃疡病、结核病患者慎用或不用激素,骨质疏松患者禁用激素,反复治疗 2～3 次无效者。

【操作方法】 平卧位,双上肢平放两侧。在相应掌指关节近侧,沿肌腱纵轴方向,用 6 号针头刺入腱鞘与肌腱之间的腱鞘内,回抽无血及空气后,注入药液 1～3ml。

【注意事项】

(1)要在严格无菌操作下进行。

(2)一定要将药液准确无误地注入腱鞘内。

(3)要避开浅表血管,勿将药物误入血管内。

(九)伸指肌腱腱鞘注射

【适应证】 各伸指肌腱狭窄性腱鞘炎,各伸指肌腱挫伤,各伸指肌腱劳损、粘连。

【禁忌证】　患指有感染性病灶,有出血倾向的患者,经反复治疗2~3次无效者。

【操作方法】　平卧位或坐位,手背朝上。在患指掌指关节背侧近端,沿肌腱纵轴方向,用6号针头刺入腱鞘与肌腱之间的腱鞘内,回抽无空气及血液后注入配制药液0.5~1ml。

【注意事项】

(1)要严格执行无菌操作。

(2)要避开血管,不要将药物误注入血管内。

(3)要将药物准确地注入肌腱内。

(4)进针宜浅。

(十)腕管肌腱腱鞘注射

【适应证】

(1)腕管综合征。

(2)腕管肌腱鞘炎、肌腱鞘损伤。

(3)前臂远端屈肌腱腱鞘炎。

(4)更年期性腕掌侧疼痛。

(5)类风湿关节炎。

【禁忌证】

(1)腕部皮肤有擦伤或感染性病灶。

(2)患有严重全身性疾病,如高血压、心脏病、血友病等。

(3)腕管肿瘤患者。

(4)反复治疗2次以上,症状无明显改善。

【操作方法】　卧位为主。有4个进针点,第1进针点选在桡侧腕屈肌腱尺侧缘与远侧腕横纹的相交处。第2个进针点选取在第1进针点远侧约2.5cm处。第3个进针点选在指浅屈肌腱尺缘与远侧腕横纹的交点。第4个进针点在该点远侧2.5cm处。针尖由浅入深,并向远端以60°刺入,刺入腕管肌腱鞘时有坚韧感,或穿过腕横韧带时有落空感,再退出少许,注药时有一定的阻力,证明针尖在肌腱鞘内回抽无血液,注入配制药液1~2ml。也可做浸润注射。

【注意事项】

(1)要在严格无菌操作下进行。

(2)避免刺入神经、血管,误注药物。

(3)腕管容量甚小,注入药量应适量,以不引起加重长期性压迫为主。

(4)注射时要避免过多张力,可选用周围注射法。

(5)避免将激素类药物注入关节腔内,以免损伤软骨蛋白多糖合成。

(十一)腕背侧注射

【适应证】

(1)腕背腱鞘囊肿。

(2)腕关节类风湿关节炎。

(3)腕创伤性关节炎。

(4)退行性腕关节疼痛。

(5)痛风性腕关节炎。

【禁忌证】

(1)腕部感染、败血症或有出血倾向的患者。

(2)腕部肿瘤。

(3)反复治疗2次以上,症状无明显改善者。

【操作方法】

(1)腕关节穿刺途径:平卧位,腕关节掌屈位。在关节略偏桡侧进针,边抽吸边注射,直至穿入腕关节内,进行药物注射。也有将针稍拔出少许,重新调整针尖位置,改变方向,注入病灶处。

(2)腕背腱鞘囊肿穿刺途径:卧位为主。局部麻醉后,先在囊肿内及其周围及深部基底组织,进行药液注射浸润,然后选用16号粗短注射针,横行穿进囊壁后,再继续穿出对侧囊壁,拔出粗针于皮下,改变穿刺角度,同法将囊肿做横行及垂直穿入、穿出,数次这样的穿刺后,使囊壁多处穿孔,腕背盖以消毒纱布,压迫囊肿,使内容物溢出囊外皮下。最后,再在囊肿处及关节内注射药物加压包扎。

(3)痛风性腕关节炎穿刺途径:卧位为主。进针处避免在关节肿胀炎症区,应在远离病变区2～3cm正常皮肤进针,边注射边进针,注射病灶区周围即可。注入药液5～10ml。

【注意事项】

(1)要遵守无菌操作规程。

(2)注药时,须先回抽注射器,没有血液方可注药。

(3)不要将激素类药物注入腕关节腔内。

(4)操作时常先浸润关节囊后,再进入关节,以减少疼痛及治疗关节囊有关病变。

(十二)尺骨茎突远端注射

【适应证】

(1)软骨病变,如尺骨远端三角纤维软骨损伤,尺骨茎突远端陈旧性损伤。

(2)腱鞘病变,如尺骨茎突狭窄性腱鞘炎、尺骨茎突腱鞘囊肿。

(3)退行性关节尺侧疼痛、类风湿关节炎尺侧疼痛。

【禁忌证】

(1)腕部有皮肤擦伤、败血症。

(2)尺骨茎突肿瘤。

(3)血友病及有出血倾向的患者。

(4)反复治疗 2 次以上,症状无改善者。

【操作方法】 卧位为主,患侧手掌向下,横侧偏位。在尺骨茎突远端腕关节凹陷处进针,穿刺针直接进入腕关节尺侧,对准凹陷处压痛点及病变部位注射配制药物 5～8ml。

【注意事项】

(1)严格执行无菌操作原则。

(2)穿刺针要细,以 5 号针较合适,以防止损伤三角纤维软骨或腕骨。

(3)勿将药物注入邻近血管及神经内。

(4)类风湿关节炎注射时,要注意其炎症性增生肿块外,还要注意其肌腱在掌骨基底部位的附着处,充分注药浸润。

(十三)尺管周围注射

【适应证】

(1)尺管部神经受卡压:如尺管综合征。

(2)尺管部关节软骨病变:如类风湿关节炎、退行性关节炎、外伤性关节损伤。

(3)尺管部肌腱腱鞘病变:如尺管周围肌腱腱鞘炎及肌腱损伤。

【禁忌证】

(1)腕部有化脓性炎症及其他感染病灶。

(2)有肝肾功能障碍者。

(3)患有严重全身性疾病,如高血压、心脏病、血友病等。

(4)腕部肿瘤。

(5)经反复治疗 2 次以上疗效差者。

【操作方法】 卧位为主。于腕掌尺侧,钩骨沟、豌豆骨近端偏桡侧进针穿刺,由浅入深,以 30°进入腕横韧带间及其周围注入药物 2ml。

【注意事项】

(1)必须在严格无菌下操作。

(2)勿将药物注入血管和神经鞘内。

(3)要选用细针进行注射。由于尺管管道小,只能将部分药液注入管内,主要还是注射在管道周围邻近的炎症组织。

(十四)桡骨茎突注射

【适应证】 桡骨茎突狭窄性腱鞘炎。

【禁忌证】

(1)局部皮肤组织有感染或外伤。

(2)局部肿胀明显,难以准确定位者。

(3)桡骨或腕部并发肿瘤、畸形。

【操作方法】

(1)患者前臂桡侧向上,处中立位,腕关节略偏尺侧,尺侧腕下垫一软垫。年老体弱者应采取卧位。

(2)在第 1 掌骨基底部与桡骨茎突连线中点处,选用 5 号细针进针,针与腕部成 30°斜向近侧,直达骨膜,回吸后,注入药液 2～3ml。稍退针,使针尖刺入鞘内,注药 2ml。若针尖刺入鞘内,注药阻力较小,注药后局部无隆起,药液可向拇指基底部流动。注射时对压痛及肿胀明显处应重点注射,必要时可在腱鞘管周围行浸润注射。注药后以石膏托将腕部固定于背伸 20°、桡倾 15°、拇指对掌位 1 周,使患处得以充分休息。

【注意事项】

(1)注意无菌操作,防止发生感染。

(2)对少数存在迷走肌腱者,应扩大方位注射治疗。一般注射 1～3 次即可显效。

(3)治疗期间注意局部休息,腕部制动,尽可能减少活动。

(十五)肱骨外上髁注射

【适应证】

(1)肱骨外上髁炎,又称"网球肘","肱骨外上髁综合征","肘外侧疼痛综合征"。

(2)肘外侧滑囊炎。

(3)慢性创伤性肘关节炎。

【禁忌证】

(1)关节周围严重肿胀或合并感染。

(2)注射局部有血肿。

(3)合并神经损伤。

(4)肱骨外上髁骨折。

【操作方法】

(1)患者取坐位,患肢屈肘 90°,前臂旋前放置于桌上。

(2)压痛点位于伸肌总腱附着处的肱骨外上髁向前臂远端 1cm 处,以及环状韧带及肱桡关节间隙处,局部可触及条索状及硬核状物,触痛明显。压痛点作为穿刺点。

(3)注射区皮肤常规消毒。取 5 号针,于压痛点处针头垂直刺入直至骨膜,回抽无血液,注入药液 3ml,再少许退针,针尖达伸肌肌腱前、深部之间,回抽无血后,缓慢加压注射药液 3～5ml。再退针至皮下,分别向穿刺点四周由浅至深扇形注射。注药时有阻力、患者感到胀痛明显的效果最佳。每周 1 次,3 次为 1 个疗程,一般 2 次即可痊愈。

【注意事项】

(1)严格无菌操作。

(2)确定注射部位要准确,注射外上髁时部位要全面,按操作程序进行。

(3)患者疲劳、饥饿、精神紧张状态下不宜进行注射治疗。

(4)应做皮肤局部麻醉药物过敏试验。

(5)穿刺及注药过程中勿损伤血管、神经,药物勿注入血管内。

(6)注射完毕,腕关节制动 2～3 周。

(十六)肱骨内上髁注射

【适应证】

(1)肱骨内上髁炎,又称"高尔夫球肘"。

(2)颈肩痛综合征。

(3)乒乓球肘等运动员肘痛。

【禁忌证】

(1)穿刺部位感染。

(2)败血症或出血倾向。

【操作方法】

(1)坐位,前臂旋后,屈肘 90°;仰卧位,屈肘上举。

(2)肱骨内上髁尖部下内侧有明显压痛点,有时可触及变硬的肌腱及黄豆大小之痛性硬结,此部位作为穿刺点。

(3)注射区常规皮肤消毒。取 5 号针在压痛点处进针直达骨膜,回抽无血液,边退针边加压注射镇痛药液 3～5ml,注射到肌腱部位者效果较好。内上髁处的前臂屈肌总起点必须全部浸润。每周 1 次,3～4 次为 1 个疗程,一般治疗 4 次可以痊愈。

【注意事项】

(1)严格无菌操作。

(2)勿将药液注入血管内。

(3)穿刺针不要直接刺入肘内侧尺神经沟,防止损伤尺神经。

(4)治疗期间注意局部休息,必要时腕关节制动。

(十七)肱二头肌腱腱鞘注射

【适应证】

(1)肱二头肌长、短头肌腱腱鞘炎。

(2)肱二头肌肌腱外伤后慢性疼痛。

【禁忌证】

(1)肩部肿瘤。

(2)肱骨上段骨折。

(2)注射时应反复多次回抽,防止药液注入血管。

(3)注射时不可超过椎板外缘,以免发生气胸。

(4)操作过程中应密切观察患者的反应和生命体征变化。

(三)胸上端肋软骨注射

【适应证】

(1)前胸肋软骨炎。

(2)胸肋软骨损伤或骨折。

(3)胸肋软骨增生。

【禁忌证】

(1)注射部位有感染或伤口。

(2)局部损伤较重,影响准确定位者。

(3)胸壁结核及出凝血时间异常。

(4)肋骨恶性肿瘤、畸形。

【操作方法】 仰卧位。确定疼痛或损伤区,做好标记。用5号细针斜刺入皮肤至肋软骨面,针尖触及肋软骨面后固定不动,防止滑入肋间或其他位置,回抽无血无气体后,即可在局部注射药液。注入药量5~8ml。

【注意事项】

(1)严格无菌操作,防止发生感染。

(2)认真确定注射部位,斜刺法触及肋软骨面,防止误入肋间或穿过肋软骨面。

(3)操作应轻柔规范,防止发生气胸或损伤血管神经。

(四)胸下端肋骨末端注射

【适应证】

(1)胸下端诸肋骨末端综合征。

(2)肋骨末端损伤或骨折。

(3)肋骨末端软骨增生。

【禁忌证】

(1)注射部位合并有感染或伤口。

(2)局部损伤较重,影响准确定位。

(3)出凝血时间异常、有出血倾向。

(4)肋骨肿瘤、转移癌、局部畸形。

【操作方法】 仰卧位。在胸下端的肋骨末端软骨疼痛或损伤区做标记。常规皮肤消毒后,用5号细针刺入皮肤,待针尖触及肋骨末端软骨,抽吸无血液无气体后,沿肋剑突角轮廓的外侧方向为导向,进行肋末端软骨面的斜行潜行注射。注射药量10~15ml。

【注意事项】

(1)严格执行无菌操作,避免感染。

(2)注射前定位要准确,防止针尖穿过骨末端软骨或肋间隙。

(3)进针深度要适当,避免损伤内脏器官。

(五)棘突间韧带注射

【适应证】

(1)棘突间韧带损伤。

(2)腰椎退行性关节炎。

(3)陈旧性脊柱骨折,腰腿痛。

(4)强直性脊柱炎。

(5)腰椎间盘退变。

(6)低头棘间硬膜囊牵张痛。

【禁忌证】

(1)腰椎结核。

(2)全身感染。

(3)穿刺部位皮肤及深层组织有感染灶。

【操作方法】

(1)俯卧位,以病变为中心垫薄枕。

(2)取压痛点最明显的棘突及棘间位置后,将针尖于棘突间中央部位进针。先将棘间上韧带部浸润后,再渐渐做扇形注入法。深至黄韧带后方,由头侧向尾侧做棘间深部韧带注射,可采用边进、边抽、边注射的方法,上下左右要有足够浸润,最后再做左右两侧关节突关节及椎板两侧肌内注射,如果要注射两个以上棘间韧带,则可逐一注射,方法相同,注入药液15～20ml。

【注意事项】

(1)必须严格执行无菌操作。

(2)棘间深部注射时,切勿过深以防穿过黄韧带而损伤脊髓。

(3)边穿刺,边回抽,防止进针过深,误入蛛网膜下隙或血管内。

(4)两个以上的棘间韧带注射时要注意用药量。

(六)横突间注射

【适应证】

(1)横突间韧带损伤。

(2)陈旧性横突损伤。

(3)腰椎椎旁疼痛。

(4)强直性脊柱炎。

【禁忌证】

(1)腰椎结核(活动期)。

(2)全身感染。

(3)穿刺部位皮肤及深层组织有感染灶者。

【操作方法】

(1)俯卧位,以病变为中心垫薄枕。

(2)取病变部位棘突旁 3～4cm 处进针,首先触及横突部并浸润后,再将针尖向头侧斜行刺入横突间隙,回抽无血液后,即可注射药物。

(3)针尖如先触及关节突浸润后,再将针向旁侧斜行刺入横突间隙,回抽无血液后注射,可同时浸润横突间韧带、神经干、肌肉组织,药液量多时,还可浸润至椎间孔。注入药液 15～20ml。

【注意事项】

(1)严格的无菌操作。

(2)注意操作程序,避免将针伤及出椎间孔的神经干、血管。

(3)注意掌握用药剂量,谨防药物过量,毒性作用。

(七)L$_3$ 横突注射

【适应证】

(1)L$_3$ 横突疼痛综合征。

(2)脊神经后外侧支卡压综合征。

(3)先天畸形性腰背痛、隐形脊柱裂、腰骶移行椎。

(4)软组织性腰痛、椎旁软组织痛。

【禁忌证】

(1)活动性肺结核。

(2)全身急性感染。

(3)注射部位皮肤或深部组织有感染灶。

(4)严重肝肾功能不全者。

【操作方法】 俯卧位,以病变位中心垫薄枕。参照 X 线正位片,测量 L$_3$ 横突长度,尖端位置,定点于患侧 L$_3$ 横突,45°进针 3～5cm,触及横突,针尖稍向外侧倾向,使之达到横突尖端,此时患者可有明显的沉胀感。回抽无血液,即可沿横突尖周围及其上下缘注入药液 10～15ml。

【注意事项】

(1)严格的无菌操作,预防感染。

(2)注意防止穿刺过深进入腹腔,损伤腹腔脏器。

(3)避免反复穿刺损伤腰丛神经。

(4)注意回抽,防止刺入血管内。

(八)腰大肌肌间隙注射

【适应证】

(1)腰肌疼痛。

(2)腰椎间盘突出症。

(3)腰椎病引起的根性神经痛。

(4)下肢血管性疾病。

【禁忌证】

(1)活动性结核。

(2)全身急性感染。

(3)注射部位的皮肤或深部组织有感染灶。

(4)严重肝肾功能不全。

【操作方法】

(1)侧卧位,患侧向上。

(2)两髂嵴最高点连线是 L_4 棘突水平,在此连线下 3cm,旁开正中线,为穿刺点。

(3)选取 7 号 10cm 长腰麻穿刺针,垂直进针到腰椎横突,调整方向使针尖滑过横突上缘,再进针 0.5～1cm,说明针尖已达腰大肌间隙。一般从皮肤至腰大肌间隙的距离为 5～7cm,回抽无血或脑脊液,注入药液 20～30ml。

【注意事项】

(1)严格的无菌操作,预防感染。

(2)避免反复穿刺损伤腰丛神经。

(3)注意防止穿刺过深进入腹腔,损伤腹腔脏器。

(九)下腰三角区注射

【适应证】

(1)下腰三角区痛。

(2)下腰部腰痛,椎旁痛,腰臀痛。

(3)腰骶韧带损伤,腰骶棘间韧带损伤。

(4)骶棘肌髂嵴附着部损伤或劳损。

(5)腰骶关节退变。

【禁忌证】

(1)活动性肺结核。

(2)注射部位的皮肤或深部组织有感染灶。

(3)有出血倾向。

(4)严重肝肾功能不全。

【操作方法】 俯卧位。确定 L_4-L_5 棘突两侧关节突(在棘突下 0.5cm),针尖

触及 L_4-L_5 关节突,抽吸后注入少量药液,再将针尖跨越前外方,再直刺髂嵴部、骶棘肌附着部及髂腰韧带附着部。回抽无血液后注入药液,然后将针拔出少许,将针尖向中线方向棘突根部及椎旁肌注射。最后必要时,针尖改刺横突间回抽后注射,注射完毕,同法再做另一侧注射。注入药液 20～30ml。

【注意事项】

(1)严格无菌操作,预防感染。

(2)注意回抽,谨防误入血管或椎管内。

(3)根据疼痛及损伤分布区,调整注射部位及药液量。

(十)腰椎旁肌注射

【适应证】

(1)腰肌纤维织炎。

(2)背肌筋膜炎。

(3)棘肌撕裂伤。

(4)软组织腰痛,腰肌损伤性粘连肿块。

【禁忌证】

(1)全身急性感染。

(2)注射部位的皮肤或深部组织有感染灶。

【操作方法】 俯卧位。在预计的棘突间中央部进针,沿棘突骨面直刺入根部,进行根部椎旁肌浸润,然后再依次边抽吸、边注射,针尖向椎旁肌由深至浅,由内向外做扇形注射。一侧注射完毕,再行另一侧注射,若要做另一椎体的椎旁肌注射,也可将针斜刺至上或下一椎体平面处,行同法椎旁肌注射。使深层及上下部的肌肉层都全面注射。注入药液 20～30ml。

【注意事项】

(1)严格无菌操作,预防感染。

(2)注意控制局部麻醉药量。

(3)注射前反复回抽,防止将药液直接注入血管内。

(十一)坐骨结节注射

【适应证】

(1)坐骨结节滑囊炎,坐骨结节腱鞘炎。

(2)坐骨结节周围软组织损伤,骶结节韧带损伤,坐骨结节劳损,股二头肌坐骨附着点损伤。

(3)坐骨结节相关的痛症,腘绳肌痉挛所致的足跟痛。

【禁忌证】

(1)局部皮肤破损未愈或感染。

(2)合并原因不明的骶尾部疼痛。

(3)血糖未控制的糖尿病患者。

【操作方法】 俯卧屈髋位。在离坐骨结节外侧1cm处的皮肤做一标记,常规消毒后,长针自标记处斜刺入,待针尖触及坐骨结节后稍上提,抽吸针筒,有时抽出淡黄色液体(如坐骨结节囊肿或坐骨结节滑囊炎),抽毕再向囊内注入药液;再将针在前后左右方向做全面结节周围注射;然后采用边拔针、边回抽、边注射的方法逐步进行。每次可注射药液20~40ml。

【注意事项】

(1)操作前嘱患者尽可能屈髋,使坐骨结节趋于浅表利于注射操作。

(2)穿刺针不要随意摆动,防止误刺附近血管或坐骨神经。

(3)禁止应用腐蚀组织或神经破坏性药物。

(4)治疗后,有些患者可能会有疼痛加重(尤其在坐位),嘱其卧床休息1~2天或加用镇痛药。

(5)可根据情况,每周注射1次,经3次治疗效果欠佳者,改用其他方法。

(十二)梨状肌注射

【适应证】

(1)梨状肌综合征。

(2)梨状肌痉挛。

(3)梨状肌坐骨神经样痛。

(4)合并骶髂关节炎。

(5)腰椎间盘突出症、髋关节疾病。

【禁忌证】

(1)穿刺部位或合并全身感染。

(2)严重凝血机制障碍,有出血倾向的白血病。

【操作方法】

(1)俯卧位。

(2)尾骨尖至髂后上棘连线中点至大转子尖端的垂直线,即大致代表梨状肌下缘的表面投影。这一标志线的内、中1/3处为梨状肌的注射点。

(3)定位标记后,常规皮肤消毒。用7号长针刺入皮肤,缓慢进针深入肌层。边进针边回吸,到位后回抽无血,即可注入药液5~8ml。

【注意事项】

(1)严格无菌操作,避免感染。

(2)了解梨状肌病变及其病因,是否有其他合并病灶。

(3)应根据解剖标志和疾病性质来决定穿刺部位。

(4)臀部血管神经较多,应谨防误伤或误注。

(5)严禁使用腐蚀及刺激性药物,以免损伤坐骨神经或形成瘢痕。

(十三)长短收肌耻骨部注射

【适应证】

(1)髋部长短收肌痉挛或挛缩所致的下肢内收畸形、外展功能困难。

(2)轻型大脑瘫痪下肢内收畸形。

(3)髋部软组织疼痛。

【禁忌证】

(1)局部皮肤破损未愈或感染者。

(2)凝血功能异常者。

【操作方法】

(1)仰卧位,下肢尽量分开。

(2)根据耻骨联合、耻骨结节、长收肌体表标志,预先对髋内侧长短收肌及其耻骨部做出皮肤定位标记。

(3)皮肤常规消毒,用7号长针从接近长收肌髋内侧起始部进针,在肌内顺其走向,直接刺向近耻骨联合外侧处的耻骨部骨质。由于部位较深,穿刺时应边进针,边回吸,直至触及骨面。回抽无血即开始注药,先将药液的2/5量缓慢注入,然后缓慢退针,采取边退边吸、边注射的方法,将针退到肌筋膜下,最后再向长短收肌肌腹内注射。

(4)药液配方。①2%利多卡因5ml,维生素B_{12} 0.5mg,得宝松1ml或去炎舒松A注射液40mg,用生理盐水稀释至20ml,配成镇痛复合液,用于急性期或慢性病急性发作期。②2%利多卡因5ml,维生素B_{12} 0.5mg,来比林0.9g用生理盐水稀释至20ml,用于慢性病程。

【注意事项】

(1)力求解剖定位准确,防止针尖深刺入骨盆和闭孔内。

(2)进针时采用边进针、边抽吸、边注射;拔针时边退针、边抽吸、边注射的操作方法,防止药液误注入血管内。

(3)注射完毕,嘱患者注意下肢外展锻炼,以增快恢复进程。

(4)大收肌起自坐骨结节及坐骨下支,必要时也可做坐骨结节联合注射,以增强对较重内收功能障碍患者的疗效。

七、下肢病灶注射

(一)股直肌注射

股直肌起于髂前上棘及髋臼上缘,止于胫骨粗隆,可屈髋关节。

【适应证】

(1)髋关节屈曲畸形。

(2)髋关节疼痛。

(3)髋后伸功能障碍。

(4)膝关节伸直功能障碍等。

【禁忌证】 局部皮肤感染或外伤,出凝血时间异常者。

【操作方法】 仰卧位。在髂前上、下棘处做好标记,常规皮肤消毒。选用 5 号细针,于穿刺点皮肤,将针斜刺向髂前下棘直至骨质处,回抽无血,即做药液注射至股直肌髋关节附着点,然后再向其深层、邻近肌层注射。必要时,关节囊浅部也可进行浸润注射。注入药液 8～10ml。

【注意事项】

(1)注射部位附近有旋股外侧动、静脉诸多分支,血管分布较多,防止误伤或刺入血管内。

(2)由于髋关节屈曲的影响,往往膝关节也不能完全伸直,因此对邻近的痉挛肌肉也须进行注射。

(3)注射后,应配合功能锻炼。

(二)转子后股外旋肌群注射

【适应证】

(1)髋关节疼痛。

(2)髋后侧疼痛等。

【禁忌证】 注射部位有感染或外伤,凝血功能异常,有出血倾向者。

【操作方法】

(1)俯卧或健侧侧卧位。

(2)在大转子后方,自大转子尖至小转子方向画线作标志,自大转子尖下 2.5cm 左右外侧进针,针尖朝向标志线,以 50° 刺入转子间窝处,回抽无血,自近端斜向远端做扇形注射,然后再深刺入髋关节后方关节囊浅层,进行浸润注射。注入药液 8～10ml。

【注意事项】

(1)注意解剖部位的正确性,防止刺伤邻近的坐骨神经。该神经走向的体表标志为:坐骨结节到大转子间连线的中内 1/3 处。

(2)针尖勿穿入关节内,仅对关节囊浅层浸润,以增进注射效应。

(3)如果将下肢置外旋位,则转子间窝容易被摸到,有助于注射前定位。

(4)针尖略向下内,股方肌也可在注射范围内。

(三)阔筋膜张肌注射

【适应证】

(1)关节内收疼痛、髋外侧疼痛。

(2)关节痛。

(3)阔筋膜张肌痉挛。

【禁忌证】

(1)局部有污染或伤口感染。

(2)局部高度肿胀变形,难以精确定位。

(3)凝血功能障碍,有出血倾向者。

【操作方法】

(1)仰卧位,健侧在下半侧卧位。

(2)定位。俯卧位:屈曲膝关节呈90°,小腿抗阻力外展,该肌立即突起。直立位:患者下肢伸直时,顺股骨纵轴将腿向上用力提起,并同时做髋内旋动作,则可在髂前上棘外侧摸到该肌突起。

(3)了解该肌轮廓与范围后,即在该肌中心部位进针,由浅入深直至髂骨面,回抽无血后,即可进行注射,然后用同法做头、尾两端注射药液;最后做前、后注射。在退针过程中,应边退针边注射,使深浅面及筋膜面都能得到浸润。注入药液8~10ml。

【注意事项】

(1)严格无菌操作,以防感染。

(2)注射前首先应明确肌肉的解剖范围及痛点,使注射药液合理分布。

(3)本操作常需与其他注射方法配合使用,要计算好用药量。

(4)注药前应先回抽,再注射药液,以防发生意外。

(四)髂胫束注射

【适应证】

(1)髂胫束挛缩。

(2)髂胫束炎症及粘连。

(3)膝关节痛、小腿痛。

【禁忌证】

(1)注射局部合并有感染或外伤。

(2)注射部位高度肿胀,准确定位有困难。

(3)严重的髂胫束挛缩。

(4)有凝血功能紊乱。

【操作方法】

(1)侧卧位,患侧在上。

(2)在股骨大转子尖近端1cm、大转子远端3cm处及膝关节外侧关节线上方7~10cm处,为髂胫束三点敏感区,并常有压痛,可作为每次注射点的主要部位。

(3)将3点做标记后,可分别由近端至远端按序操作。大转子下及膝上两点注射时,每次每点针尖刺入后,由浅入深至股骨外侧面,回抽无异常后即可注药。使股骨面外侧、外侧肌间隔及髂胫束,均可得到药液浸润;股骨大转子尖近端点仅深至肌肉部,向近端做扇面状肌内注射即可。必要时还可沿髂胫束周围行程增加注射点和药量。药液8～10ml。

【注意事项】

(1)要严格遵守无菌操作原则,避免发生感染。

(2)操作应轻柔细致,严防损伤神经和血管。

(3)注药前应反复回抽,防止发生局部麻醉药高敏或毒性反应。

(4)在近膝关节外侧点注射时,同时也将膝关节囊外侧扩张部、股四头肌外侧头与股中间肌肌间隙部,均做充分药液注射,对减轻膝关节外侧痛、防止髌骨外滑、改善髌股关节疼痛及小腿痛等均有明显疗效。

(五)臀中肌注射

【适应证】

(1)关节疼痛。

(2)身躯外侧型跛行。

(3)梨状肌综合征。

(4)臀上部疼痛。

【禁忌证】

(1)注射部位或全身合并感染。

(2)有凝血功能障碍,有出血倾向。

(3)局部肿胀明显,影响定位和注射。

(4)合并有糖尿病或严重肝肾功能不全者。

【操作方法】

(1)侧卧位或俯卧位。

(2)做下肢抗阻力外展动作时,可见髂骨前外方肌肉突起,即为臀中肌,以作定位。

(3)定出臀中肌范围后,找到股骨大转子尖,用长针在转子尖上方4～5cm处进针,针尖斜行向臀中肌刺入,直至髂骨肌下方2～3cm处的髂骨面,回抽无血后即可进行注射。然后缓缓拔针,边退针边注射,在浅层再改变针尖方向,依次同法做扇形浸润注射。注入药量20ml。

【注意事项】

(1)遵守无菌操作原则,防止感染。

(2)注药前一定要反复回抽,防止误入血管。

(3)药液注射时应由浅入深,均匀注射。

(4)应熟悉局部解剖,避免损伤神经或血管。

(六)髋臼缘注射

【适应证】

(1)髋关节疼痛。

(2)髋关节扭伤。

(3)风湿性髋关节炎,类风湿髋关节炎,创伤性、变形性髋关节炎。

(4)关节活动受限、暂时性功能障碍。

(5)关节外肌肉痉挛。

【禁忌证】

(1)局部皮肤破损未愈或感染。

(2)关节有化脓或结核病灶。

(3)凝血功能异常,有糖尿病。

(4)局部肿胀,解剖定位不清。

【操作方法】

(1)侧卧或半侧卧位,患侧在上。

(2)在股骨大转子尖上方1.5cm处,将长号穿刺针垂直刺入,并徐徐向髋臼外上方进入,直至髋臼上缘关节囊处,回抽无血后,即可注射药液;再同法做扇形沿髋臼缘注射;最后在浅层关节囊也做浸润注射(注意勿使针尖进入关节内)。注入药液20ml。

【注意事项】

(1)需在严格无菌操作下进行,以防二次感染。

(2)要与梨状肌综合征鉴别。

(3)注意髋关节的X线检查,防止有感染及肿瘤误诊。

(4)注药前一定要回吸,以防局部麻醉药毒性反应。

(5)操作时针尖不宜过深,以免进入关节腔损伤关节面。

(七)髌股间隙注射

【适应证】

(1)髌股关节炎、髌骨软化症。

(2)脂肪垫炎症。

(3)髌骨末端综合征。

(4)髌下滑囊炎、髌上滑膜炎。

(5)半月板囊肿、髌韧带损伤。

【禁忌证】

(1)膝关节周围有感染或结核病灶。

(2)局部开放性创伤或骨折。

【操作方法】

(1)仰卧屈膝位,膝下用枕垫高。

(2)采用5号细针,在内侧"象眼"处进针。依病情进行逐步到位注射,回抽无血后,注射的程序:①髌股关节间。②脂肪垫。③髌骨下端与髌韧带附着区。④髌骨内缘关节囊扩张部附着区。⑤髌韧带下方及末端。若为外侧"象眼"进针,操作方法及程序亦相同。每次注药 15～20ml。

【注意事项】

(1)严格在无菌条件下进行操作。

(2)注射前要进行准确定位。

(3)注意药物勿注入血管内或关节腔内。

(4)采用边进针、边注射的方法。

(5)屈膝位间隙较大,利于注射。不要在膝伸直时注药。

(6)治疗期间膝关节制动休息。

(八)膝内侧侧副韧带注射

【适应证】

(1)膝内侧侧副韧带损伤或劳损。

(2)髌骨软化症。

(3)膝内侧疼痛。

(4)膝关节三联症。

【禁忌证】

(1)注射局部有感染或擦伤。

(2)骨科未确诊及处理的疾病。

(3)膝关节肿瘤、畸形。

(4)注射 2 次以上无明显疗效。

【操作方法】

(1)仰卧屈膝位,患肢略外旋。

(2)用 5 号细针在股胫侧面的略后方关节线处进针,由于该处软组织少、内侧韧带敏感,易发生注射痛,故应先在皮内注一大皮丘,使皮内皮下药液浸润,然后边进针边注射,要求遵循"进针少,注药多"的原则,直至针尖触及骨面,药液直接注遍骨面四周。同法针尖再移向上下两端(上端注射至内收肌结节处)进行注射。用此法操作,患者毫无痛苦。由于内侧侧副韧带除纵向韧带外,还有后侧部分韧带呈三角形分布,亦应将针尖刺向关节线后方,做相应浸润式注射。注入药液 8～10ml。

患侧注药前,由于内侧侧副韧带损伤,膝关节无法伸直,若注药后,关节能立即完全伸直,则表示注射治疗成功。

【注意事项】

(1)严格遵守无菌操作原则。

(2)要遵循"进针少,注药多"的注射原则。

(3)明确诊断,保证膝关节固定的基础上注射,以防止无痛掩盖内侧侧副韧带完全损伤导致膝关节脱位。

(4)定位要准确,进针宜浅不宜深,防止激素类药物进入关节腔,损害软骨蛋白多糖的合成。

(九)膝外侧侧副韧带注射

【适应证】

(1)膝外侧侧副韧带损伤急性期缓解疼痛。

(2)髌下脂肪垫劳损。

(3)膝外侧疼痛。

【禁忌证】

(1)膝关节周围有感染。

(2)开放性创伤、有骨折。

(3)有凝血功能障碍和出血倾向。

【操作方法】

(1)仰卧屈膝,患肢内旋位。

(2)将患肢小腿置于对侧膝上,即可在患侧腓骨头近端摸到条索状物即为外侧侧副韧带所在。将该韧带固定后,找到损伤处压痛点,用5号针直接刺入,抽吸无血后,进行药液注射,每次5~10ml,必要时做扇形浸润注射。

【注意事项】

(1)严格无菌操作,避免关节腔感染。

(2)要与髌上滑膜炎、半月板囊肿、髌韧带损伤相鉴别。

(3)注射时应避开腓总神经,以免损伤。

(4)注药时一定要先回吸,以防局部麻醉药进入血管引起毒性反应。

(5)若损伤同时涉及上胫腓关节周围或周围软组织,也可进行注射治疗。

(十)髌骨上缘注射

【适应证】

(1)股四头肌髌上缘撕裂伤。

(2)髌骨上缘痛。

(3)髌骨缘滑膜皱襞综合征。

【禁忌证】

(1)注射部位有感染或伤口开放。

(2)髌骨骨折,局部有较大血肿。

(3)病变处有结核病灶或化脓感染。

【操作方法】

(1)仰卧屈膝位。

(2)首先确定髌骨上缘压痛部位。若为深部压痛,可能来自髌骨软化症、髌股关节炎、滑膜皱襞嵌压所致;若为浅部压痛与股四头肌收缩时疼痛,可能来自股四头肌髌骨附着部损伤所致。将 5 号穿刺针直接刺至股四头肌髌骨上端附着浅层，做药液浸润，并逐渐深刺，直至髌骨边缘关节囊处，然后再向髌骨上缘左右部的股四头肌及关节囊部做药液注射。每次可注药 10～15ml。

【注意事项】

(1)严格无菌操作，防止关节腔内感染。

(2)注射前应做好计划，防止遗漏病灶。

(3)穿刺不要太深，以免进入关节腔。

(4)穿刺时应将髌骨适当固定。

(十一)髌上股四头肌外侧头注射

【适应证】

(1)髌骨半脱位、髌骨不稳。

(2)股四头肌外侧头痉挛或挛缩。

【禁忌证】

(1)局部皮肤或全身合并感染。

(2)局部严重肿胀，无法准确定位。

(3)出凝血功能障碍，有出血倾向。

【操作方法】

(1)仰卧位。

(2)首先确定股四头肌与中间肌肌间沟，是否有压痛、肌痉挛或肌挛缩现象。将针在该肌间沟处做浸润后，再注入足够注射液，进行肌间扩张。注射范围包括肌间上下极，下至髌骨外缘，上至髌上 8～10cm 处。每次注射药液 10～20ml。

【注意事项】

(1)严格无菌操作，防止感染。

(2)避免药液误注入关节腔。

(3)注射药液以低浓度局部麻醉药为主，利于注入较多药液。

(4)注射前要反复回抽，以防药液误入血管。

(十二)髌骨内缘注射

【适应证】

(1)髌股关节炎。

(2)髌骨软化症。

(3)髌软骨骨折。

(4)滑膜皱襞综合征。

【禁忌证】

(1)局部皮肤感染或有开放伤口。

(2)局部肿胀变形，解剖定位不清。

(3)膝部恶性肿瘤、畸形。

【操作方法】

(1)仰卧,患肢半屈位。

(2)左手固定髌骨,右手以5号注射针直接刺入髌骨内缘,在股四头肌内侧头附着处,进行药液注射,注射针可深至髌骨缘内侧关节囊,浅至髌骨膜及附着的肌筋膜,全部髌骨内侧缘包括在内。注入药液10~15ml。

【注意事项】

(1)严格遵守无菌操作原则。

(2)防止药液注入关节腔。

(3)注药时,应反复回吸注射器,避免药液误注入血管内。

(十三)腓骨小头注射

【适应证】

(1)胫腓关节周围软组织损伤。

(2)腓骨小头陈旧性骨折。

(3)膝外侧侧副韧带损伤、膝外侧疼痛。

(4)胫腓关节脱位手法治疗。

【禁忌证】

(1)局部关节组织严重感染。

(2)伤口开放或局部严重肿胀不能准确定位。

【操作方法】

(1)仰卧屈膝、患肢内旋位。

(2)定点于胫骨上端外髁、腓骨头。找到损伤处压痛点,用5号针直接刺入,抽吸无回血后,进行药液注射,最后四周补充注射。注入药液5~10ml。

【注意事项】

(1)严格无菌操作。

(2)缓慢注射,避免刺伤腓总神经。

(3)注药前应反复回抽注射器,防止药液入血。

(十四)胫骨内髁注射

【适应证】

(1)鹅趾肌腱炎及滑囊炎。

(2)胫骨疲劳性骨膜炎。

(3)胫骨内侧疲劳骨折。

【禁忌证】

(1)全身急性感染。

(2)局部、关节组织严重感染。

【操作方法】

(1)仰卧位,腘窝下垫薄枕,膝关节压曲15°~30°。

(2)首先找到胫骨粗隆,在其下方1cm处,作为标志点"A",再在该点向内侧水平方向定出胫骨内侧骨嵴处,作为标志点"B",A、B两点连线的中点,即为进针点。将注射针垂直刺入,先进行骨浅面软组织药液注射治疗,然后再向四周方向,每点2~3cm范围逐步浸润注射。注入药液10~15ml。

【注意事项】

(1)严格无菌操作,防止感染。

(2)针刺部位贴近骨面,遵循"进针少,注射多"的浸润方法,力求无痛。

(3)勿将药液注入关节腔内。

(4)注射后必须配合适当休息。

(十五)胫骨粗隆注射

【适应证】

(1)胫骨粗隆骨软骨炎。

(2)髌韧带下滑囊炎。

(3)髌前滑囊炎。

【禁忌证】

(1)全身急性感染。

(2)局部关节组织严重感染或有伤口。

(3)局部组织肿胀变形,无法准确定位。

【操作方法】

(1)仰卧位,腘窝下垫一薄枕,膝关节压曲15°~30°。

(2)定点于胫骨粗隆,先做皮丘。针尖垂直刺入胫骨粗隆浅面、髌骨韧带附着部,做周围药物注射,然后再改变针尖方向,刺向髌韧带深面与胫骨粗隆之间,回抽无血后,继续进行药物注射。注入药液5~10ml。

【注意事项】

(1)严格无菌操作,防止感染。

(2)因注射部位靠近骨面,需缓慢注射,力求无痛。

(3)注射后应适当休息。

(十六)内踝后方注射

【适应证】

(1)踝内侧附管综合征。

(2)胫骨后肌肌腱炎、趾长肌肌腱炎、蹈长肌肌腱炎。

(3)内踝后方痛、跟骨内侧痛。

【禁忌证】

(1)踝管是小腿后区通向足底的重要途径,小腿或足底感染时禁止此处注射。

(2)有凝血功能异常,有出血倾向。

【操作方法】

(1)仰卧,患肢髋关节外旋、膝关节屈曲外展位,膝外侧垫枕。

(2)确定内踝、胫骨下端、跟骨、跟腱体表标志。

(3)常规皮肤消毒,选用5号细针,于踝管后上方垂直进针,按解剖排列位置,找到肌腱内侧缘,回抽无血,无放射感,即可进行药物注射。然后将针尖移动到管外,做四周软组织浸润。进针深度为2~3cm,注入药液3~5ml。药液配方:2%利多卡因1.5ml,维生素B_{12} 0.5 mg,得保松3.5mg或地塞米松2.5mg,合计3ml或用生理盐水稀释至5ml病灶注射。用于急性期,每周1次,3次为1个疗程;慢性病程或急性期治疗后期可用来比林镇痛复合液,即上述配方用来比林0.5g代替激素,稀释至5ml。3~5天1次,4次为1个疗程。

【注意事项】

(1)严格掌握解剖定位,谨防药液注入跟腱,有可能引起跟腱断裂。

(2)痛点处做到充分浸润,效果更佳。

(3)可配合胫后神经阻滞。

(4)防止误入血管内。

(5)注射后患肢抬高40°左右。

(十七)外踝后方注射

【适应证】

(1)腓骨肌腱鞘炎。

(2)腓骨肌腱滑膜移动。

(3)外踝后方痛。

(4)腓距后韧带损伤。

【禁忌证】

(1)穿刺部位皮肤有感染或伤口。

(2)有凝血功能障碍者。

【操作方法】

(1)健侧卧位。

(2)确定外踝、腓骨下端、跟骨、跟腱等体表标志,常规皮肤消毒,选用5号细针,于穿刺点进针,沿外踝后将针刺入腓骨肌腱周围,无回血,注入药液,最后将外踝与跟腱间软组织及腓距韧带一并充分浸润。3~4次为1个疗程。注药量3~5ml。

【注意事项】

(1)防止误刺入血管内引起毒性反应。

(2)注射后注意抬高患肢。

(3)避免跟腱内注射。

(十八)踝内侧三角韧带注射

【适应证】

(1)踝内侧三角韧带撕裂伤。

(2)踝内前方疼痛及软组织损伤。

【禁忌证】

(1)注射区域皮肤有感染或伤口。

(2)局部肿胀严重,定位困难。

(3)出、凝血功能异常。

【操作方法】

(1)患侧卧位。

(2)确定内踝、跟骨内侧,在距骨、足舟骨结节等体表标志处定位,穿刺点在内踝下端0.5cm处。选用5号细针,稍做浅层皮下组织浸润后,逐渐深刺直至骨前方,回抽无血后,即可注入药液,然后将针分别向足舟骨、距骨、跟骨前缘呈扇形方向做深浅韧带组织浸润。拔针前试做外翻动作,对疼痛区可补充注射。注药量3～5ml。3～4次为1个疗程。

【注意事项】

(1)注意勿刺伤血管和神经组织。

(2)勿深刺入关节腔内,以免损伤关节面。

(3)注射完毕,在未拔出针前,再做踝内、外翻活动,若发现内侧仍有疼痛,表示注射不完全,应再在疼痛区做充分浸润。

(十九)踝外侧韧带注射

【适应证】

(1)踝关节外侧韧带损伤。

(2)外踝前软组织损伤。

(3)痉挛性平足症。

【禁忌证】

(1)局部皮肤有感染或外伤。

(2)穿刺部位肿胀变形,难以准确定位。

(3)有凝血功能异常。

【操作方法】

(1)健侧卧位。

(2)确定外踝、跟骨外侧、跟腱、距下窦(即距骨与跟骨间,即距下关节的前、中关节与后关节之间,有一骨沟,即为距下窦)、距骨等体表标志,自外踝前方皮肤进针,刺向前下方距骨处,回抽无血,注入镇痛复合液,先注射距腓前韧带;然后向跟骨外缘中部进针,注入镇痛复合液,注射跟腓韧带;后束注射时,经外踝后方皮肤进针,水平方向向后,直达距骨后突外侧,回抽无血,注入药液 3~5ml。3~4 次为 1 个疗程。

【注意事项】

(1)外踝扭伤容易波及距腓前韧带,如果暴力持续,还可伤及跟腓韧带及距后韧带;较重的踝关节外侧的韧带扭伤时,由于腓骨肌的牵拉,往往可使第 5 跖骨基底撕裂伤,该处有腓骨短肌附着。因此注射治疗时,应先注射距腓前韧带,再注射跟腓韧带和距腓后韧带;最后还要检查第 5 跖骨基底有无压痛,如有再做第 5 跖骨基底部位及其周围注射治疗。

(2)若为痉挛性平足症,还须增加注射距下窦及小腿上 1/3 外侧腓骨肌肌腹。

(3)注射后抬高患肢。

(4)在未拔针前,试做关节活动,以备补充注射遗留的疼痛区。

(二十)踝前注射

【适应证】

(1)踝前区疼痛。

(2)平足症。

(3)踝关节退行性关节炎。

(4)腱鞘囊肿。

(5)前跗管综合征。

【禁忌证】

(1)注射部位皮肤有感染、伤口。

(2)出、凝血功能异常。

【操作方法】

(1)仰卧,足底平置床面。

(2)确定内踝、外踝、足背动脉、胫前肌、踇长屈肌肌腱、趾长屈肌肌腱、距下窦等体表标志。于胫距关节前下方皮肤进针,避开足背动静脉及大隐静脉,在胫前肌内侧或胫前肌与踇长伸肌之间逐渐深刺,直达关节囊前方,回吸无血,注入药液,最后在踝前十字韧带等浅部软组织浸润后,拔出穿刺针。注入药量 3~5ml。3~4 次为 1 个疗程。

【注意事项】

(1)注意穿刺针勿伤及血管神经。

(2)若关节内有积液,可刺入关节,用空针抽液必要时可注入治疗药液,但是不能注入激素。

(3)当无指征时,勿穿入关节内以免伤及关节软骨。

(二十一)踝后注射

【适应证】

(1)关节扭伤。

(2)踝后方疼痛。

(3)距骨后缘或三角小骨损伤(足球运动员或芭蕾舞演员易损伤)等。

【禁忌证】

(1)注射局部合并有感染或伤口。

(2)出、凝血时间异常,有出血倾向。

【操作方法】

(1)俯卧或侧卧位。

(2)穿刺针自跟腱内侧、内踝上方之间刺入,稍浸润后,继续垂直刺入,直达胫骨下后方及距骨后缘,回抽无血,即可在后踝、后关节囊及邻近软组织注射药液。注入药量3~5ml。

【注意事项】

(1)防止药液注入血管内或关节内。

(2)注意勿伤及神经。

(二十二)跟腱止点前注射

【适应证】

(1)类风湿跟骨炎、跟腱炎。

(2)跟腱前脂肪组织感染或炎症。

(3)跟腱滑囊炎。

【禁忌证】

(1)局部皮肤有感染或外伤。

(2)局部肿胀明显,无法准确定位。

【操作方法】

(1)患侧卧位。

(2)在内踝与跟腱间沿跟腱前方跟腱止点上方2~3cm处进针。先将针刺至跟腱跟骨止点前方,回抽无血后,进行药液浸润。然后将针移至跟腱前、胫骨后踝之间及跟腱近端软组织内,进行逐一注射治疗。最后针可刺及对侧,在跟腱与外踝之间进行注射。注入药量3~5ml。

【注意事项】

(1)严格无菌操作,避免感染。

(2)操作轻柔,防止损伤血管和神经。

(二十三)跟骨注射

【适应证】

(1)跟骨痛。

(2)跟肌滑囊炎。

(3)跟骨跖筋膜炎。

【禁忌证】

(1)注射部位合并有外伤、感染。

(2)局部明显肿胀,影响准确定位。

(3)出、凝血功能异常。

【操作方法】

(1)仰卧,足外旋外翻位。

(2)首先明确足跟底部疼痛及压痛点,位置偏内侧还是偏外侧。如为内侧面,则在内踝尖下前方1.0～1.5cm、足内侧厚薄皮肤交界处进针。针尖刺入方向与足纵轴垂直,至近跟骨内侧边时,注入少量药液,再继续刺至跟骨跖面内前方、跖筋膜附着处,有硬软双重针感,将会刺入骨与筋膜之间,进针0.5～1.5cm,回抽无血后,进行药物注射。然后再将针尖移至筋膜浅面与脂肪垫之间,再做补充注射;最后退针改变穿刺方向,向内踝尖与跟骨内结节连线之中点处穿刺,该处即为内侧跟骨(神经)支分布区,进行药物注射。注入药量3～5ml。

【注意事项】

(1)注意足部皮肤清洗与严格消毒,防止感染。

(2)进针深度应与足跟底部压痛区相互符合。

(3)注意勿从足跟厚皮处进针穿刺,应从足内侧侧面进针,即可减少疼痛和感染,又易于穿刺。

(4)在注药前应反复回抽,确保无血后再行注射。

(二十四)距下窦注射

【适应证】

(1)踝关节扭伤。

(2)距下关节炎。

(3)平足底、足内翻或外翻畸形。

(4)跟骨痛。

(5)跟骨陈旧性骨折。

【禁忌证】

(1)局部皮肤有感染病变。

(2)局部肿胀变形,解剖定位不清。

(3)凝血功能障碍。

【操作方法】

(1)仰卧位,足底与床面平行。

(2)在距骨与跟骨间,即距下关节的前、中关节与后关节之间,有一骨沟,即为距下窦,自外前方向内后方斜行,邻近及骨间有很多韧带分布,如距跟外侧韧带、距跟前韧带、骨间韧带及分叉韧带等。在外前下凹陷处进针,按距下窦行走方向,将针自外前至内斜行,边进针边注射,全部针体可进入距下窦内;注射后再将针移向距腓前韧带做浸润注射;跟骨关节浸润注射;最后在外踝尖至跟骨外结节连线中点处,做外侧跟骨(神经)支分布区药物注射。注药量10～15ml。

【注意事项】

(1)要严格无菌操作,防止感染。

(2)要熟悉距下窦解剖位置及走向,防止发生意外情况。

(3)注药要缓慢,要有耐性。另外,距下窦内较为饱满,还有骨间韧带,应适当增加药物浓度。

(二十五)足舟骨结节下注射

【适应证】

(1)平足症、外翻足、弓足症。

(2)纵足弓疼痛。

【禁忌证】

(1)注射部位有感染或同时有外伤。

(2)局部肿胀明显,影响定位和操作。

(3)骨肿瘤、畸形。

【操作方法】

(1)仰卧或侧卧位。

(2)足舟骨结节处有胫后肌腱附着,下方有跟舟跖侧韧带支托,这些对维持足弓、步行起重要保护作用。如果发生平足症、纵足弓塌陷,足舟骨内侧下陷,胫后肌腱失去支持力量,则足舟骨直接压迫跟舟韧带,发生疼痛。可自足舟骨结节下进针,先在结节外方做少量浸润,然后再将针向该结节下方韧带内进行较多药液注射,使其内外前后方向达到完全浸润。注入药量5～10ml。

【注意事项】

(1)严格执行无菌操作原则,防止感染。

(2)防止穿刺针刺入邻近的足底内、外侧动脉和静脉。

(3)注射后需要练习小腿肌肉,以加强支托足弓的力量。

(二十六)跖骨头注射

【适应证】

(1)横足弓塌陷性足痛。

(2)跖骨头下陷胼胝形成。

(3)第 2 跖骨头骨软骨炎。

(4)足跖炎、跖痛病、趾神经瘤。

【禁忌证】

(1)注射部位合并感染和外伤。

(2)局部肿胀变形,难以精确定位。

(3)出、凝血功能异常。

【操作方法】

(1)仰卧位。

(2)定出患侧跖趾关节的坏骨头后,穿刺针自足背侧跖骨头一侧进针稍做药液浸润,然后将针垂直刺至足底皮下,回吸无血后,进行药液注射,使药液充满于足底皮层的皮下组织及跖趾关节周围。注入药量5~10ml。

【注意事项】

(1)注意无菌操作,预防感染。

(2)进针时要反复回抽,防止误入血管。

(3)防止穿刺针刺过对侧足底皮肤,引起感染。

第五节　疼痛推拿手法治疗技术

一、概述

疼痛推拿手法的治疗原则:整体治疗,筋骨并重;本标兼治,动静结合;因人施治,恰到好处。其目的是达到舒筋活络,消炎镇痛;整复筋骨,重建力学平衡;调整平衡,改善内脏功能。

【手法分类】　推拿手法,一般常用的不过 30 种。这些手法在应用中有其一定的规律。

(1)直用力:如按、压、点、掐、一指禅推、踩等法,都是由上往下施加不同的力。

(2)平面用力:如摩、擦、平推、直推、旋推等法,都是在体表做上下、左右、前后或盘旋往返施力。

(3)对称合力:如拿、捏、拧、挤、搓、捻等法,都是双手(或两指)同时相对施力,其中拿、捏、拧、挤等法还有上提的力,如提拿、提捏等。

(4)对抗用力:如拔伸、牵引、斜扳等法,都是做相反方向用力。

(5)旋转、屈伸运动关节:则是属于被动运动性质,如摇、扳、背脊柱旋转等法,这些手法都是综合动作。

具体命名可将手法分为:推法、一指禅推法、拿法、按法、摩法、搓法、擦法、摇法、扳法、拉法、振法、击法、理法、其他类共 14 种。

【适应证】　推拿对椎管外软组织病变和部分椎管内病变引起的颈腰背痛具有良好的疗效,其中对颈背肩脚部软组织病变、颈臂痛症、颈源性眩晕、颈源性头痛、肩周炎、肱骨外上髁炎、肋软骨错位、腰骶臀部软组织病变、腰椎小关节损伤、腰椎间盘突出症、骶髂关节损害、股内收肌损伤,髌下脂肪垫损害、足跟痛等病症有独特的效果。

【禁忌证】　一般说来,推拿无不良反应,无绝对禁忌证,但对软组织有感染性炎症,脊柱骨关节结核、肿瘤、椎管内占位性病变、化脓性骨髓炎,紫癜,血小板减少症或有出血倾向者,应列为推拿禁忌。妇女妊娠或月经期间,不宜手法施治。

【注意事项】　推拿时应注意患者的体位,一般除颈背肩腿部病变采取坐位外,其他病症要采取卧位治疗。手法要由浅入深,由轻到重,缓中有力,外柔内刚,若采用整骨推拿手法,需做到娴熟准确,两人配合时要默契。

二、软组织压痛点推拿手法治疗

【适应证】

(1)头面痛、颈臂痛、腰腿痛及四肢关节疼痛。

(2)颈源性眩晕症。

(3)消化、泌尿、妇科脏器疾病引起的疼痛。

【禁忌证】

(1)脊柱椎管内病变、肿瘤引起的疼痛。

(2)骨性关节炎、风湿或类风湿关节炎、痛风。

(3)出血倾向、皮肤感染。

【操作方法】　选准压痛点以后,就在其上做连续性滑动按压。开始时因炎症严重而有剧痛,应以轻手法滑动按压。随着压痛程度通过推拿的进行而逐渐减轻,再不断地加重滑动按压的手法,做到"由轻到重"。操作中进行滑动按压的拇指需有间歇性放松,使局部受压的软组织恢复血循环,以避免发生皮肤损伤的可能性。这种推拿操作称为压痛点强刺激推拿治疗。在每一压痛点上如此进行推拿,约半分钟后患者顿感疼痛症状显著减轻,基本上多半可以明确为软组织劳损的诊断。一般每个压痛点部位操作约 1 分钟。直至颈、背、肩、臂痛或腰、骶、臀、腿痛的所有压痛点彻底得到治疗,患者感觉症状明显改善和消失时,才停止操作。

【注意事项】

(1)两次推拿的间隔时间为 3～4 天,因为强刺激推拿后压痛点上的软组织受到这种比较强烈的机械性按摩的刺激,患者往往原有症状好转,而有局部软组织不适感出现,需 2～3 天方能复原。

(2)要充分认识软组织疼痛的压痛点发病部位。对某一个压痛点的疏忽与遗漏,或者推拿不够彻底,常会后遗或多或少的残余痛。治疗时要求准确、彻底,按步骤逐一治疗。

(3)凡是肌肉较薄之处,压痛点容易查得,能取得显著疗效;对某些肌肉和皮下组织较丰富部位的压痛点,可以进行深压与滑动按压相结合,就由于其上覆盖的肌肉较厚,会影响推拿操作的疗效,治疗上较前者就困难得多,必须进行比较有力的深压与滑动按压,方能达到治疗目的。

(4)病程进入慢性期,肌附着处与肌肉和筋膜本身均已出现了轻度的组织变性和挛缩,此时光靠在肌附着处进行压痛点强刺激推拿不足以缓解所有症状,尚需同时进行肌腹部的推拿治疗,方能奏效。滑动按压在治疗上可以起到消炎止痛,改善血循环,促进新陈代谢和改善营养的作用。

三、脊柱病症推拿手法治疗

【适应证】

(1)慢性颈腰痛病。

(2)椎间盘突出症。

(3)急性腰扭伤。

【禁忌证】

(1)有严重的心脑血管病。

(2)有脊柱器质性病变(结核、肿瘤、畸形等)。

(3)有严重椎管狭窄、马尾神经损害、巨大型椎间盘突出。

(4)体质虚弱、骨质疏松症、老年患者慎用。

【操作方法】

(1)颈椎定点伸引手法:分坐姿和卧姿两种体位,以下介绍卧姿法。患者仰卧位,头颈项部垫入适宜的厚枕,使颈椎前倾,治疗上颈段时约前倾 $10°$,中颈段(C_3—C_5)前倾 $20°$,下颈段($C_5 \sim C_7$)前倾 $30°$ 为宜。医师站于患者头侧,左手掌心向上从其颈项部伸入,如需松解的颈椎节段在右侧,用中指定点按压此处,余四指辅佐;如需松解的节段在左侧,则用拇指定点按压病变节段侧后方的小关节处。左手虎口与掌心呈半握拳状托住患者颈项头部。右手腕部屈曲连同掌根及大小鱼际肌呈弧形按住患者下颌处,嘱其全身放松。助手站在患者足侧,双手紧握其左足踝上部,同医师上下做反向伸引,待医师指下感觉关节跳动或闻及弹响,手法即告成功。本法治疗视病变节段部位多少而定,通常每周治疗 1 次,3~4 次为 1 个疗程。

(2)腰椎旋转复位法:患者坐位,腰部放松。助手站在患者侧方,用一手扶住患者肩部,另一手按压其膝上方以稳住下肢。医者坐于患者后侧方,用一手拇指顶推偏歪的棘突,另一手从患者腋下穿过按住其颈项,然后分三步完成整个动作(即前屈、侧屈、旋转)。先嘱患者主动慢慢弯腰,当前屈至拇指下感到棘突活动时即稳住在此幅度。然后再向同侧侧屈至一定幅度,使病变节段被限制在这个脊柱曲线的顶点上,而这个曲线的顶点将是最小的阻力点,因此手法的定位和作用就被局限住了。此时再做旋转运动,医者按住颈项的手下压,肘部同时上抬,拇指用力顶推棘突,助手则协力推压对侧肩部,各方协调动作,使患者腰椎做最大幅度的旋转,常可听到"咔嗒"响声和拇指下有棘突跳动感。

(3)腰推牵压手法:患者俯卧位,肩外展屈肘,两臂自然放平,采用胸带与下肢固定带牵引。术者蹲跨双足立于患者躯干两侧,待助手启动牵引床逐渐使患者腰脊柱拉伸时,术者双手拇指沿脊柱棘突旁约(2cm)脊椎骨突关节连线由上腰段向腰骶段滑行推压,当拇指推压到病变间隙时,牵引力须达到患者体重 2 倍左右,通常为 120～150kg,术者迅速向脊柱前方重压,此刻可感觉脊椎骨突关节明显跳动,并发出"咔咔"声响,尔后缓慢使牵引力减小至消失,无骨节跳动者可重复操作 1 遍。术毕,嘱患者平卧 4 小时,绝对卧床 1 周,下床行走时要用腰支持带保护。

(4)腰推牵扳手法:患者俯卧位,双臂放于躯体两侧。以一条折叠式样的长宽布带从患者背部至腋下分别掏入,于其胸前交叉引出固定在床头(或以特制的胸部牵引带固定)。助手用双手握拿患侧下肢踝上部做对抗牵引。医者站立于患侧,以一手指按压在病损椎间棘突旁小关节处,此处既是椎旁压痛点又是脊椎侧弯凸起点,另一手于健侧下肢膝上部扳提使髋部过伸。嘱助手逐渐牵伸患侧下肢,待术者指下有关节牵开感时,提健肢之手用力向患侧斜扳使腰部过伸并扭转,按压关节之拇指指下有骨性跳动感伴连续"咔咔"声响,此乃软组织松解的弹响与粘连分离声。速将健肢放平于原位,操作完毕让患者卧床休息片刻,翻身后仰卧位保持 4 小时。

【注意事项】

(1)要熟悉推拿部位的解剖结构和手法作用的生物力学原理,保证操作的准确安全。

(2)切忌盲目或反复使用暴力(扭转、剪切应力),以免发生脊柱骨折脱位、椎间盘破裂,脑血管意外。

第六节　关节穿刺技术

适用于关节腔内积液,需行穿刺抽液检查或引流冲洗,以及需要关节内注射药物进行治疗者。关节腔内注入造影剂或空气,行关节造影术。此项检查目前因 MRI 的广泛应用而越来越少应用。

【术前准备】　备无菌 18～20 号穿刺针及 5～20ml 注射器、无菌手套、无菌洞巾、试管、2%利多卡因、生理盐水、必要的药物等。

【操作方法】　常规消毒,消毒范围为注射点周围 15cm,戴无菌手套,铺无菌洞巾,穿刺点用 1%利多卡因局部麻醉。术者右手持注射器,左手固定穿刺点。针进入关节腔后有落空感,此时左手固定针头及注射器,右手行抽液或注射药物等。不同关节穿刺方法如下。

(1)肩关节穿刺术:肘关节屈曲位,患肢轻度外展外旋。

①肱骨小结节与喙突之间垂直刺入关节腔。

②从喙突尖下外侧,三角肌前缘,向后外方向刺入关节腔。

(2)肘关节穿刺术

①肘关节屈曲90°,紧依桡骨小头近侧,于其后外方向前下进针,关节囊在此距离表面最浅,桡骨头亦清晰可触及。

②在尺骨鹰嘴顶端和肱骨外上髁之间向内前方刺入。

③经尺骨鹰嘴上方,经肱骨头肌肌腱向前下方刺入关节腔。

(3)腕关节穿刺术:于腕关节背侧,经尺骨茎突桡侧或桡骨茎突尺侧面下方,垂直向内下进针,因桡动脉行经桡骨茎突远方,穿刺时最好从尺侧进针。

(4)髋关节穿刺术

①关节腔前方穿刺:从髂前上棘至耻骨结节连线的中点,腹股沟韧带下 2cm,股动脉的外侧垂直进针。

②关节腔外侧入路:患者髋内收位,从股骨大转子上缘进针,平行股骨颈方向,向内上方刺入。

(5)膝关节穿刺术:膝关节因腔隙较大,位置比较表浅,容易穿刺成功。

①膝外上穿刺:髌骨上缘的水平线与髌骨外缘垂直线的交点为膝外上穿刺进针点,经此点向内下方刺入关节腔。

②膝内上穿刺:髌骨上缘的水平线与髌骨内缘垂直线交点为膝内上穿刺点,经此点向外下方刺入关节腔。

③膝外侧与膝内侧穿刺:髌骨中点平面的髌内或外侧缘,此进针点不容易遭受关节滑膜的影响,穿刺容易成功。

④膝外下与膝内下穿刺:髌韧带的外侧或内侧,紧贴髌骨下方向后上进针,为膝外下穿刺或膝内下穿刺。

(6)踝关节穿刺术:自外踝或内踝尖部,向内上或外上进针,即可到达胫距间的踝关节囊。

【注意事项】

(1)操作过程中严格无菌操作,避免因穿刺造成关节感染。

(2)进针时,应遵循边进针边抽吸的原则。如抽吸新鲜血液,应退针少许以改变方向后重新进针。当抽到关节内积液后,再略进针少许,抽尽关节积液,针在关节腔内不要来回摆动,以免损伤关节软骨。

(3)抽出的液体进行肉眼观察、镜下检查、细菌培养和药物敏感试验。例如,正常滑液为浅黄色,清而透明;若为暗红色陈旧性血液,多见于外伤;浑浊的液体多提示有感染。若为脓液,则感染确定无疑。

(4)关节内注射类固醇,不应超过 3 次(每周 1 次),反复地注射可造成关节软骨的破坏。

(5)关节腔积液较多者,穿刺后应加压包扎,适当外固定。

第七节　关节脱位整复术

一、肩关节脱位整复术

关节脱位是指组成关节的各骨的关节面失去正常的对合关系。临床上可分损伤性脱位、习惯性脱位、先天性脱位及病理性脱位。常见的关节脱位有肘关节脱位、肩关节脱位、髋关节脱位等。

【临床表现】　一般表现为关节疼痛、肿胀、功能受限。但关节脱位患者有 3 个专有体征如下。

(1)畸形:关节脱位处常有明显的畸形,移位的骨端常可在异常位置摸到,肢体形态异常,可变长或缩短。

(2)弹性固定:由于关节囊、韧带的作用和肌肉的痉挛,将患肢保持在异常的位置,被动运动时可感到弹性抗力。

(3)关节盂空虚:可在体表摸到原关节盂处空虚。

X 线检查可确定脱位的方向(以前脱位最常见)、程度、有无合并骨折等有重要的作用。

【手法复位】　早期复位、适当固定和功能锻炼。可根据情况选用石膏、夹板、三角吊带、皮肤牵引等方法固定复位后的关节,以防发生再脱位,但应注意固定的时间,一般为 2～3 周,过长时间的固定可造成关节活动受限。常用复位方法如下。

(1)足蹬法:患者仰卧于床上或桌子上,长条椅子上,术者站于患侧,双手握住患侧手腕部,以脱位同侧足跟置于患者腋下靠胸壁处,即右肩脱位时术者用右足,左肩脱位时用左足,双手握住患肢于外展位做徒手牵引,以足跟顶住腋窝作为反牵引力。徐徐牵引患肢的同时将患肢内收、内旋,感到有响声,提示复位成功。

(2)牵拉回旋法:患者仰卧或坐位,术者一手握住患者腕部,另一手握肘部,屈肘 90°,向下持续牵引,同时外旋、外展上臂,然后渐内收肘部,再内旋上臂,将患肢手掌搭于对侧肩部,即可复位。

【注意事项】

(1)手法复位操作应轻柔,用力过猛可致骨折。

(2)复位后将患肢屈肘 90°,用三角巾悬吊固定于胸前 3～4 周。

二、肘关节脱位整复术

最常见为后脱位,前脱位、侧方脱位和分离脱位均属罕见。助手以双手握住上臂,术者一手握住患肢腕部,顺原畸形位方向,对抗牵引,另一手拇指扣住肱骨下端,向后上方推压,余四指在肘后将鹰嘴向前提拉,即可复位。此时肘关节活动不再受限,肘后三角关系恢复正常。复位后屈肘 90°,以石膏托固定 2～3 周。合并骨折或血管、神经损伤,手法复位困难者可手术切开复位。

三、髋关节脱位整复术

分为前、后脱位和中心脱位,以后脱位最为常见。复位方法如下。

【手法复位】

(1)提拉法(Allis 法):患者仰卧于地上,一助手蹲下双手按住髂嵴以固定骨盆。术者面对患者站立,先使髋关节及膝关节各屈曲至 90°,然后以双手握住患者的腘窝做持续的牵引,也可以前臂的上段套住腘窝做牵引,待肌松弛后,略做外旋,便可以使股骨头还纳至髋臼内。可以感到明显的弹跳及响声,提示复位成功。

(2)旋转复位(Bigelow 法):患者的体位、助手的作用和术者的位置同上,术者一手握住患肢踝部,另一手托腘窝部,牵引下屈髋屈膝至最大限度,并内收内旋髋关节,使膝部接近对侧腹壁和髂前上棘,在持续牵引下,并依次渐使髋外展、外旋、伸直,即可听到复位弹响声,其整个动作如画一个"?"或反问号。

【注意事项】

(1)复位前要检查有无坐骨神经损伤。

(2)患肢伸直外展 30°位,持续牵引 1 个月,3 个月内患肢避免承重,以尽量避免股骨头缺血性坏死。

(3)1 年内应定期拍片检查股骨头情况。

四、颞下颌关节脱位整复术

【手法复位】

(1)取坐位,头位置低于术者的肘关节平面。

(2)术者两手大拇指裹以纱布,置于下颌磨牙面及磨牙后三角区,其余手指置于口外下颌骨下缘。

(3)大拇指用力向下,其余手指托下颌前部向上,使髁状突下降。

(4)髁状突下降后,使下颌向后上方推移即可自行复位。

【注意事项】

(1)术中要嘱患者放松肌肉,用谈话等方式分散其注意力,以达到咀嚼肌松弛之目的。

（2）下颌向上推移后,应立即将大拇指自颌面向颊沟滑出,以免咬伤。

第八节　关节活动训练

一、关节活动训练的目的

1. **被动关节活动度训练**　患者不能主动活动,如昏迷、完全卧床等;为避免关节挛缩、肌肉萎缩、骨质疏松和心肺功能降低等并发症需进行被动训练;主动关节活动导致明显疼痛的患者也需进行被动活动。

2. **主动或主动-辅助关节活动度训练**　患者能够主动收缩肌肉,但因各种原因所致的关节粘连或肌张力增高而使关节活动受限,可进行主动训练;肌力较弱(低于 3 级)者采用主动-辅助关节活动度训练;有氧训练时,多次重复的主动或主动-辅助关节活动度训练可改善心肺功能。

3. **特殊情况的训练**　身体的某一部分处于制动阶段,为保持其相邻关节的功能,可进行被动训练和主动训练,防治相邻关节的挛缩和肌肉萎缩,并为新的活动做准备。

二、关节活动训练的基本方法

关节活动度训练方法有徒手训练和器械训练。徒手训练包括自身和他人徒手训练。器械训练包括被动运动训练器、体操棍、手指活动训练器、头顶滑轮系统、滑板和悬吊装置等。

1. **关节活动度训练的原则**

(1)在功能评定的基础上决定训练的形式,如被动训练、主动-辅助训练和主动训练等。

(2)患者处于舒适体位,同时确保患者处于正常的身体列线;必要时除去影响活动的衣服、夹板等固定物。

(3)治疗师选择能较好发挥治疗作用的位置。

(4)扶握将被治疗关节附近的肢体部位,以控制运动。

(5)对过度活动的关节、近期骨折的部位或麻痹的肢体等结构完整性较差的部位予以支持。

(6)施力不应超过有明显疼痛范围的极限。

(7)关节活动度训练可在解剖平面(额面、矢状面、冠状面),肌肉可拉长的范围,组合模式(数个平面运动的合并),功能模式等情况下进行。

(8)在进行训练中和完成后,应注意观察患者总体状况,注意生命体征、活动部分的皮温和颜色改变,以及关节活动度和疼痛等变化。

2. 被动训练　适用于肌力在 3 级以下患者。患者完全不用力,全靠外力来完成运动或动作。外力主要来自康复治疗师、患者健肢或各种康复训练器械。被动训练的目的是增强瘫痪肢体本体感觉、刺激屈伸反射、放松痉挛肌肉、促发主动运动;同时牵张挛缩或粘连的肌腱和韧带,维持或恢复关节活动范围,为进行主动运动做准备。

(1)患者舒适、放松体位,肢体充分放松。

(2)按病情确定运动顺序。由近端到远端(如肩到肘,髋到膝)的顺序有利于瘫痪肌的恢复,由远端到近端(如手到肘,足到膝)的顺序有利于促进肢体血液和淋巴回流。

(3)固定肢体近端,托住肢体远端,避免替代运动。

(4)动作缓慢、柔和、平稳、有节律,避免冲击性运动和暴力。

(5)操作在无痛范围内进行,活动范围逐渐增加,以免损伤。

(6)用于增大关节活动范围的被动运动可出现酸痛或轻微的疼痛,但可耐受;不应引起肌肉明显的反射性痉挛或训练后持续疼痛。

(7)从单关节开始,逐渐过渡到多关节;不仅有单方向的,而且应有多方向的被动活动。

(8)患者感觉功能不正常时,应在有经验的康复治疗师指导下完成被动运动。

(9)每一动作重复 10～30 下,每日 2～3 次。

3. 主动-辅助关节活动度训练　在外力的辅助下,患者主动收缩肌肉来完成的运动或动作。助力可由治疗师、患者健肢、器械、引力或水的浮力提供。这种运动常是由被动运动向主动运动过渡的形式。其目的是逐步增强肌力,建立协调动作模式。

(1)治疗师或患者健侧肢体通过徒手或通过棍棒、绳索和滑轮等装置帮助患肢主动运动,兼有主动运动和被动运动的特点。

(2)训练时,助力可提供平滑的运动;助力常加于运动的开始和终末,并随病情好转逐渐减少。

(3)训练中应以患者主动用力为主,并做最大努力;任何时间均只给予完成动作的最小助力,以免助力替代主动用力。

(4)关节的各方向依次进行运动。

(5)每一动作重复 10～30 下,每日 2～3 次。

4. 主动关节活动度训练　适用于肌力在 3 级的患者,主要通过患者主动用力收缩完成的训练。既不需要助力,也不需要克服外来阻力。其目的是改善与恢复肌肉功能、关节功能和神经协调功能等。

(1)根据患者情况选择进行单关节或多关节、单方向或多方向的运动;根据病情选择体位,如卧位、坐位、跪位、站位和悬挂位等。

（2）在康复医师或治疗师指导下，由患者自行完成所需的关节活动；必要时，治疗师的手可置于患者需要辅助或指导的部位。

（3）主动运动时动作宜平稳缓慢，尽可能达到最大幅度，用力到引起轻度疼痛为最大限度。

（4）关节的各方向依次进行运动。

（5）每一动作重复 10～30 下，每日 2～3 次。

5. 四肢关节功能牵引法　通过将挛缩关节的近端肢体固定，对其远端肢体进行重力牵引，以扩大关节活动范围的一种关节活动度训练方法。适用于各种原因所致的关节及关节周围组织挛缩或粘连所致的关节活动度障碍患者。

（1）根据患者关节障碍的不同，选用各关节专用的支架或特制的牵引器。

（2）将所需牵引的关节近端的肢体固定于牵引器上。

（3）在关节的远端肢体施加牵引力量，并使牵引力作用点准确落在被牵拉组织的张力最大点上。

（4）牵引力量应稳定而柔和，患者的局部肌肉有一定紧张或轻度疼痛，但不引起反射性肌痉挛且可耐受。

（5）牵引时间 10～20 分钟，使挛缩的肌肉和受限的关节缓缓地被牵伸。

（6）不同关节、不同方向的牵引可依次进行，每日 2～3 次。

6. 连续被动运动（CPM）　是利用专用器械使关节进行持续较长时间的缓慢被动运动的一种训练方法。训练前可根据患者情况预先设定关节活动范围、运动速度及持续被动运动时间等指标，使关节在一定活动范围内进行缓慢被动运动，以防止关节粘连和挛缩。

（1）适应证：四肢骨折，特别是关节内或干骺端骨折切开复位内固定术后；人工关节置换术后，韧带重建术后；创伤性关节炎、类风湿关节炎滑膜切除术后，化脓性关节炎引流术后；关节挛缩、粘连松解后，关节镜术后等。

（2）禁忌证：连续被动运动对正在愈合组织产生过度紧张时，应慎用或推迟应用。

（3）仪器设备：对不同关节进行连续被动运动训练，可选用各关节专用的连续被动运动训练器械。训练器械是由活动关节的托架和控制运动的机械组成，包括针对下肢、上肢、甚至手指等外周关节的专门训练设备。

（4）程序

①开始训练的时间可在术后即刻进行，即便手术部位敷料较厚时，也应在术后 3 天内开始。

②将要训练的肢体放置在训练器械的托架上，并予以固定。

③开机，选择活动范围、运动速度和训练时间。

a. 关节活动范围：通常在术后即刻常用 20°～30°的短弧范围内训练；关节活动

范围可根据患者的耐受程度每日渐增,直至最大关节活动范围。

b. 确定运动速度:开始时运动速度为每1～2分钟为1个运动周期。

c. 训练时间:根据不同的程序使用的训练时间不同,每次训练1～2小时,也可连续训练更长时间,根据患者的耐受程度选定,每日1～3次。

④训练中密切观察患者的反应及连续被动运动训练器械的运转情况。

⑤训练结束后,关机,去除固定,将肢体从训练器械的托架上放下。

(5)举例:以膝关节人工置换术后膝关节连续被动运动训练为例。

①术后第1～3日开始进行CPM训练。

②患者平卧于床上,将下肢关节CPM训练器放置在患侧下肢下,固定。

③于屈曲位调节关节活动范围,开始要求关节活动范围在30°左右。

④运动速度以1～2分钟为1个周期。

⑤持续运动1～2小时,每日1～2次。

⑥以后每日增加关节活动角度10°～20°,1周内尽量达到90°。

⑦继续训练,使关节活动度达到全关节活动范围。

⑧其他关节的连续被动运动训练可据此类推。

(6)注意事项

①术后伤口内有引流管时,要注意运动时不要影响引流管。

②手术切口与肢体长轴垂直时,早期不宜采用CPM训练,以免影响伤口愈合。

③训练中同时使用抗凝治疗,应适当减少训练时间,以免出现局部血肿。

④训练程序的设定应根据外科手术方式、患者反应及身体情况加以调整。

7. 牵张训练　是指通过治疗师被动牵张患者的肌肉和肌腱,或患者通过自身的姿势改变进行主动牵张训练,使肌肉、肌腱和韧带恢复长度,肌张力降低,关节活动度增加的一种训练方法。

(1)适应证:由于各种原因所致肌肉、肌腱等软组织挛缩,关节活动范围受限,影响患者日常功能活动或护理的肌挛缩等。

(2)禁忌证:骨性关节活动障碍、新近的骨折又未做内固定、局部组织有血肿或急性炎症、神经损伤或吻合术后1个月内、严重的骨质疏松等。

(3)牵张训练的原则

①牵张训练前的评定,明确功能障碍的情况,选择合适的训练方式。

②患者处于舒适体位,必要时在牵张前应用放松技术、热疗和热身训练。

③牵张训练时,牵张力量应轻柔、缓慢、持续,达到一定力量,持续一定时间,逐渐放松力量,休息片刻后再重复。

④牵张后,可应用冷疗或冷敷,以减少牵张所致的肌肉酸痛,冷疗时仍应将关节处于牵张位。

⑤在获得进展的活动范围内进行主动训练,可增加肌肉功能;同时加强肌肉之

间的平衡能力训练。

（4）牵张训练的不同训练方式

①被动牵张：是由治疗师用力被动牵引患者肢体的一种牵张方法。牵张训练前，先做一些低强度的运动或热疗，以使关节组织有一定的适应性；先活动关节，再牵张肌肉；被牵张的关节应尽量放松；康复治疗师的动作应缓慢、轻柔、循序渐进地进行；每次牵张持续 10～20 秒，休息 10 秒，再牵张 10～20 秒，每个关节牵张数次。关节各方向依次进行牵张，每日 2～3 次；牵张中避免使用暴力或冲击力，以免损伤组织。

②自我牵张：由患者依靠自身重量为牵拉力来被动牵张其挛缩的组织。常用的训练方法如下。

肩关节牵张训练：面向墙面，患侧上肢前屈靠墙，手指尽力向上爬墙。如有墙梯，手指可通过墙梯尽力向上。身体尽量向前靠拢，即可牵张患侧的肩关节前屈肌；身体侧向墙面，患侧上肢的手指侧向尽力向上爬墙，即可牵张患侧的肩关节外展肌。每次持续时间 5～10 秒，重复 10～20 下，每日 2～3 次；开始训练时肩关节有疼痛，牵张角度应小，时间应短，以后逐渐缩短身体与墙的距离，增加牵张角度与时间。

髂胫束牵张训练：患侧侧身向墙，离墙站立，一手撑墙，一手叉腰，做侧向推墙动作，使患侧髋部尽量接触墙壁，即可牵张患侧的髂胫束；每次持续 5～10 秒，重复 10～20 下，每日 2～3 次；训练中应注意双足平放于地面而不应离地，离墙壁距离可逐渐增加。

股内收肌群牵张训练：双足分开站立，双手叉腰，重心移向健侧，同时稍屈健膝，患侧股内收肌群即被牵张；每次持续 5～10 秒，重复 10～20 下，每日 2～3 次；如两侧均需牵张，即可左右训练。双足分开站立，距离可根据需要增加或缩小。

小腿三头肌和跟腱牵张训练：面向墙壁，离墙站立，双手支撑墙，两膝伸直，身体向前尽量使腹部接近墙；每次持续 5～10 秒，重复 10～20 下，每日 2～3 次；训练中注意双足跟不要离地。离墙距离可根据需要调整。若只需牵张一侧小腿肌，可将健侧腿靠近墙，身体（腹部）向前靠墙时，患侧小腿肌即受到牵张；可利用砖块或楔形木块训练，患者双足前部踩在砖块或楔形木块上，双足后跟悬空，利用身体的重量使双侧跟腱牵张。

股四头肌牵张训练：两膝跪地，取躯干后伸位，亦可取屈膝屈髋跪坐位，两手向后撑床或地面，然后做挺腹伸髋训练；每次持续时间 5～10 秒，重复 10～20 下，每日 2～3 次；注意两膝不要离地。

对关节活动度障碍患者还可配合其他治疗方法，如手法治疗，包括按摩、推拿、关节松动术等，以及各种理疗方法等，可根据患者功能障碍情况加以选用。

三、关节活动训练注意事项

患者应在舒适的体位下进行,并尽量放松,必要时脱去妨碍治疗的衣物或固定物。

应在患者无痛或轻微疼痛、能忍受的范围内进行训练,避免使用暴力,以免发生组织损伤。

如感觉功能障碍者需进行关节活动度训练时,应在有经验的治疗师指导下进行。

同一肢体数个关节均需关节活动度训练时,可依次从远端向近端的顺序逐个关节或数个关节一起进行训练。

关节活动度训练中如配合药物和理疗等镇痛或热疗措施,可增加疗效。

各种原因所致关节不稳、骨折未愈合又未做内固定、关节肿瘤、全身情况极差、病情不稳等禁做训练。

第九节　关节松动训练

一、关节松动训练的目的

任何因力学因素(非神经性)引起的关节功能障碍,包括:①关节疼痛、肌肉紧张及痉挛。②可逆性关节活动降低。③进行性关节活动受限。④功能性关节制动。

对进行性关节活动受限和功能性关节制动,关节松动训练的主要作用是维持现有的活动范围,延缓病情发展,预防因不活动引起的其他不良影响。

二、关节松动训练的基本方法

不需要设备。手法操作前,对拟治疗的关节先进行评估,分清具体的关节,找出存在的问题(疼痛、僵硬)及其程度。根据问题的主次,选择有针对性的手法。当疼痛和僵硬同时存在时,一般先用小级别手法(Ⅰ、Ⅱ级)缓解疼痛后,再用大级别手法(Ⅲ、Ⅳ级)改善活动。治疗中要不断询问患者的感觉,根据患者的反馈来调节手法强度。

1. 患者体位　治疗时,患者应处于一种舒适、放松、无疼痛的体位,通常为卧位或坐位,尽量暴露所治疗的关节并使其放松,以达到关节最大范围的被动松动。

2. 治疗者位置　治疗时,治疗者应靠近患者所治疗的关节,一手固定关节的一端,一手松动另一端。

3. 手法实施

(1)手法操作的运动方向:操作时手法运用的方向可以平行于治疗平面,也可以垂直于治疗平面。治疗平面是指垂直于关节面中点旋转轴线的平面。一般来说,关节分离垂直于治疗平面,关节滑动和长轴牵引平行于治疗平面。

(2)手法操作的程度:不论是附属运动还是生理运动,手法操作均应达到关节活动受限处。例如,治疗疼痛时,手法应达到痛点,但不超过痛点;治疗僵硬时,手法应超过僵硬点。操作中,手法要平稳,有节奏。不同的松动速度产生的效应不同,小范围、快速度可抑制疼痛;大范围、慢速度可缓解紧张或挛缩。

(3)手法操作的强度:不同部位的关节,手法操作的强度不同。一般来说,活动范围大的关节如肩关节、髋关节、胸腰椎,手法的强度可以大一些,移动的幅度要大于活动范围小的关节,如手腕部关节和颈椎。

(4)治疗时间:治疗时每一种手法可以重复3～4次,每次治疗的总时间在15～20分钟。根据患者对治疗的反应,可以每日或隔日治疗1次。

4. 治疗反应 一般治疗后患者即感到舒适,症状有不同程度的缓解,如有轻微的疼痛也多为正常的治疗反应,通常在4～6小时后应消失。如第2天仍未消失或较前加重,提示手法强度过大,应调整强度、缩短治疗时间或暂停治疗1天。如果经3～5次的正规治疗,症状仍无缓解或反而加重,应重新评估,调整治疗方案。

5. 常用的脊柱关节松动训练

(1)颈椎

①分离牵引:患者去枕仰卧,头部伸出治疗床外。治疗者右手托住患者头后部,左手放在下颌,双手将头部沿长轴向上牵拉,持续数秒钟后放松还原,如此反复数次。

②侧屈摆动:患者体位同上。头向右侧屈时,治疗者右手放在枕后及颈部右侧,示指和中指放在拟发生侧屈运动的相邻椎体横突上,左手托住下颌,上身左转,使颈椎向右侧屈。向左侧屈时则相反。

③旋转摆动:患者体位同上。向左旋转时,治疗者右手放在枕骨上托住头部。

④后伸摆动:患者体位同上。治疗者一侧大腿向前放在患者头后部支撑。双手放在颈部两侧向上提使患者颈椎后伸。

⑤垂直按压棘突:患者去枕俯卧位,双手十指交叉,掌心向上放在前额,下颌稍内收,以减轻颈椎的生理性屈曲。治疗者双手拇指并排放在同一椎体的棘突上,将棘突向腹侧垂直推动。

⑥垂直按压横突:患者体位同上。治疗者双手拇指放在同一椎体的一侧横突上,指背相接触,将横突垂直向腹侧推动。如果疼痛明显,外侧手的拇指靠近横突尖,使轻微的松动即可产生明显的力学效应;如果关节僵硬明显,外侧手的拇指靠

近横突根部。

（2）胸、腰椎

①垂直按压棘突：患者去枕俯卧位，腹部垫一枕头，上肢放在体侧或垂于治疗床沿两侧，头转向一侧。治疗者下方手掌根部放在胸腰椎上，豌豆骨放在拟松动的棘突上，五指稍屈曲，上方手放在下方手腕背部将棘突垂直向腹侧按压。

②垂直按压横突：患者体位同上。治疗者双手拇指放在拟松动胸腰椎的一侧横突上，指背相接触或拇指重叠将横突向腹侧推动。

③旋转摆动：胸椎旋转时，患者坐在治疗床上，双上肢胸前交叉，双手分别放在对侧肩部。向右旋转时，治疗者左手放在其右肩前面，右手放在左肩后面，双上肢同时用力，使胸椎随上体向右转动；向左旋转时则相反。

腰椎旋转时，患者健侧卧位，下肢屈髋、屈膝。屈髋角度根据松动的腰椎节段而定，节段越偏上，屈髋角度越小，节段越偏下，屈髋角度越大。治疗者双手放在上方髂嵴上将髂骨向前推动。如果关节比较僵硬，治疗者可以一手放在髂嵴上，一手放在上方肩部内侧，双手同时反方向来回用力摆动，这一手法对中段腰椎病变的效果比较好。如果是下段腰椎病变，可以让患者将上方下肢垂于治疗床沿一侧，借助下肢的重力来增加摆动幅度。

6.常用四肢关节松动训练

（1）肩关节

①分离牵引：患者仰卧，肩外展约50°并内旋。治疗者外侧手托住上臂远端及肘部，内侧手四指放在腋窝下肱骨头内侧，拇指放在腋前，向外侧持续推肱骨，然后放松，重复3～5次。

②前屈向足侧滑动：患者仰卧，上肢前屈90°，屈肘，前臂自然下垂。治疗者双手分别从内侧和外侧握住肱骨近端，同时向足的方向牵拉肱骨。

③外展向足侧滑动：患者仰卧，上肢外展，屈肘，前臂旋前放在治疗者前臂内侧。治疗者外侧手握住肘关节内侧，内侧手虎口放在腕骨近端外侧，四指向下向足的方向推动肱骨。

④前后向滑动：患者仰卧，上肢注意放松。治疗者下方手放在肱骨远端内侧，将肱骨托起并固定，上方手放在肱骨头上，将肱骨向后推动。

⑤后前向滑动：患者仰卧，上肢放在体侧，屈肘，前臂放在胸前。治疗者双手拇指放在肱骨头后方，其余手指放在肩部及肱骨前方，将肱骨头向前推动。

⑥侧方滑动：患者仰卧，上肢前屈90°，屈肘，前臂自然下垂。治疗者外侧手握住肱骨远端及肘部固定，内侧手握住肱骨近端内侧并向外侧推动肱骨。

⑦后前向转动：患者健侧卧位，患侧在上，肩稍内旋，稍屈肘，前臂放在身后。治疗者双手拇指放在肱骨头后面，其余手指放在肩部及肱骨近端前面，由后向前转动肱骨。

⑧前屈摆动:患者仰卧,上肢前屈至受限处,屈肘90°,治疗者外侧下肢屈髋屈膝放在床上与患侧上臂接触,内侧手握住患者腕部,外侧手握住肘部,在活动受限处摆动。

⑨外展摆动:患者仰卧位,肩外展至活动受限处,屈肘90°,前臂旋前。治疗者内侧手从肩背部后方穿过,固定肩胛骨,手指放在肩上,以防耸肩的代偿作用。外侧手托住肘部,并使肩稍外旋和后伸,将肱骨在外展终点范围内摆动。

⑩内旋摆动:患者仰卧,肩外展90°,屈肘90°,前臂旋前。治疗者上方手握住肘窝部固定,下方手握住前臂远端及腕部,将前臂向床面运动,使肩内旋。患者也可以取坐位,肩外展90°,屈肘90°。治疗者内侧手握住肱骨远端固定,外侧手握住前臂远端及腕部,将前臂向下后摆动,使肩内旋。

⑪外旋摆动:患者仰卧,肩外展,屈肘90°。治疗者下方手放在肱骨头前面固定肩部并稍向下加压,上方手握住前臂远端及腕部,将前臂向床面运动,使肩外旋。

⑫松动肩胛骨:患者健侧卧位,患侧在上,屈肘,前臂放在上腹部。治疗者上方手放在肩部,下方手从上臂下面穿过,拇指与四指分开,固定肩胛骨下角。双手同时向各个方向活动肩胛骨,使肩胛骨做上抬、下降、前伸(向外)、回缩(向内)运动,也可以把上述运动结合起来,做旋转运动。

(2)髋关节

①长轴牵引:患者仰卧位,下肢中立位,双手抓握床头,以固定身体。治疗者面向患者,双手握住患者所需牵引的大腿近膝关节处,并用近患者侧的上肢腋下夹持患者患侧小腿踝关节处。双手同时用力,身体后倾,将股骨沿长轴向足部牵位。

②后前向滑动:患者健侧卧位,患侧下肢屈髋,屈膝,两膝之间放一枕头,使上方下肢保持水平。治疗者站在患者身后,双手拇指放在大腿近端后外侧,相当于股骨大转子处,其余手指放在大腿前面用力将股骨向腹侧推动。

③屈曲摆动:患者仰卧位,患侧下肢屈髋,屈膝,健侧下肢伸直。治疗者上方手放在膝关节上,下方手托住小腿,双手同时将大腿向腹侧摆动。

④旋转摆动:患者仰卧位,患侧下肢分别屈髋,屈膝90°,健侧下肢伸直。治疗者上方手放在髌骨上,下方手握住足跟。内旋时,上方手向内摆动大腿,下方手向外摆动小腿;外旋时,上方手向外摆动大腿,下方手向内摆动小腿。

⑤内收内旋摆动:患者仰卧位,患侧下肢屈髋,屈膝,健侧下肢伸直。治疗者上方手放在患侧髋部,下方手放在患膝外侧将大腿向对侧髋部方向摆动。

⑥外展外旋摆动:患者仰卧位,患侧下肢屈髋,屈膝,足放在对侧膝关节上,健侧下肢伸直。治疗者上方手放在对侧骨盆上,下方手放在患侧膝关节将膝关节向下摆动。

三、关节松动训练的注意事项

治疗者必须具备良好的解剖学、关节运动学、神经系统和运动系统疾病病理学等医学基础知识。

掌握适应证、禁忌证和基本操作手法。

与其他改善关节活动的技术,如肌肉牵拉技术、肌力训练技术结合起来应用,以提高整体治疗效果。

掌握好关节活动度。关节因外伤或疾病引起肿胀、急性炎症、关节部位的肿瘤、未愈合的关节内骨折者禁止做松动训练。

第十节　急性阑尾炎检查技术

1. 麦氏点及兰氏点压痛　检查急性阑尾炎临床上最常见的重要体征,帮助急性阑尾炎的诊断。

(1)阑尾位于右侧髂窝,呈蚯蚓状,开口于回盲瓣内下方 2.5cm 处的盲肠,附着于盲肠的后内侧壁,其体表投影约在脐与右髂前上棘连线中、外 1/3 交界处,此点称为麦氏点。此处的压痛称为麦氏点压痛。急性阑尾炎是外科常见病、多发病,在外科急腹症中占首位,因此为明确本病的诊断,麦氏点压痛在腹部体征上尤为重要,而且此点还是选择阑尾手术切口的标志。

(2)兰氏点在两侧髂前上棘连线的右 1/3 点上,其位置比麦氏点偏中、偏下方。

急性阑尾炎压痛部位可随阑尾位置的变异而改变,但压痛点始终在一个固定位置上,阑尾压痛的程度和病变的程度相关,当阑尾穿孔时,疼痛和压痛的范围可波及全腹,但此时仍以阑尾所在位置压痛最为明显。

2. 结肠充气试验　适用于盲肠或阑尾疾病的诊断,肠穿孔时不适用。

患者仰卧位,用右手压迫左下腹,再用左手挤压近侧结肠,结肠内气体可传至盲肠和阑尾,引起右下腹疼痛者为阳性。

3. 腰大肌试验　阳性者说明阑尾位于腰大肌前方,盲肠后位或腹膜后位。

患者左侧卧位,使右大腿后伸,引起右下腹疼痛者为阳性。

4. 闭孔内肌试验　阳性者说明阑尾靠近闭孔内肌。患者仰卧位,使右髋和右大腿屈曲,然后被动向内旋转,引起右下腹疼痛者为阳性。

第十一节　门诊小手术

一、拔甲术

嵌甲合并感染,甲沟炎侵入甲下形成甲下脓肿,外伤性指(趾)甲与甲床分离,甲下积血,甲癣药物治疗无效者,应拔去指(趾)甲。

1. 手术方法

(1)指(趾)甲根部用 0.5％利多卡因神经阻滞麻醉。

(2)平卧位或坐位,消毒皮肤后铺无菌巾。

(3)麻醉后,术者用左手拇指和示指捏紧患者病指(趾)两侧,以控制出血。

(4)右手持尖刀在指(趾)甲根部将甲根与其上的皮肤分离,再于指(趾)甲前缘用剪刀尖平行插入指(趾)甲与甲床之间进行横向分离,注意应紧贴甲下,勿损伤甲床。

(5)用止血钳夹住指(趾)甲前部,将整个指(趾)甲平行拔出。

(6)甲床处覆盖凡士林纱布,加压包扎,术毕。

(7)对虽经多次手术拔甲而仍有感染与肉芽组织增生的反复发作性甲沟炎,应取活检,寻找原因,以免延误诊治。

2. 术后处理　选用必要的抗生素和止血镇痛药。术后 24 小时更换外层敷料,2～3 天后换药。去除覆盖创面的凡士林纱布,用优琐和盐水棉球擦洗净创面分泌物,再用凡士林纱布覆盖创面后,用纱布包扎,以后隔日换药。

注意患指(趾)伤口勿要受伤或下水弄脏感染。

二、腋臭切除术

两侧腋部有异味,对周围人群有影响的成年腋臭患者,局部皮肤无湿疹及感染可手术切除。

1. 手术方法

(1)用 0.5％利多卡因做局部浸润麻醉。

(2)因腋窝易寄存细菌,伤口创面的脂肪组织抗感染能力低,术后易造成感染。因此,术前应剃尽腋毛,清洗局部。

(3)用甲紫或记号笔沿毛根外围做一菱形切口标记。

(4)沿标记线切开皮肤,显露出脂肪层后用组织钳钳夹并提起切开皮肤,迅速将皮肤及浅层皮下组织一并完整切除,边切除边以纱布压迫,待切除完毕结扎止血,然后将皮下组织及皮肤按层间断缝合,再加压纱布包扎,术毕。

2. 注意事项

(1)术前应认真清洁和严格消毒,术中应严格遵守无菌操作。

(2)缝合时应将基底部一并缝上,以消灭死腔,减少血肿形成。必要时创口内加一橡皮片引流,并与皮肤加缝一针做外固定。

(3)若腋毛区皮肤面积过大时,应对切口两边皮下组织做潜引分离,以免张力过大,影响切口的愈合。

(4)嘱患者术后做上肢上举活动,逐渐增加活动度,加强功能锻炼,以防止术后瘢痕挛缩及运动受限。

(5)术后换药 1～2 次,拔除橡皮片引流,术后 10 天拆线。

三、体表良性肿瘤切除术

体表良性肿瘤是临床常见疾病,临床上是以浅表软组织肿块为主要表现,不同部位的体表肿瘤有不同的临床特征,一旦发现应尽快手术切除。

1. 适合门诊切除的良性肿瘤　皮肤乳头状瘤,痣与黑素瘤,脂肪瘤,纤维瘤及瘤样纤维病变,神经纤维瘤,血管瘤,囊性肿瘤及囊肿。

2. 手术操作

(1)取合适体位,消毒皮肤后铺无菌巾。局部浸润麻醉。

(2)于肿瘤处按皮纹方向切开,其长度与肿瘤直径相似。突出皮肤较高或较大者可行梭形切口。

(3)逐层切开皮肤、皮下组织达瘤体包膜外,用两把组织钳夹住切口皮下组织,用血管钳或示指沿肿瘤包膜外分离。也可用组织钳牵引瘤体,再进行分离。瘤体较深时,可用拉钩拉开术野,便于显露及操作。直至将瘤体全部分离并完整切除。

(4)缝合皮肤和皮下组织,勿留死腔。如切口较大或较深,应仔细止血,酌情放置引流。

(5)切取的任何肿物,均应送病理组织学检查。

第四章

妇产科诊疗技术

第一节　阴　道　涂　片

阴道涂片的目的是帮助观察体内雌激素水平,了解卵巢或胎盘功能。

【用物准备】　95％乙醇固定液,载玻片,消毒棉签,消毒刮板,阴道窥器,一次性会阴垫。

【操作方法】

(1)放置一次性会阴垫后,患者取膀胱截石位仰卧检查床上,已婚妇女,用阴道窥器扩张阴道,在阴道侧壁上 1/3 处用消毒刮板轻轻刮取黏液及细胞做涂片(避免将深层细胞混入而影响诊断),蘸取少量分泌物,薄而均匀地顺同一方向涂于玻片上,置于 95％乙醇中固定。

(2)未婚阴道分泌物极少的女性,可将卷紧的消毒棉签用生理盐水浸湿,挤干后深入阴道侧壁上 1/3 处轻轻卷转取出棉签,涂于玻片并固定。

【注意事项】

(1)标本采集前 24 小时内禁止性生活、阴道检查、阴道灌洗或上药。

(2)取标本的用具必须无菌干燥。

(3)涂好的玻片应注明号码,立即放入固定液中,玻片面互相不要接触摩擦,至少固定 15～20 分钟。

第二节　妇　科　检　查

一、双合诊

检查者用一手的一指或两指放入阴道,另一手在患者腹部轻按压配合检查,称为双合诊。其目的在于检查阴道、宫颈、宫体、输卵管、卵巢、子宫韧带、宫旁结缔组织、骨盆腔内壁及其他器官和组织有无异常。

【用物准备】　一次性会阴垫,无菌手套。

【操作方法】

（1）检查阴道：患者取膀胱截石位仰卧检查床上，检查者戴无菌手套，右手（或左手）示、中两指蘸润滑剂，顺阴道后壁轻轻插入，检查阴道通畅度、深度、弹性，有无触痛、畸形、瘢痕、肿块、裂伤、阴道穹窿有无饱满等情况。

（2）触检宫颈：检查其形状、大小、硬度、活动度、有无肿物、裂伤、接触性出血等。

（3）检查子宫及附件：检查子宫时将阴道内两指放于宫颈后方，另一手掌心向下四指微屈自然平行放于患者下腹部，当阴道内手指向上向前方抬举宫颈时，腹部手指向下向后适度按压腹壁，逐渐向耻骨联合部位移动，内外手指相互配合，了解子宫大小、位置、形状、有无凸起及包块、软硬度、活动度、与周围脏器的关系及有无压痛等（图 4-1）。多数女性子宫位置为前倾略前屈位；前倾是指宫体朝向耻骨；后倾是指宫体朝向骶骨。前屈是指宫体和宫颈间的纵轴形成的角度向前；后屈是指形成的角度向后。

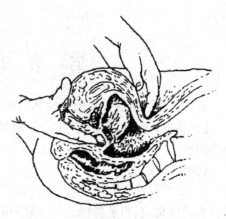

图 4-1　双合诊

二、三合诊

即经直肠、阴道、腹部联合检查。检查时一手示指放入阴道，中指插入直肠以代替双合诊时阴道内的两指，另一手像双合诊时一样放于腹部，检查步骤与双合诊时相同（图 4-2）。其目的在于弥补双合诊检查中的不足。能扪清后倾或后屈子宫大小，发现子宫后壁、宫旁组织、子宫直肠陷凹、宫底韧带、盆腔后部病变，估计病变范围及其与子宫直肠的关系，特别是肿瘤与盆壁间的关系，以及扪诊阴道直肠膈、骶骨前方或直肠内有无病变。三合诊在生殖器肿瘤、结核、内膜异位症的检查时尤显重要。

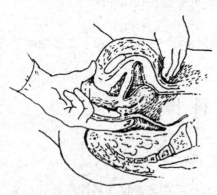

图 4-2　三合诊

三、直肠-腹部法

直肠-腹部法为检查者一手示指伸入直肠,另一手在腹部配合检查。适用于无性生活史、阴道闭锁或有其他原因不宜行双合诊的患者。

操作中应注意在检查床上放置一次性会阴坐垫,防止交叉感染。避免经期做盆腔检查。若阴道异常出血必须检查时,应先消毒外阴,并使用无菌器械和手套,以防感染。

第三节 阴道分泌物悬滴检查

阴道分泌物悬滴检查用于检查阴道内有无滴虫、念珠菌感染。

【用物准备】 无菌长棉签,载玻片,生理盐水,10%氢氧化钾液,阴道窥器,手套1副。

【操作方法】

(1)检查者戴手套,嘱患者膀胱截石位仰卧检查床上,阴道窥器暴露阴道及宫颈,无菌长棉签取阴道上1/3或宫颈口处的典型分泌物。

(2)将1～2滴生理盐水及10%氢氧化钾液分别放在两张载玻片上,将阴道分泌物分别滴在生理盐水和10%的氢氧化钾液上,轻轻混合,显微镜下检查玻片。

(3)在生理盐水的玻片上见到呈波状运动的滴虫及增多的白细胞,可诊断滴虫阴道炎;见到线索细胞,如分泌物白色、均匀,按试验阳性,pH 4.5,考虑细菌性阴道炎;在10%氢氧化钾的玻片上见到芽胞和假菌丝可诊断阴道念珠菌病。

【注意事项】

(1)取分泌物前24～48小时避免性交、阴道检查、阴道消毒用药、阴道灌洗等操作。

(2)取分泌物时阴道窥器勿涂润滑剂,取出分泌物立即送检,必要时送培养。

(3)如泡沫样白带怀疑滴虫阴道炎,应注意保暖,寒冷的环境滴虫活动力减弱,可能会造成观察时辨认困难。

第四节 宫颈黏液检查

宫颈黏液检查的目的是了解卵巢功能,观察体内雌、孕激素水平,判断有无排卵。常用于协助诊断不孕症、月经失调、早孕等。

【用物准备】 无菌长棉签,阴道窥器,长镊或长钳,载玻片。

【操作方法】

(1)暴露宫颈,用长棉签轻轻拭去分泌物。

(2)用长镊或长钳深入宫颈管内约1cm处钳取黏液,观察黏液的量、性状、拉丝度。

(3)将黏液置于玻片上涂片。干燥后,在低倍镜下观察结晶形态。

(4)体内雌激素水平低时,宫颈黏液量少、黏稠,拉丝度差,结晶细小,分支小、短、纤细等,可成金鱼草状。随着雌激素水平升高,宫颈黏液量逐渐增加、稀薄、拉丝度好,结晶变为直长,多级分支的典型羊齿状排列。将少许黏液置于干玻片上,用另一玻片角蘸黏液,轻轻向上牵拉成丝状,排卵期拉丝长度可达10cm,雌激素水平低时仅1~3cm。排卵后孕酮水平升高,羊齿状结晶消失,变为椭圆形,即窄长形,较白细胞长2~3倍,顺长轴排列成行,透光度大。

【注意事项】

(1)本法优点为无创、价廉、由医师直接观察。缺点为宫颈黏液腺对雌激素的敏感性存在个体差异,雌激素水平高于100pg/ml后宫颈黏液的变化不显著。

(2)整个月经周期如不出现或极少出现黏液状结晶,且黏稠度变化不大,提示雌激素水平低下,卵巢功能低下。

(3)停经后宫颈黏液黏稠,涂片无结晶,呈椭圆形,可能为早孕。如确诊早孕,涂片又出现羊齿状结晶,则可能为先兆流产。

第五节　四步触诊法

四步触诊法的目的是检查子宫大小、胎产式、胎先露、胎方位及胎先露是否入盆衔接,初步估计胎儿大小,是产前检查的常用方法。

【操作方法】

(1)一步:检查者两手置于宫底部,触摸宫底高度,估计胎儿大小与妊娠周数是否相符;然后以两手指腹相对交替轻推,判断宫底部的胎儿部分。若为胎头则硬而圆,且有浮球感;若为胎臀则大而软且宽,形状略不规则,胎儿活动后可变形。

(2)二步:检查者两手分别至于腹部左右两侧,一手固定,另一手轻轻深按检查,两手交替,触到平坦饱满的部分为胎背,并确定胎背在母体的方向。凹凸不平的部分是胎儿的肢体,有时可感到胎儿肢体活动,则更易诊断。

(3)三步:检查者右手拇指与其余四指分开,置于耻骨联合上方,握住胎先露部,进一步判断胎先露部是胎头或胎臀,左右推动以确定是否衔接。若先露部仍浮动,表示尚未衔接入盆;若已衔接,则胎先露部不能被左右推动。

(4)四步:检查者面向孕妇的足端,左右手分别置于胎先露部两侧,向骨盆入口方向往下深按,进一步确诊胎先露及胎先露部入盆的程度。

【注意事项】

（1）检查前嘱孕妇排空膀胱，仰卧检查床上，双腿微屈稍分开使腹壁放松。

（2）检查者站在孕妇的右侧，手要温暖，动作轻柔。前三步检查面向孕妇的头端，第四步检查面向孕妇的足端。

（3）检查后如先露不清，可进行超声影像学检查进一步确诊。

第六节　基础体温测量法

通过基础体温的变化，可判断有无排卵及排卵时间，有助于诊断早孕及判断妊娠预后。

【用物准备】　体温计，基础体温测定表。

【操作方法】

（1）人体基础体温是机体处于静息状态下的体温，要求患者充分睡眠 6 小时以上，晨起未活动时测量，睡前应将体温计备好，甩至 35℃ 以下，放在随手可取的地方，醒后立即将体温计置于舌下 5～10 分钟。

（2）看结果并记录在人体基础体温表上。

【注意事项】

（1）注意测体温前严禁说话、活动、进食等一切活动，而且不要在腋下测量。

（2）坚持每天测量和记录，并将其他不适或环境改变也记录在表上，表上注明月经期、性交时间、感冒发热等。体内体温调节中枢对孕酮的作用敏感，排卵后基础体温升高 0.5℃，并持续 12～14 天，因此临床上认为，双相型体温提示有黄素化，绝大多数情况为有排卵，单相型体温提示无排卵。

（3）基础体温上升前后 2～3 天是排卵期范围，为易受孕期；基础体温上升第 4 天至月经来潮前第 10 天为安全期，可以此来指导避孕。基础体温上升持续超过 18 天可协助诊断早孕。

（4）必须坚持连续测定体温至少 3 个月，力求准确。每日测量时间最好固定不变。

第七节　测孕妇宫高与腹围

测孕妇宫高与腹围能初步估计胎儿大小与妊娠月份是否相符。

【操作方法】　孕妇排空膀胱后仰卧检查床上，双腿平伸稍分开，腹肌放松，检查者站于孕妇右侧，用软尺测耻骨联合上缘到宫底的长度为宫高，软尺沿脐平面绕腹一周测量长度为腹围值。

【注意事项】

（1）测量前孕妇须排空膀胱。腹部过大、宫底过高大于妊娠月份，应考虑有双胎妊娠、巨大胎儿、羊水过多的可能。腹部过小,可能为胎儿生长受限或孕周推算错误,甚至胎儿停育。

(2)注意考虑孕妇过于肥胖可能对胎儿大小估计的影响。

第八节　宫颈探针检查技术

宫颈探针检查的目的是探查子宫腔的深度、方向、屈度,初步了解宫腔内的病变和异物,为宫腔手术操作做准备。

【用物准备】　无菌器械包(阴道窥器、宫颈钳、子宫探针、无菌巾),无菌镊,无菌手套,碘伏消毒棉球。

【操作方法】

(1)患者排空膀胱,取膀胱截石位仰卧检查床上,常规消毒外阴、阴道,戴无菌手套,铺无菌巾。

(2)双合诊检查子宫的位置、大小、活动度等。

(3)阴道窥器扩张阴道,碘伏棉球再次消毒宫颈及阴道穹窿。用宫颈钳钳夹固定宫颈,轻度弯曲探针,沿宫颈轻轻深入宫腔探针弯曲朝向宫体方向直至宫底(子宫前倾前屈位,探针弯曲朝前,子宫后倾后屈位,探针弯曲朝后)。宫颈及宫腔内轻度粘连可轻轻分离。一手示指于宫颈口固定探针,轻轻抽出宫腔,读出探针刻度即为宫腔深度。

【注意事项】

(1)注意探针深入宫腔时需按子宫位置和弯曲度轻轻插入,切忌盲目用力,以免子宫穿孔。宫口过紧时切勿强行操作,可先用浸有局部麻醉药液的棉签放入宫颈或小号扩宫器慢慢扩张宫颈,如操作困难,可在 B 超引导下进行。

(2)各种阴道及盆腔的急性炎症期禁做探针检查,如疑有宫腔积脓,可探查后明确病因,积极给予抗生素治疗。

(3)不孕症者术前应除外妊娠。生殖道瘘管及窦道,如需探查其部位、深度等情况,必须慎重。

第九节　会阴切开术

【适应证】

(1)会阴过紧或胎儿过大,为避免分娩时会阴撕裂损伤。

(2)母儿有病理情况(如妊娠合并心脏病、妊娠高血压疾病、胎儿宫内窘迫、早产儿),急需结束分娩缩短第二产程。

(3)手术助产(如胎头吸引,产钳助产或臀牵引时需行侧切术)。

【用物准备】 器械包(止血钳、剪刀、弯盘、持针器等),碘伏棉球,注射器,长针头,无菌纱布,利多卡因或普鲁卡因,丝线或带针铬制可吸收缝合线。

【操作方法】

(1)会阴切开术:包括会阴后侧切开术及会阴正中切开术。

(2)会阴左后侧-侧切开术:阴部碘伏棉球消毒,阴部神经阻滞或局部浸润麻醉生效后,术者于宫缩时以左手示、中两指伸入阴道内,撑起左侧阴道壁保护胎儿先露部,右手用钝头直剪自会阴后联合中线向左侧45°(会阴高度膨隆时可60°～70°)剪开会阴,长4～5cm,止血钳钳夹出血点,纱布压迫止血。胎盘娩出后逐层缝合,表皮可行皮内缝合。

(3)会阴正中切开术:局部浸润麻醉后,术者于宫缩时沿会阴后联合正中垂直剪开2cm。胎盘娩出后逐层缝合。

【注意事项】

(1)会阴左后侧-侧切开术,切开要充分,胎儿娩出不宜过猛,以免侧切口过度延长。

(2)会阴正中切开如分娩时保护不当,切口易延长撕裂至肛门括约肌造成会阴三度裂伤。胎儿过大、接产技术不熟练者禁用此术。

(3)会阴切开缝合后如有阴道填塞物注意取出,并做直肠肛诊检查,以免缝合误穿肠黏膜。一经发生,应立即拆除缝线重缝。缝合时注意逐层缝合,两端对齐,缝针不能过密,松紧适宜,不留死腔。

(4)如丝线缝合,会阴后侧切口术后4～5天拆线,正中切开术后3天拆线。

(5)术后保持外阴清洁、干燥,每日会阴冲洗2次,排便后及时清洗会阴。嘱产妇多向健侧卧位,尽量防止恶露污染创面。

(6)分娩过程中或分娩结束后,发现血肿应立即处理,以免血肿继续扩大,造成失血和感染。

第十节 接 产 技 术

接产术要求术者必须保护会阴并协助胎头俯屈,让胎头以最小径线(枕下前囟径)在宫缩间歇时缓慢通过阴道口,并协助胎儿胎头抬肩旋转,预防会阴撕裂。

【用物准备】 产包,器械包,无菌镊,塑料便盆或塑料布,肥皂水,消毒液。

【操作方法】

(1)接产准备:初产妇宫口开全,经产妇宫口扩张4cm且宫缩规律有力时,将产妇送至分娩室,做好接产准备。让产妇仰卧于产床上,两腿屈曲分开充分暴露外阴,臀下放置便盆或塑料布,用消毒纱布或棉球蘸肥皂水擦洗外阴部,按大阴唇、小阴唇、阴阜、大腿内上1/3、会阴及肛门周围顺序进行,然后用温开水冲掉肥皂水。

用消毒干纱球盖住阴道口,防止冲洗液流入阴道。最后以 0.1% 的苯扎溴铵液冲洗或碘伏消毒,取下阴道口纱球和臀下便盆或塑料布,铺消毒巾于臀下。接产者按无菌操作常规刷手消毒,穿手术衣后戴无菌手套,打开产包,铺好消毒巾,接产者做好接产准备。

(2)接产步骤:接产者站于产妇右侧,如胎膜未破,给予人工破膜。胎头拨露(是指宫缩时胎头露于阴道口,宫缩间歇时胎头又缩回阴道内)使会阴后联合紧张时,开始保护会阴。在会阴后联合处铺盖一折叠的消毒巾,折叠缘宜超过会阴后联合上缘,接产者右肘支在产床上,右手拇指与其余四指分开,利用手掌大鱼际肌顶住会阴部。宫缩时向上向内方托压,左手同时轻轻下压胎头枕部,协助胎头俯屈并缓慢下降。宫缩间歇期保护会阴的右手稍放松,以免压迫过久引起会阴水肿。当胎头枕部在耻骨弓下露出时,左手应按分娩机制协助胎头仰伸。此时若宫缩过强,应嘱产妇张口哈气以减小腹压,并嘱产妇在宫缩间歇时稍向下屏气用力,使胎头缓慢娩出,否则过强的产力会造成会阴裂伤。若胎头娩出发现有脐带绕颈一周且较松时,可用手将脐带顺胎肩或胎头滑下;若脐带绕颈过紧或绕颈两周及以上,可先用两把血管钳将其一段夹住,并从中间剪断,以快速松解脐带,注意勿伤及胎儿颈部。胎头娩出后,注意右手仍然保护会阴,先以左手自胎儿鼻根向下挤压,挤出口鼻内的黏液和羊水,不要急于娩出胎肩,协助胎头复位及外旋转,使胎儿双肩径与骨盆出口前后径相一致。接产者的左手将胎儿颈部向下轻压,协助前肩从耻骨弓下先娩出,继之将胎颈向上托起,帮助后肩从会阴前缘缓慢娩出(图 4-3)。双肩娩出后,保护会阴的右手方可放松,然后双手协助胎体及下肢相继以侧位娩出。

(3)新生儿处理

①清理呼吸道:新生儿娩出后钳夹断脐迅速清理其呼吸道黏液和羊水,用新生儿吸痰管或导管,轻轻吸除口咽部及鼻腔的黏液和羊水,以免发生吸入性肺炎。当确定呼吸道通畅而仍未啼哭时,可轻擦新生儿皮肤或用手轻拍新生儿足底。新生儿几次大声有效的啼哭后,即可进一步处理脐带。

②处理脐带:用两把血管钳钳夹脐带,第一钳距脐根部 0.5～1cm,两钳相隔 2～3cm,近第一钳处剪断,用 75% 酒精消毒脐带根部周围。在距脐轮处 0.5cm 用套扎于血管钳上的气门芯扎紧或用粗丝线扎紧,如用粗丝线结扎可再在结扎线外 0.5cm 处结扎第二道。距结扎线外 0.5cm 处剪断脐带,断端用 20% 高锰酸钾液或碘伏消毒,待其干燥后,无菌纱布或脐带卷包扎。

③新生儿阿普加评分(Apgar scor)及意义:用以判断有无新生儿窒息及新生儿窒息严重程度(表 4-1)。

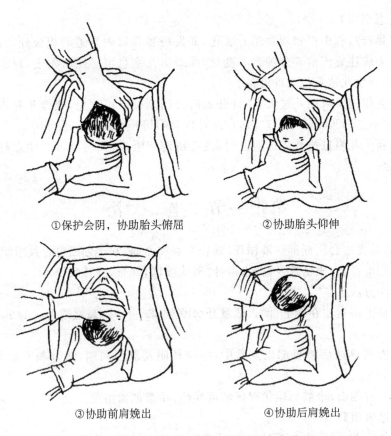

①保护会阴,协助胎头俯屈　　②协助胎头仰伸

③协助前肩娩出　　④协助后肩娩出

图 4-3　接产步骤

表 4-1　新生儿阿普加评分法

体　征	出生后 1 分钟内得分		
	0 分	1 分	2 分
每分钟心率	0	<100 次	≥100 次
呼吸	0	浅慢,不规则	佳
肌张力	松弛	四肢稍屈曲	四肢屈曲,活动好
喉反射	无反射	有些动作	咳嗽、恶心
皮肤颜色	全身苍白	躯干红,四肢青紫	全身粉红

　　该评分以出生后 1 分钟、5 分钟、10 分钟的心率、呼吸、肌张力、喉反射及皮肤颜色 5 项体征为依据,满分 10 分。8～10 分为正常新生儿,4～7 分为轻度窒息,又称青紫窒息,处理不及时可转为重度窒息。0～3 分为重度窒息。需清理呼吸道、气管插管、正压人工呼吸给氧、胸外按压、药物应用等。窒息严重需持续评分至连续两次评分≥8 分

【注意事项】

(1)接产过程中严密观察胎心变化,如发现胎儿宫内窘迫需积极处理,尽快结束分娩,尤应注意产前5分钟胎心变化,因新生儿窒息可能随时发生,每次接生前都应做好新生儿窒息抢救的准备。

(2)会阴过紧或胎儿过大,估计分娩时会阴撕裂不可避免,或母儿有病理情况需要缩短第二产程及手术助产时,宜及时行会阴切开术助产。

(3)新生儿窒息抢救需迅速及时,注意清理呼吸道,及时复苏。注意避免倒评分的发生。

第十一节 坐 浴

坐浴是促进会阴局部血液循环,减轻炎症和疼痛,利于创面愈合及组织修复。

【用物准备】 坐浴椅及盆,水温计,碘伏棉球,纱布,高锰酸钾。

【操作方法】

(1)将坐浴盆放在椅上,倒入适量开水凉至38~43℃,高锰酸钾以1∶5000浓度配比。

(2)患者排尿后将臀部坐入盆中,擦洗外阴及肛门周围,随时调节水温,浸泡20~30分钟。

(3)如有创面,坐浴后碘伏棉球消毒换药,注意创面情况。

【注意事项】

(1)月经期、阴道出血、孕妇及产后7天内的产妇禁止坐浴。

(2)坐浴液注意配比浓度、温度,坐浴时注意随时调整水温。

(3)注意保暖,避免烫伤,坐浴后注意观察臀部皮肤颜色及患者感受。

(4)坐浴液的配制:滴虫阴道炎:1∶5000高锰酸钾、0.5%醋酸;念珠菌阴道炎:2%~4%碳酸氢钠溶液;老年性阴道炎:0.5%~1%乳酸溶液。

第十二节 子宫按摩法

子宫按摩的目的是有效地加强宫缩,迅速止血。

【用物准备】 消毒棉球,无菌手套。

【操作方法】 胎盘娩出后,立即外阴消毒,术者一手戴无菌手套置于阴道前穹隆,握拳顶住子宫前壁或握住宫颈,另一手在腹部按摩子宫底部,随子宫收缩逐渐显示子宫轮廓,逐渐握住子宫后壁,宫体前屈,两手相对压紧有节律地按摩,直至子宫收缩恢复正常。

【注意事项】

(1)子宫按摩时注意子宫收缩药的应用,严密观察收缩后的子宫,防止再次继发性宫缩乏力性出血的发生。

(2)立即检查胎盘胎膜是否完整,如有残留,需行清宫术。

第十三节　手取胎盘术

胎儿娩出后 30 分钟,经处理胎盘仍未剥离娩出,或部分剥离出血较多时,行手剥离帮助胎盘娩出。

【用物准备】　手术衣及无菌手套,碘伏棉球。

【操作方法】

(1)术者更换手术衣及无菌手套,手套冲洗并碘伏消毒,产妇取膀胱截石位,排空膀胱,外阴重新消毒,铺消毒巾。

(2)一手腹部协助按压宫底,另一手伸进阴道,手指并拢呈圆锥状延脐带深入宫腔,如宫口较紧,应肌内注射阿托品 0.5mg、哌替啶 100mg,精神过于紧张给予静脉麻醉。

(3)进入宫腔的手掌侧面向胎盘母体面,手指并拢,手掌尺侧缘沿胎盘边缘与子宫肌壁相贴处紧贴子宫肌壁轻轻滑行,手背紧贴子宫壁,缓慢将胎盘从子宫肌壁分离(图 4-4),待确定胎盘全部从子宫肌壁剥离后,取出胎盘。注意轻轻牵拉,使胎膜完整娩出,以免残留。

【注意事项】

(1)胎盘娩出后应立即应用子宫收缩药促进子宫收缩。

(2)剥离时操作必须轻柔,避免暴力强行剥离,严禁手指抠挖,以防子宫穿孔破裂。如胎盘与子宫肌壁连接紧密,不应强行剥离,可能为胎盘植入。

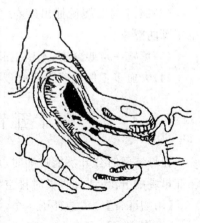

图 4-4　手取胎盘

(3)胎盘娩出后应立即检查胎盘胎膜是否完整,如有缺损,应再次徒手伸入宫腔,清除残留的胎盘或胎膜。如仍有残留,可行刮宫。无活动性出血时可在缩宫素应用下严密观察,数日后可自行排出,如不能排出,需再次清宫,刮出物送病理检查。

(4)注意尽量减少宫腔操作的次数,以免宫腔感染,术后常规应用抗生素。

(5)注意产妇一般情况,失血过多或一般情况差者应备血、输血,尽速娩出胎盘。

第十四节　宫腔填塞纱布法

子宫腔填塞纱布的目的是在无输血及手术条件的情况下,子宫收缩乏力,或胎盘部分植入大出血时,用子宫腔内填塞纱布挤压宫腔防止子宫出血。

【用物准备】　无菌手套,碘伏棉球,纱垫或大块纱布数块,无菌巾,阴道窥器,宫颈钳,卵圆钳。

【操作方法】

(1)患者取膀胱截石位,常规消毒外阴、阴道,铺无菌巾,术者戴无菌手套,按摩子宫。

(2)阴道窥器扩张阴道暴露宫颈,宫颈钳钳夹宫颈前唇,大块纱布或纱垫首尾相接系紧,从宫底开始用长卵圆钳层层均匀紧密填塞宫腔,不留空隙。可及时转运至上级医院。

【注意事项】

(1)严格无菌操作,严密观察生命体征变化,注意宫底及子宫大小变化。继续缩宫素应用加强宫缩。

(2)24小时后缓慢抽出纱布,注意纱布不能残留宫腔,并提前缩宫素应用,抗生素预防感染。

(3)填塞一定要紧密,不留空腔,否则不能起到压迫宫腔止血的目的。

(4)失血多者保持液路开放,及时转送上级医院,随时准备输血。

第十五节　人工挤奶技术

在母婴暂时分开不能喂哺时,可用人工挤奶的方法排空、收集母乳,喂养婴儿,保证母乳的分泌;或乳腺炎时排空乳房。

【用物准备】　清洁杯子1个,湿热毛巾1条。

【操作方法】

(1)产妇站位或坐位。

(2)洗手后用湿热毛巾敷双侧乳房3~5分钟,轻轻拍打抖动乳房。

(3)用手的大鱼际或小鱼际肌呈螺旋形自乳房根部向乳头方向按摩,使产妇身体前倾,操作者一手托住乳房,另一手拇指放在乳晕上,示指、中指放在对侧,手指固定,向胸壁方向垂直压挤。重复压挤、松弛,直至乳汁喷出。沿乳头依次压挤全部乳晕,挤出所有乳汁排空乳房。

(4)挤奶后在乳头上留一滴乳汁涂在乳头表面,待其自然干燥,保护乳头以免皲裂。

【注意事项】

(1)注意挤压乳房时手指放在乳晕上向胸壁方向垂直挤压。

(2)一定挤压排出全部乳汁,排空一侧乳房,再挤压排空对侧。

第十六节　会阴冲洗技术

适用于接产前的准备,充分会阴消毒,以防母儿感染。

【用物准备】　便盆或塑料布1块,无菌镊,消毒棉球或无菌纱布,冲洗壶,温开水,肥皂水,碘伏或0.1%苯扎溴铵液。

【操作方法】

(1)让产妇仰卧于产床上,两腿屈曲分开,露出外阴部。

(2)在臀下放置便盆或塑料布,用长镊夹取消毒棉球,蘸肥皂水擦洗外阴部,顺序是大阴唇、小阴唇、阴阜、大腿内上1/3、会阴及肛门周围。

(3)用温开水冲洗掉肥皂水。用消毒干纱球盖住阴道口,防止冲洗液流入阴道。

(4)以0.1%苯扎溴铵液冲洗或涂以碘伏消毒。

(5)取下阴道口纱球、臀下便盆或塑料布,铺消毒巾于臀下。

【注意事项】

(1)注意会阴冲洗消毒后臀下铺消毒巾,禁止铺垫卫生纸等污染物。

(2)会阴冲洗一定按顺序进行。

第十七节　产后外阴冲洗技术

产后外阴冲洗非常重要,其目的是保持会阴清洁,促进会阴伤口愈合,预防会阴及泌尿生殖系的感染。

【用物准备】　便盆或油布1块,无菌镊或卵圆钳,消毒棉球或无菌纱布,无菌弯盘,消毒液,碘伏棉球,一次性会阴垫。

【操作方法】

(1)患者排空膀胱,仰卧取膀胱截石位。将便盆或油布置于产妇臀下。

(2)用无菌镊或卵圆钳夹消毒棉球蘸消毒液擦洗外阴部,擦洗顺序:阴阜、两侧大阴唇自上而下、尿道口、阴道口、小阴唇内侧向下,会阴部伤口及其周围、肛周、肛门,由内向外,由上向下进行。

(3)干棉球擦干伤口,再由内向外,由上向下的顺序擦干外阴。

(4)如会阴伤口红肿,可碘伏棉球擦涂伤口;会阴水肿可取硫酸镁纱布湿热敷15~20分钟。

(5)撤下便盆或油布,垫上会阴垫。

【注意事项】

(1)消毒液及硫酸镁湿热敷时温度要适宜,以免烫伤。

(2)注意无菌操作,擦洗按顺序进行,感染伤口最后擦洗。

(3)注意观察会阴及伤口情况,发现问题及时处理。

第十八节　阴道灌洗

阴道灌洗有收敛、热疗、消炎的作用。可促进阴道血液循环,缓解局部充血,减少阴道分泌物。常用于控制和治疗各种阴道炎、宫颈炎,也是妇科子宫全切术前或阴道手术前的常规阴道准备,以防术后感染。

【用物准备】　灌洗筒连接 130cm 长的橡胶管和带调节阀的灌洗头,温度计、输液架,弯盘,无菌会阴垫,便盆,手套,阴道窥器,卵圆钳,无菌镊,无菌大棉球,无菌干纱布。灌洗溶液 41～43℃,常用的有 1:5000 高锰酸钾溶液、生理盐水、4%硼酸溶液、0.05%聚维酮碘、0.1%苯扎溴铵(新洁尔灭)溶液、2%～4%碳酸氢钠溶液、1%乳酸溶液、0.5%醋酸溶液等。

【操作方法】

(1)清洁阴道:嘱患者排空膀胱,脱去一条裤腿,取膀胱截石位,暴露外阴,给患者臀下垫会阴垫及便盆。

(2)根据患者需要配制灌洗液 500～1000ml,将装有灌洗液的灌洗筒挂于床旁输液架上,距床沿 60～70cm 处,排出管内空气,试水温适宜后备用。

(3)操作者戴手套,右手持灌洗头,先用灌洗液冲洗外阴,按照阴阜、两侧大阴唇自上而下、尿道口、阴道口、小阴唇内侧、会阴伤口及周围、肛周、肛门的顺序擦洗,然后用左手示指、拇指分开小阴唇,轻轻将灌洗头沿阴道侧壁缓慢插入至阴道后穹,边冲洗边将灌洗头围绕宫颈轻轻上下左右移动。或用阴道窥器暴露宫颈后再冲洗,边冲洗边转动阴道窥器,使整个阴道穹及阴道侧壁冲洗干净,最后将阴道窥器下压,以便阴道内的残留液完全流出。

(4)当灌洗液约剩 100ml 时,夹住皮管取出灌洗头和阴道窥器,再冲洗一次外阴部,然后扶起患者坐于便盆上,使阴道内的残留液体完全流出。撤离便盆,用纱布擦干外阴。

【注意事项】

(1)灌洗筒与床沿距离不应超过 70cm,避免压力过大,导致液体或污物进入宫腔或灌洗液与局部作用时间不足。灌洗液温度不宜过冷或过热。

(2)灌洗动作轻柔,避免引起患者不适、损伤阴道和宫颈组织。用窥阴器灌洗时,要轻轻转动窥阴器,使灌洗液能达到阴道各部。

(3)产后 10 天或妇产科手术 2 周后的患者,若合并阴道分泌物浑浊、有异味、阴道伤口愈合不良、黏膜感染坏死等,可行低位灌洗,灌洗筒与床沿距离不超过30cm,以免污物进入宫腔或损伤阴道伤口。月经期、产后 10 天内或人工流产术后宫颈内口未关闭、阴道出血者,不宜行阴道灌洗,以防逆行感染;未婚女子可用导尿管灌洗阴道,不用阴道窥器;宫颈癌有活动性出血者,禁止阴道灌洗,可行会阴擦洗。

第十九节　输卵管通液术

输卵管通液术的目的是检查输卵管通畅程度,并有一定的治疗作用,多用于不孕症的诊断。

【用物准备】　无菌手套,阴道窥器,宫颈钳,长弯钳,通液管,20ml 注射器,生理盐水或抗生素溶液(庆大霉素 8 万 U、地塞米松 5mg、透明质酸酶 1500U、注射用水 20～50ml)。

【操作方法】

(1)患者排空膀胱后取膀胱截石位,双合诊了解子宫的位置及大小,外阴阴道常规消毒后戴无菌手套,铺无菌巾。

(2)放置阴道窥器扩张阴道,充分暴露宫颈,再次消毒宫颈及阴道穹隆,以宫颈钳钳夹宫颈前唇,探查宫腔,沿宫腔方向植入宫颈导管,并使其与宫颈外口紧密相贴。

(3)将吸入 20ml 生理盐水或抗生素溶液的注射器排出空气后与宫颈导管相连,沿宫腔方向缓慢推注液体。注意观察推注时阻力大小、经宫颈注入的液体是否回流、患者下腹部是否疼痛。顺利推注 20ml 生理盐水无阻力,或开始有阻力,随后阻力感消失,无液体回流,患者也无不适感,提示输卵管通畅。如勉强注入 5ml 即感有阻力,患者感下腹胀痛,停止推注后液体又回流至注射器内,表明输卵管阻塞。注射液体有阻力,如经加压注入又能推进,说明有轻度粘连已被分离,患者感轻微腹痛。

【注意事项】

(1)内外生殖器急性炎症或慢性炎症急性或亚急性发作、月经期或有不规则阴道出血、可疑妊娠、严重的全身性疾病不能耐受手术、体温高于 37.5℃时不能施行手术。

(2)手术需要月经净后 3～7 天,术前 1 周禁止性生活。

(3)所用无菌液注射温度以接近体温为宜,过热会引起身体不适甚至烫伤,过凉可能造成输卵管痉挛,影响结果。

(4)注入液体时必须使宫颈导管紧贴宫颈外口,以防液体外漏。

第二十节　后穹穿刺术

后穹穿刺术适用于疑有腹腔内出血(如宫外孕)、盆腔炎性积液或积脓、盆腔包块等,穿刺以鉴别积液性质、病因。

【用物准备】　穿刺包(穿刺针,无菌洞巾,5ml 或 10ml 注射器),碘伏棉球,无菌镊,无菌手套,阴道窥器,宫颈钳,试管。

【操作方法】

(1)患者排尿或导尿后取膀胱截石位仰卧检查床上。常规消毒会阴、阴道,戴无菌手套,铺无菌洞巾。

(2)用阴道窥器暴露宫颈及阴道穹,再次消毒。

(3)宫颈钳钳夹宫颈后唇略向上向前牵引宫颈,充分暴露后穹。助手打开穿刺包,取 12 号或 18 号穿刺针接 10ml 注射器,沿宫颈后唇与阴道后壁之间(宫颈阴道黏膜下方 1cm 处)后穹中央部,与宫颈平行稍向后的方向进针,针头偏向病侧,有落空感后稍进针,然后抽吸。

(4)穿刺液如为脓性或淡黄色,表明有盆腔积液或积脓,可能为盆腔感染,抽出液放入试管,送检化验;如为血性放置 10 分钟以上不凝固表明有腹腔内出血,如迅速凝固考虑穿刺针误入血管应改变穿刺方向重新穿刺。

(5)抽吸完毕,拔出穿刺针。无菌纱布或碘伏棉球压迫穿刺部位片刻,血止后取出阴道窥器。

【注意事项】

(1)穿刺深度、方向要适宜,严重后倾后屈子宫,应尽量使子宫体成前位,或牵引宫颈后唇使子宫成水平位。不可过于向前或向后,避免误穿直肠、子宫。疑有盆腔粘连、肠粘连者禁用。

(2)穿刺深度要适宜,一般 2～3cm,积液量较少时,穿刺针可边退边吸,以免针头超过液面,抽不出液体,延误诊断。

(3)情况允许可 B 超检查后再行穿刺。穿刺未抽出血性液,不能完全除外宫外孕。内出血少、血凝块积聚、周围组织粘连等可能造成假阴性。

第二十一节　负压吸宫术

负压吸宫术适用于因避孕失败意外妊娠,或因某种疾病(尤其遗传性疾病)不宜继续妊娠,妊娠 10 周内自愿要求终止妊娠者,可行负压吸宫术。负压吸宫术是避孕失败的补救措施。

【用物准备】　碘伏棉球,无菌手套,吸宫包,负压吸引器。

【操作方法】

（1）受术者排空膀胱，取膀胱截石位仰卧手术床上，常规消毒外阴、阴道，戴无菌手套，铺无菌洞巾，双合诊检查子宫大小、位置、形状、表面情况及有无压痛；检查双附件情况。阴道窥器扩张阴道充分暴露宫颈，再次消毒阴道及宫颈。

（2）宫颈钳钳夹宫颈前唇，并平行向前牵拉，用探针探测宫腔屈度方向及深度，宫颈扩张器由小到大逐号扩张宫颈管，扩张至大于所用吸管半号或一号。

（3）按孕周选择吸引管，连接负压吸引器，吸引前需进行负压吸引试验，无误后，沿子宫屈度方向将吸管缓慢送入宫底，遇到阻力略向后退，给予适当负压，一般不超过 400～500mmHg，按顺时针方向吸引宫腔 1～2 圈，至宫壁粗糙有肌声，感觉宫腔缩小，吸头紧贴宫壁移动阻力感时，折叠橡胶管，取出吸管。用小号吸管低负压吸引宫腔，注意宫底及两侧宫角。如不满意，亦可用小号刮匙轻刮宫底及宫角，纱布擦拭宫颈口及阴道血迹，取下宫颈钳。

【注意事项】

（1）生殖道炎症，各种疾病的急性期，全身情况不良，术前 2 次体温在 37.5℃ 以上等，不能进行手术。

（2）术中正确判别子宫大小和位置，对子宫位置过度倾曲或形状畸形者，可考虑 B 超观察下进行手术，动作轻柔，减少损伤。扩张宫颈管时用力要均匀，缓慢进行，以防宫颈内口撕裂。

（3）术中严格遵守无菌操作，对手术时间过长者，可适当给予口服抗生素。

（4）静脉麻醉无痛人工流产术应用时，应由麻醉医师在场进行监护，以防麻醉意外。

（5）全部吸出物用漏斗或纱布过滤，检查吸出物是否与停经月份相符，有无绒毛，胚胎或胎儿组织，有无水泡状物。如无绒毛、胚胎、胎儿组织，或有水泡状物，吸出物需送病理检查。

【人工流产并发症及其处理】

（1）出血：妊娠月份较大时，因子宫较大，组织物不能迅速排出，子宫收缩欠佳，出血量多。可在扩张宫颈后，宫颈内注射缩宫素，并尽快钳取或大号吸管吸出胎盘及胎体。吸管过细、胶管过软或负压不足时，应及时更换胶管和吸管，调整负压。

（2）子宫穿孔：是人工流产术的严重并发症，如哺乳期或妊娠子宫柔软，剖宫产后瘢痕子宫再次妊娠，子宫畸形或过度倾曲等情况时，易致子宫穿孔，术时需格外小心。如术时突然出现"无底"感觉，或手术器械进入深度超过原来所测得的深度，提示子宫穿孔，应立即关闭负压，停止手术。穿孔小、无脏器损伤或内出血，手术已完成，可注射子宫收缩药物治疗，并给予抗生素预防感染。同时密切观察血压、脉搏等生命体征。若宫内组织未吸净，患者情况稳定，无明显不适，应由有经验医师避开穿孔部位，也可在超声引导下或腹腔镜下完成手术。破口大、有内出血或怀疑脏器损伤,应立即剖腹探查修补穿孔部位,根据情况做相应处理。

(3)漏吸或空吸:确定为宫内妊娠,术时未吸出胚胎及胎盘绒毛而导致继续妊娠或胚胎停止发育,称为漏吸。漏吸常因胚胎发育过小、子宫畸形、位置异常或操作不熟练引起。一旦发现漏吸,应复查子宫位置、大小、形状,重新探查宫腔,并再次行负压吸引术。误诊宫内妊娠行人工流产术,宫内未见妊娠囊,称为空吸。若吸刮出物肉眼未见绒毛或胚胎组织,需重复尿妊娠试验及超声检查,并将吸刮的组织全部送病理检查,以排除宫外孕的可能。

(4)吸宫不全:是指人工流产术后部分妊娠组织物残留,是人工流产术常见的并发症,常与操作者技术不熟练或子宫位置异常有关。手术后阴道出血时间过长,出血量多或出血停止后再现多量出血,或术后持续早孕反应应考虑为吸宫不全,超声检查及尿妊娠试验有助于诊断。无明显感染征象应尽早行刮宫术,刮出物送病理检查。术后给予抗生素预防感染。若同时伴有感染,应控制感染后再行刮宫术。

(5)人工流产综合反应:是指手术时疼痛或局部刺激使受术者在术中或术后出现心动过缓、心律失常、血压下降、面色苍白、头晕、胸闷、恶心、呕吐、大汗淋漓,严重者甚至出现晕厥、抽搐等迷走神经兴奋症状。这与受术者的情绪心理、身体状况,以及手术操作时宫颈、子宫受到机械性刺激引起迷走神经兴奋有关。发现症状应立即停止手术,给予吸氧,一般能自行恢复。严重者可加用阿托品 0.5～1mg 静脉注射。术前应予情绪安慰,术中操作力求轻柔,扩张宫颈可缓慢进行,吸宫时掌握适当负压,减少不必要的反复吸刮,均能降低人工流产综合反应的发生,术前适当镇静、镇痛、麻醉,可减少其发生。

(6)术后感染:可发生急性子宫内膜炎、盆腔炎等。多因吸宫不全或术后过早性生活、盆浴等引起,亦可因手术器械及术野消毒不严,未严格执行无菌操作所致。主要表现为体温升高、下腹坠痛、白带浑浊异味、不规则阴道出血等。术后应预防性应用抗生素。

(7)羊水栓塞:少见,往往由于宫颈损伤、胎盘剥离使血窦开放,为羊水进入创造条件,缩宫素应用可能促使其发生。人工流产术时并发羊水栓塞,其症状及严重性不如晚期妊娠发病凶猛。治疗应立即抢救,抗过敏,纠正呼吸循环功能衰竭,改善低氧血症,抗休克,防止 DIC 和肾衰竭发生。

(8)远期并发症:可有宫颈粘连、宫腔粘连、慢性盆腔炎、月经失调、继发性不孕等,可能影响以后妊娠、分娩。

第二十二节 钳 刮 术

适用于因避孕失败意外妊娠,或因某种疾病尤其遗传性疾病不宜妊娠者,妊娠 10～14 周内自愿要求终止妊娠者。钳刮术是避孕失败的补救措施。

【用物准备】 碘伏棉球,无菌手套,吸宫包,负压吸引器。

【操作方法】

(1)术前 12 小时将 16 号或 18 号橡皮导尿管插入宫颈以扩张宫颈口,末端盘绕纱布包裹置于阴道。钳刮时取出导尿管。也可用前列腺素类药物小剂量口服或阴道放置软化宫颈。

(2)宫颈扩张器逐号扩张宫颈管。卵圆钳钳夹胎膜、胎儿及胎盘组织。大号吸管吸宫腔 1～2 周,小号吸管轻吸以免漏吸,如出血多,子宫收缩差,可用宫缩药。注意避免子宫穿孔、宫颈裂伤等并发症的发生。

【注意事项】 同负压吸引术。

第二十三节 会阴湿热敷

会阴湿热敷可改善局部血液循环,利于消炎、镇痛,促进伤口愈合。适用于会阴部水肿、会阴血肿的吸收期、会阴伤口硬结及早期感染愈合不良者。

【用物准备】 会阴擦洗包,医用凡士林适量,橡胶垫,一次性会阴垫,温度计 1 个,煮沸的 33％或 50％硫酸镁,纱布数块,棉垫,红外线灯或热水袋或电热包。

【操作方法】

(1)嘱患者排空膀胱,取膀胱截石位,仰卧于检查床上,暴露外阴,臀下垫橡胶垫和一次性会阴垫。

(2)按顺序进行会阴擦洗,清洁局部伤口。在热敷部位用棉签涂一薄层凡士林,盖上纱布,再敷上 33％或 50％硫酸镁热湿纱布,外盖棉垫保温。一般每 3～5 分钟更换热敷液纱布,或在棉垫外用热水袋或电热包,红外线灯或治疗仪距照射部位 15～30cm 处照射,可延长更换敷料的时间。湿热敷的面积应是病损范围的 2 倍。1 次热敷 15～30 分钟。

【注意事项】 热敷时定期检查热源,湿热敷的温度一般为 41～48℃,每 10 分钟观察患者皮肤情况,了解其有无烧灼感,对感觉不敏感的患者应特别注意。热敷后检查热敷部位,防止烫伤。

第二十四节 阴道及宫颈上药

阴道及宫颈上药可使药物直接作用于局部炎性病变组织,常用于阴道炎、宫颈炎或术后阴道残端炎的治疗,妇科术前准备。

【用物准备】 同阴道灌洗物品,另外准备阴道窥器,长镊子,药品,一次性手套,消毒长棉签或喷雾器等。

【操作方法】

(1)清洁阴道:嘱患者排空膀胱,取膀胱截石位,仰卧于妇科检查床上,阴道灌洗后,放置阴道窥器暴露宫颈,用蘸有消毒液的棉球抹洗宫颈、前后穹窿、阴道前后左右壁,用长镊子夹取消毒干棉球擦干宫颈及阴道穹窿部分泌物,药物直接放置后穹窿处或直接接触病变部位以提高疗效。

(2)根据病情及药物性状不同采用不同的方法。

①片剂、丸剂、栓剂或胶囊状药物常用纳入法:常用于阴道炎、慢性宫颈炎等患者的治疗。可指导患者自行放置,于睡前洗净双手或戴无菌手套,用一手示指将药片或栓剂向阴道后壁推进至示指完全伸入为止。每晚1次,7~10次为1个疗程。

②液体或软膏状药物常用涂擦法:用长棉签蘸药物均匀涂擦阴道或宫颈病变部位。

③粉末状药物常用喷洒法:常用于阴道炎患者的治疗。可用喷雾器喷洒,使药物粉末均匀散布在炎性组织表面。

④宫颈亚急性或急性炎症伴出血常用宫颈棉球上药:常用药物有消炎止血粉、抗生素等。操作时暴露宫颈,用长镊子夹取带尾线的蘸药棉球抵压宫颈出血面,按压片刻后取出窥阴器,再取出长镊子,将宫颈棉球留于阴道,尾线露出于阴道外口。嘱患者12~24小时后自行牵尾线取出。

【注意事项】

(1)注意了解患者有无药物过敏史,注意药物的作用及不良反应。

(2)月经期不能上药。上药后禁止盆浴及性生活。

(3)上药后如分泌物多,宜垫上防护垫。

第二十五节　压力性尿失禁检查法

尿失禁有多种类型,包括充溢性尿失禁、功能性尿失禁、压力性尿失禁、急迫性尿失禁、结构异常性尿失禁和混合性尿失禁等,压力性尿失禁最常见,占50%~70%。通过此检查能初步判断压力性尿失禁,指导临床治疗及康复训练。

【用物准备】　无菌手套,一次性会阴垫。

【操作方法】

(1)患者有尿意感时,取膀胱截石位,仰卧于检查床上,臀下垫一次性会阴垫。

(2)嘱其大声咳嗽,观察有无尿液自尿道口溢出。

(3)如有尿液溢出,检查者戴无菌手套,以示中两指伸入阴道内,分别轻压阴道前壁尿道两侧,嘱患者咳嗽,如尿液不再溢出,提示患者有压力性尿失禁(图4-5)。

【注意事项】

(1)根据病史、症状、检查可初步做出诊断。

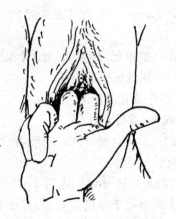

图 4-5　压力性尿失禁检查方法

（2）确诊须结合尿动力学检查。

第二十六节　前庭大腺脓肿切开术

适用于前庭大腺脓肿需要切开引流排脓者。

【用物准备】　利多卡因或普鲁卡因，注射器，切开缝合包，碘伏消毒棉球。

【操作方法】

（1）局部麻醉后，在小阴唇内侧中下方与处女膜之间的皮肤黏膜交界处做一纵切口，依次切开皮肤黏膜及脓肿壁，切口大小依据脓肿大小而定。

（2）脓壁切开后使脓液充分外流，生理盐水冲洗脓腔。

（3）再次消毒创面，丝线或无损伤肠线锁边或外翻缝合囊壁。

（4）囊腔内放置引流条。

【注意事项】

（1）脓肿内引流条放置时间依据病情而定，根据分泌物情况可定期更换。

（2）术后应用抗生素并坐浴，保持外阴清洁。

（3）注意防止会阴血肿的形成。

（4）必须保持引流通畅，防止造口失败、创面过早愈合、囊肿或脓肿复发。

（5）丝线缝合可于术后 4～7 天拆线。

第二十七节　药　物　流　产

药物流产是妊娠早期应用药物终止妊娠的一种措施，优点是方法简便，不需宫内操作，无创伤性。

【用物准备】 米非司酮 25mg×6 片,米索前列醇 200μg×3 片,B 超,无菌手套。

【操作方法】

(1)询问病史,检查患者一般情况,排除心、肝、肾疾病。视情况做血、尿常规、出、凝血时间及其他化验检查,尿妊娠试验阳性。

(2)妇科检查了解子宫附件及盆腔情况。

(3)B 超检查确定宫内妊娠,除外宫外孕。

(4)米非司酮 25mg,每日 2 次口服,连续 3 天;第 4 天晨起口服米索前列醇 600μg,服药前后 2 小时空腹。

(5)第 4 天服药后门诊留观 4～6 小时。服药 1～2 小时内出现轻度下腹痛,常有少量阴道出血。注意将排出物放于专门容器中,仔细观察,妊娠囊为白色,放入水中表面有绒毛样物漂浮,亦可发现肉样物。确认妊娠物完全排出,出血不多方可离院。如出血过多或排出物不完全,需进一步观察,必要时行清宫术。

【注意事项】

(1)米非司酮是一种人工合成类固醇制剂,具有抗孕激素、抗糖皮质激素及轻度抗雄激素作用,米索前列醇对妊娠子宫具有明显的兴奋作用和宫颈软化作用。适应证:停经≤49 天的健康早孕妇女,本人自愿,具有人工流产的高危因素如瘢痕子宫、哺乳期、宫颈发育不良及严重骨盆畸形等;对手术流产有恐惧或顾虑者可行药物流产。

(2)禁忌证有心、肝、肾疾病尤其有肾上腺皮质功能不全、高血压者;有使用前列腺素类药物禁忌者,如青光眼、哮喘及药物过敏史者;带有宫内节育器妊娠和疑有宫外孕者;年龄超过 35 岁的吸烟妇女慎服。

(3)用药后应严密观察,部分孕妇服药 24 小时偶有轻度恶心、呕吐、眩晕、乏力和下腹痛,肛门坠胀感和子宫出血,个别妇女可出现皮疹,少数有潮红、发麻、寒战等,一般不需特殊处理,极少数人可大量出血而需急诊刮宫,药物流产必须在正规有抢救条件的医疗单位进行。

(4)嘱受术者将阴道排出物送检,以判定是否完全流产,切勿随意丢弃。

(5)术后如阴道出血时间过长,或仍有恶心等早孕不适症状,注意超声复诊以免残留,并予抗生素应用。

(6)注意随访月经恢复情况。

第二十八节　利凡诺中期妊娠引产术

中期妊娠(14～27 周)要求终止妊娠或因母儿某种疾病不能继续妊娠者,可行利凡诺羊膜腔内注射中期妊娠引产术。

【用物准备】 利凡诺针剂 50～100mg,穿刺包(5～10ml 注射器两个、7～9 号腰穿针 1 个、无菌洞巾)，无菌镊，碘伏棉球，纱布块，胶布，利多卡因或普鲁卡因。

【操作方法】

(1)患者排空膀胱，仰卧于检查床上，腹部常规消毒，术者戴无菌手套，铺无菌洞巾。

(2)选择子宫底到耻骨联合中线的中点或旁开一指处，触之囊性感最明显处为穿刺点，或以宫底下方两横指与正中线旁开两横指的交点为穿刺点，也可在超声下做羊水定位穿刺。

(3)穿刺方法，局部麻醉满意后用 7～9 号腰椎穿刺针，垂直刺入腹壁，经过宫壁进入羊膜腔，有落空感后再继续进针 0.5～1cm，拔出穿刺针芯，用注射器连接腰穿针，回抽见羊水顺利抽出，证实针头已进入羊膜腔内。

(4)换上装有药液的注射器，抽取少许羊水与药液混合，再将药物慢慢注入羊膜腔内，边注入边回吸证实药物注入羊膜腔内。快速拔出针头，穿刺部位用纱布压迫，胶布固定。

(5)术后平卧休息半小时，观察有无不良反应。严密观察体温、宫缩情况。

【注意事项】

(1)如第一次羊膜腔内注射药物不成功，需待 72 小时后再做第二次穿刺注射。

(2)详细观察注药后的反应，一般注药后 24 小时内即可出现宫缩，注意宫缩的强度及宫口扩张情况。胎儿排出前，外阴常规消毒，铺无菌巾，视情况保护会阴。胎儿排出后，如经 30 分钟胎盘尚未排出，可行钳夹术，注意胎盘、胎膜娩出是否完整，如有残留则行清宫术。

(3)注意严格掌握禁忌证，如各种全身性疾病的急性期，心、肝、肾有明显功能不全；急性生殖道炎症或穿刺部位皮肤有感染；子宫体上有瘢痕，宫颈有陈旧性裂伤，子宫发育不良。

(4)术前 24 小时内，两次体温在 37.5℃以上应暂缓手术。

(5)术前应详细询问病史，做全身及妇科检查，测血压、体温、查血、尿常规，出凝血时间，血型，肝、肾功能等，必要时备血。

(6)术前清洗腹部及会阴部皮肤。所用引产包必须高压灭菌。有条件者做彩超检查定位胎盘，定位选择穿刺部位。

(7)胎盘娩出后，应仔细检查是否完整，如疑有胎盘、胎膜残留或有活动性出血时，需立即清理宫腔，并仔细检查产道有无裂伤，以便及时缝合。详细填写引产记录，包括胎儿身长，胎盘、胎膜是否完整，出血量多少，血压等。按产褥期常规处理，注意回奶。

第二十九节　宫内节育器取出术

计划再生育或不再需要避孕、节育器放置期限已满需要取出重新放置、绝经过渡期停经 1 年以上、节育器移位、失效或带器妊娠(包括宫内和宫外妊娠),节育器放置后不良反应或并发症过重,经治疗无缓解者需要取出宫内节育器。

【用物准备】 阴道窥器,宫颈钳,子宫探针,取环器,消毒巾,碘伏消毒棉球,无菌镊,无菌手套。

【操作方法】

(1)患者排空膀胱,取膀胱截石位,仰卧于检查床上。

(2)双合诊检查子宫大小、位置及附件情况。

(3)外阴阴道常规消毒,铺无菌洞巾,阴道窥器扩张阴道,充分暴露,干棉球拭净阴道宫颈分泌物,碘伏消毒阴道、宫颈。

(4)有尾丝节育器用长血管钳或带齿长卵圆钳夹住尾丝轻轻向外牵引取出。无尾丝节育器,有尾丝已脱落或尾丝进入宫腔者,应用宫颈钳钳夹宫颈前唇并水平位向前牵拉,用子宫探针探测子宫腔的深度、屈度、方向,节育器的位置,用取环钩钩住节育器,轻轻牵拉,牵出宫腔。如遇阻力过大,或不适过重,宜改变牵拉方向或重新探测钩取。取下宫颈钳,消毒棉球再次消毒宫颈,擦拭宫颈及阴道,取出阴道窥器。

【注意事项】

(1)术后休息 2 天;术后 2 周禁止盆浴及性生活。

(2)取节育器时间一般为月经净后 3～7 天,不适过重可随时取出。

(3)生殖器官炎症待炎症控制后取出。术前 24 小时体温不超过 37.5℃。

(4)术前 B 超或 X 线检查确定节育器位置,是否在宫腔内,有无脱落、嵌顿及移位。取环器需与子宫纵轴一致,按子宫倾曲度,轻轻牵拉,如钩取困难,阻力过大,可在 B 超引导下操作,以免引起损伤。如有嵌顿、断裂,取出困难,可在 B 超或宫腔镜下取出。严防子宫穿孔的发生。

第三十节　宫内节育器放置术

宫内节育器放置术,又称上环术。宫内节育器是一种安全、有效、简便、经济、可逆的节育避孕方法,是我国育龄妇女的主要避孕方式。

【用物准备】 节育器,阴道窥器,宫颈钳,子宫探针,消毒巾,碘伏消毒棉球,无菌镊,无菌手套。

【操作方法】

(1)患者排空膀胱,取膀胱截石位仰卧于检查床上。

(2)双合诊检查子宫大小、位置及附件情况。

(3)外阴阴道常规消毒,铺无菌洞巾,阴道窥器扩张阴道,充分暴露,干棉球拭净阴道、宫颈分泌物,碘伏消毒阴道、宫颈。

（4）宫颈钳钳夹宫颈前唇，近水平位向前牵拉宫颈钳，尽量减小子宫体与宫颈的角度，子宫探针沿宫颈轻轻进入，顺子宫位置探入宫腔直达宫底，测量宫腔深度，轻轻向两侧摆动，估计宫腔宽度。

（5）根据宫腔大小选择节育器型号。

（6）用放置器将节育器送入宫腔直达宫底部，通过宫颈内口时，放置器略放平，与宫腔纵轴一致，以防节育器在宫内扭曲，将节育器放置宫底后轻轻退出放置器。带有尾丝的节育器在宫口外 2cm 处剪断尾丝。观察无出血即可取出宫颈钳及阴道窥器。

【注意事项】

（1）放置时间为月经净后 3～7 天且无性生活；产后 6 周，产后恶露已净，会阴伤口已愈合，子宫恢复正常；剖宫产后 6 个月；哺乳期未恢复月经者需除外妊娠。人工流产术后，正常分娩、剖宫产胎盘娩出后可即时放置。中期妊娠引产流产后 24 小时内清宫术后（子宫收缩不良，出血过多，疑有感染者除外）。自然流产需待下次月经净后 3～7 天放置。

（2）生殖器官炎症，如急慢性盆腔炎、阴道炎等；生殖器官肿瘤；宫颈内口过松，重度狭窄或重度子宫脱垂；生殖器官畸形（子宫发育异常、双子宫类型未明确）；近 3 个月内月经失调，月经频发、经量过多、不规则阴道出血或有严重痛经；盆腔结核；宫腔＜5.5cm 或＞9cm；较严重的全身急、慢性疾病；铜过敏史；妊娠或可疑妊娠者属节育器放置禁忌证。

（3）术中注意严格无菌操作，放置节育器应顺宫颈的倾曲方向进入宫底，中途不可停顿，遇有阻力立即退出，不可强行放置，以防子宫穿孔，尤其注意哺乳期等子宫薄而软时更应严防穿孔发生。

（4）术后休息 3 天，2 周内避免盆浴和性生活。术后 1、3、6 个月各随访 1 次，以后每年随访一次。防止节育器异位、嵌顿断裂、下移、脱落。术后不规则阴道出血，3～6 个月可自行恢复。不适过重可随时取出。

（5）无特殊不适，一般金属节育器可放置 20 年左右，塑料节育器可放置 5 年。

（6）注意观察月经，防止带器妊娠。

第三十一节　水囊引产术

妊娠 14～27 周要求终止妊娠或因某种疾病不能继续妊娠者，可行水囊引产术终止妊娠。

适用于死胎或过期流产。

【用物准备】　如无特制的水囊，可用双层阴茎套 2 只套在 1 根 18 号橡皮导尿管上，导尿管的顶端距阴茎套顶端 1～2cm，排出阴茎套内的气体，用 7～10 号丝线结扎套口松紧适宜。用前煮沸消毒 30 分钟,每次需备 2 支水囊。消毒棉球,无菌镊,无菌洞巾,阴道窥器,宫颈钳,无齿卵圆钳,无菌手套,无菌润滑油少许,100ml 注射器,生理盐水 1000ml,7 号丝线。

【操作方法】

(1)患者排空膀胱,取膀胱截石位仰卧于检查床上。

(2)常规外阴、阴道消毒,术者戴无菌手套,阴道窥器扩张阴道,碘伏再次消毒阴道、宫颈、宫颈管,钳夹宫颈前唇。

(3)挤压排出囊内空气和水,在水囊顶端涂抹灭菌润滑油,用无齿卵圆钳夹住水囊导尿管的顶端放入宫颈管,再沿宫颈管侧壁逐渐插入至胎囊与宫壁之间,直到将整个水囊放入子宫内口为止。

(4)用 100ml 注射器将无菌生理盐水 300～600ml 缓慢向囊内注入,根据妊娠月份大小酌情增减注液量,注射完毕,将导尿管的末端反折,用 7 号丝线扎紧,避免滴水,外面用纱布包裹置于阴道后穹窿,为防止导尿管脱落,阴道内可放纱布填塞,外阴置无菌垫,休息 1～2 小时,可自由活动。

【注意事项】

(1)术前全身检查,全身疾病的急性期、心肝肾功能不全不能耐受手术、急性生殖道炎症、前置胎盘或低置胎盘、死胎或过期流产、术前 24 小时 2 次体温超过 37.5℃以上者,不宜手术。

(2)术前阴道冲洗 3 天。

(3)术前 B 超检查排除前置胎盘或低置胎盘。

(4)严格无菌操作,进入宫腔的物品不得触碰阴道。放置时如遇阻力应改换方向,不得强行送入,以免引起胎盘剥离出血。

(5)放置水囊后观察,一般放入水囊后 12～24 小时可有宫缩,如无宫缩或宫缩微弱,24 小时后可用 0.5%～1%缩宫素静脉滴注,继续观察宫缩的频度、强弱及肛诊宫颈扩张的情况。静滴缩宫素时需专人观察,随时调整剂量和速度,宫缩过强应减慢速度或停滴,如仍不缓解,及时取出水囊,宜先放水后取囊,取出后再次阴道消毒。

(6)水囊放置超过 12 小时者,应每 4 小时测体温 1 次,如体温＞38℃或行清宫术者,应用抗生素预防感染。胎儿、胎盘娩出后,检查胎盘胎膜是否完整,如有缺损应注射宫缩药,或行清宫术。做好引产记录。注意回奶。

第三十二节　宫颈脱落细胞采集技术

宫颈脱落细胞采集技术是筛查早期宫颈癌及宫颈 HPV(人乳头状瘤病毒)的重要方法。

【用物准备】一次性会阴垫,无菌手套,阴道窥器,一次性宫颈细胞采集器,细胞保存液。

【操作方法】

(1)取样:患者取膀胱截石位,使用阴道窥器暴露充分宫颈,使视野清晰,用棉试子将宫颈口过多的分泌物拭去,将扫帚状取样器的中央毛刷伸入宫颈管内,轻轻搓动宫颈,按顺时针旋转5~10圈。手法轻柔,避免来回旋转。慢慢抽出宫颈刷。

(2)样本保存:将宫颈刷前端抛入保存液中。

(3)拧紧瓶盖,注明编号和日期。

(4)填写细胞学检验申请单,尽可能提供相关临床信息。样品保存瓶和申请单统一管理,注意条形码的正确粘贴。

【注意事项】

(1)3天内不使用阴道内药物或对阴道进行冲洗。

(2)24小时内禁止盆浴、性交和阴道检查。

(3)检查应在非月经期内进行。

(4)检查前不进行醋酸或碘液涂抹。

(5)取样前用棉试纸将宫颈口分泌物轻拭沾除,不可用力,以免丢失宫颈上皮细胞。

(6)取样时可能易出血,应用宫颈刷时可斜着滑向宫颈,不可直接用力,尽量避免出血。轻微出血,可继续取样,如出血活跃,立即停止。

(7)取样前常规清洁外阴。

(8)一般情况下,尽量避免短期内(小于3个月)重复取材,以免出现假阴性结果。

(9)一次性宫颈细胞采集器为无菌产品,仅供一次使用,包装破损禁止使用。

(10)样本一经采集,应尽快送至检测实验室,如不能马上送检样本,请于4℃保存,并在2周内进行检测,避免反复冻融。

第五章
Chapter 5 ——儿科诊疗技术

第一节　新生儿光疗技术

光疗（光照疗法）是新生儿高胆红素（未结合）血症的主要治疗方法。胆红素能吸收光，以波长 450～460nm 的光最强，未结合胆红素为脂溶性，光照后形成构型异构体、结构异构体（光红素）及少量光氧化胆红素，它们为水溶性，经胆道及尿路排出使血清胆红素水平降低。临床可用于光疗的光源有许多种，如蓝光荧光灯、绿光荧光灯、卤素灯等，但以蓝光（波长 425～475nm）应用时间最久，最为常用，故本节仅介绍蓝光照射光疗技术的操作规范。

【适应证】　适用于高胆红素（未结合）血症。具体光疗标准很难用单一的数值来界定，不同胎龄、不同日龄的新生儿都应该有不同的光疗指征，另外还需考虑是否存在胆红素脑病的高危因素。出生胎龄 35 周以上的晚期早产儿和足月儿可参照 2004 年美国儿科学会推荐的光疗参考标准（图 5-1），或将 TSB 超过 Bhutani 曲线（图 5-2）95 百分位数作为光疗干预标准。在尚未具备密切监测胆红素水平的医疗机构可适当放宽光疗标准。出生体重＜2500g 的早产儿光疗标准亦应放宽，可以参考表 5-1。在极低出生体重儿或皮肤挤压后存在瘀斑、血肿的新生儿，可以给予预防性光疗，但对于＜1000g 的早产儿，应注意过度光疗的潜在危害。

表 5-1　出生体重＜2500g 的早产儿不同光疗和换血血清总胆红素参考标准（mg/dl，1mg/dl = 17.1μmol/L）

出生体重 (g)	＜24h		24～＜48h		48～＜72h		72～＜96h		90～＜120h		≥120h	
	光疗	换血	光疗	换血	光疗	换血	光疗	换血	光疗	换血	光疗	换血
＜1000	4	8	5	10	6	12	7	12	8	15	8	15
1000～1249	5	10	6	12	7	15	9	15	10	18	10	18
2000～2299	7	12	8	15	10	18	12	20	13	20	14	20
2300～3499	9	12	12	18	14	20	16	22	17	23	18	23

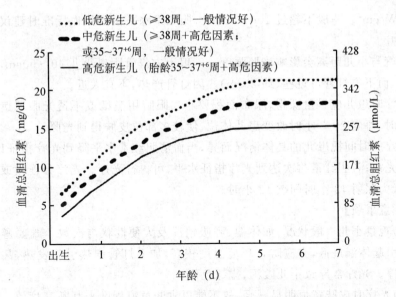

图 5-1 胎龄≥35 周的光疗参考曲线

高危因素包括:同族免疫性溶血,葡萄糖-6-磷酸脱氢酶缺乏,窒息、显著的嗜睡、体温不稳定、败血症、代谢性酸中毒、低白蛋白血症

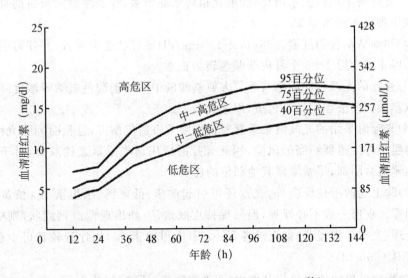

图 5-2 新生儿小时胆红素列线图(Bhutani 等)

【操作方法】 光疗有单面光疗和双面光疗,后者因光照面积大,效果优于前者。单面光疗时患儿可睡在暖箱或婴儿床里,光源置于其上方,若患儿睡在远红外辐射床(开放暖箱),则光源在患儿侧方。双面光疗一般有专门的光疗床。

照射强度>$5\mu W/cm^2$ 时才有效,标准光疗光照强度为 $8\sim10\mu W/cm^2$,强光疗

为 $30\mu W/cm^2$。一般不超过 $10\mu W/cm^2$。胆红素水平接近换血标准时建议采用持续强光疗。

灯管与小儿距离会影响光照强度。一般上方灯管距离小儿 $40\sim50cm$，便于护理操作，而下方灯管可近些(约 $25cm$)。因灯管产热，不宜太近。

光疗时患儿应尽量裸露，尿布面积要小。眼睛用黑纸或不透光眼罩遮盖。单向光疗时，每隔 $2\sim3$ 小时改变患儿体位，使较多部位皮肤得到光照。

光疗的时间视患儿的具体情况而异，当血清胆红素水平降到光疗指征以下时，可停止光疗；若胆红素再次达到光疗指征水平，可再行光疗。光疗分连续或间歇照射，后者为照射 12 小时间歇 12 小时。

【注意事项】

(1)观察小儿一般状况，如体温、呼吸情况及大便性状与次数。既要避免因保暖不够引起体温过低，亦应防止环境温度较高，加上灯管产热引起发热，甚至诱发呼吸暂停。光疗常导致小儿腹泻，排绿色便。

(2)光疗时皮肤黄疸明显减轻，故不能以皮肤黄疸程度来判断其疗效。可以测血清胆红素，对溶血病及血清胆红素浓度已接近换血指征者，宜隔 $4\sim6$ 小时检测 1次，一般至少每天测 1 次。光疗结束后亦应随访，必要时再次光疗。

(3)光疗时不显性失水增加，经消化道失水亦增多，故要注意入液量的补充，一般要较生理需要量增加 15 ％$\sim$20％。

(4)当血清结合胆红素$>68\mu mol/L$(4mg/dl)或肝功能损害者，光疗可引起"青铜症"，停止光疗后 $1\sim3$ 个月皮肤颜色转为正常。

(5)光疗的光源可使静脉营养复方氨基酸液中的氨基酸色氨酸等浓度降低，故复方氨基酸注射液须用铝箔包裹，以避免损失。

(6)光疗时采用的光波波长最易对视网膜黄斑造成伤害，且长时间强光疗可能增加男婴患外生殖器鳞癌的风险，因此光疗时应用遮光眼罩遮住双眼，对于男婴，用尿布遮盖会阴部，尽量暴露其他部位的皮肤。

(7)除上述的不良反应外，光疗还可引起皮疹、低血钙、维生素 B_2(核黄素)破坏增加等。皮疹一般不必处理，但要保持皮肤清洁；如出现低血钙症状，则应给予相应处理；光疗疗程短，进食正常者不一定补充维生素 B_2，如疗程较长可少量补充维生素 B_2(5mg/d)。

(8)光疗可单独使用或与其他治疗(换血疗法、药物)相结合。

(9)灯管的照射强度随着灯管的使用而逐渐衰减。质量高的灯管使用 2000$\sim$2500 小时需更换，质量差的灯管使用 1000 小时就要考虑更换。

(10)停止光疗指征：对于>35 周的新生儿，一般当 $TSB<222\sim239\mu mol/L$(13$\sim$14mg/dl)可停光疗。具体方法可参照：①应用标准光疗时，当 TSB 降至低于光疗阈值胆红素 $50\mu mol/L$(3mg/dl)以下时，停止光疗；②应用强光疗时，当 TSB

降至低于换血阈值胆红素 $50\mu mol/L$(3mg/dl)以下时,改标准光疗,然后在 TSB 降至低于光疗阈值胆红素 $50\mu mol/L$(3mg/dl)以下时,停止光疗;③应用强光疗时,当 TSB 降至低于光疗阈值胆红素 $50\mu moL/L$(3mg/dl)以下时,停止光疗。

第二节 新生儿胃管留置术

【适应证】

(1)吸吮力弱的早产儿、昏迷不能进食及不适宜进食的患儿(如颅内出血、口鼻腔先天性畸形)输入营养及药物。

(2)新生儿原因不明的呕吐、消化道出血及需要洗胃,或需要了解胃内容物性状,或需注入药物治疗。

(3)新生儿坏死性小肠结肠炎、肠梗阻时用于胃肠减压。

【操作方法】

(1)器械准备:胃管 1 条(F5,F6),鼻饲包 1 个(内有消毒镊子 1 把,夹子 1 个,20ml 注射器 1 支,液状石蜡 10ml,纱布若干,治疗碗 2 个,治疗巾 1 条)。

(2)测量需插入的长度:一般以从鼻尖至耳垂的距离加上耳垂至剑突下的距离为插入患儿体内的长度,并做好标记。

(3)插入方法:患儿取仰卧位,在胃管末端涂以少许液状石蜡,左手持胃管,右手持镊子,夹住胃管末端,由鼻腔内徐徐插入,在鼻咽部会略遇阻力,插入速度要慢些,插管至预定长度时用胶布将其固定在鼻唇沟两旁。

(4)判断胃管是否在胃内的方法:①用注射器经胃管开口端回抽,如可见胃内容物抽出,表示胃管已插入胃内。②经胃管注入 10ml 空气,用听诊器在剑突下可听到气过水音,表示胃管已插入胃内。③在不咳嗽、安静时,将导管开口端置于水中,无气泡逸出,表示胃管已插入胃内。

【注意事项】

(1)每次灌注、喂养前,应回抽有无胃液,证实确在胃内后方可注入液体。

(2)长期插管者 3～4 天应更换 1 次胃管,早产儿胃管可 1 周更换 1 次。

(3)拔管时应夹紧胃管,或将胃管反折后拔出,以防胃管内残留液体反流入气道。

第三节 儿科洗胃技术

洗胃目的在于清除胃内有害物。摄入毒物 1d 时内胃清除最有效,之后效果减小。

【适应证】

(1)误服药物、毒物。

（2）新生儿出生后反复呕吐,疑有羊水吸入。

（3）完全性、不完全性幽门梗阻。

（4）急、慢性胃扩张。

（5）小婴儿钡剂造影术后,预防呕吐时误吸钡剂。

【操作方法】

（1）人工洗胃法

①患儿右侧卧位,置橡胶围裙于胸前,盛水桶放在头下,弯盘放在口角处。

②按鼻胃插管法插入胃管,证实胃管位置正确。

③抽尽胃内容物,并留标本送检。

④用注射器缓慢注入洗胃液 200～500ml,然后再尽可能将其全部抽出,若回流不畅,可变换体位或改变胃管深度以抽出更多的注入液体。新生儿洗胃时,每次注入胃内 5ml 溶液后即抽出。洗胃应反复进行,直至抽出液澄清无味。

⑤根据需要向胃内注入药物。

⑥拔管时应将胃管折返,用手捏紧管腔后迅速拔出。

⑦记录灌洗液名称、液量,洗出液颜色、气味,患儿目前情况,并及时将标本送检。

⑧钡剂造影结束后,可插入较粗胃管吸出残余钡剂,然后用温开水或生理盐水清洗。

（2）自动洗胃机:操作方法同成人。

第四节　儿科给氧疗法

【适应证】

（1）由呼吸、循环、神经系统病变及其他疾病引起的呼吸困难、发绀,血氧饱和度<0.85（85%）,PaO_2<7.33kPa 者。

（2）重度贫血、休克及有缺氧表现的其他危重患儿。

（3）一氧化碳中毒、亚硝酸盐中毒、溺水、电击等意外。

（4）新生儿窒息。

【操作方法】

（1）鼻导管给氧法:选择质软的鼻导管,管壁的前端涂以液状石蜡,清洁鼻孔后插入鼻腔,插入深度一般为 1.5～2cm。若用有双侧孔的鼻导管,则应将侧孔对准患儿的鼻孔。用胶布（对皮肤无刺激）将鼻导管固定在鼻旁,另一端接氧气,调节氧流量至 2～3 L/min,或至水瓶内有连续气泡逸出。用此方法吸氧时,吸入氧浓度一般低于 30%。本方法虽简便易行,但小儿不易接受,且分泌物容易堵塞管腔,因此应用此方法给氧要经常检查导管是否通畅,及时清洗。

（2）面罩法：将用塑料或橡胶制成的面罩固定于口鼻上方，另一端与通过水瓶的氧气管道相连接。此方法需要较大的氧流量，一般为 5～8L/min，此时吸入氧浓度为 35%～45%。当患儿不能耐受鼻导管给氧或效果不好时，则可改用本方法。但用此方法时，漏斗容易移位，故应注意密切观察，随时调整面罩的位置。

（3）头罩给氧法：头罩大多由有机玻璃制成，按年龄的不同选用大小合适的头罩。给氧时，将小儿的头部置于头罩内，头罩上有两个孔，一个用来连接氧气，另一个为出气孔，将氧气流量调整到 5～8L/min，则吸入氧浓度可达 50%～60%。应用此方法不用在鼻腔内插入导管，也不必在面部固定面罩，因此小儿容易接受，但是头罩内应保持一定的空间。如果头罩内的容积太小，患儿容易感到憋闷而出现烦躁不安。另外，还应注意头罩内的温度及湿度，若温度较高可放置冰块降温，使头罩内的空气湿冷舒适，达到良好的给氧效果。

（4）连续正压给氧法：此方法主要是使呼吸道保持正压，避免肺泡早期闭合，使一部分失去通气的肺泡扩张，增加氧气的交换面积，提高血氧浓度。对经用各种给氧方法仍不能缓解缺氧症状者，可使用此方法。本方法可通过简易正压给氧装置或呼吸机来完成。

【注意事项】

（1）在给氧过程中应注意保持呼吸道及管道通畅，须经常检查氧气流量及管道情况、面罩位置、头罩内的温度及湿度。

（2）吸入的氧气必须通过水瓶，以减少呼吸道黏膜的干燥，瓶中的水量以 1/2 为宜，以防止当氧气泡过大时将水冲入输氧管内。若为肺水肿患儿，则可将水换成35%的乙醇。

第五节　儿科超声雾化吸入技术

【适应证】

（1）各种原因引起的急性或慢性呼吸道感染，如咽炎、喉炎、毛细支气管炎、肺炎等。

（2）气管切开的患儿，由于失去上呼吸道的湿化功能，导致痰液黏稠等。

【操作方法】

（1）雾化器水瓶内加入生理盐水 20～40ml，或按医嘱加入药液。

（2）调整定时开关，一般定时为 15～20 分钟，接上电源，开机，指示灯亮；将雾量、风量由小到大调至符合使用要求量，将由螺纹管连接的面罩或咬嘴接至患儿。

（3）雾化结束后，清洗水槽、水瓶、螺纹管、面罩等附件，消毒后以备再用。

【注意事项】

（1）雾化过程中，应密切观察患儿的面色、呼吸情况、神志等，如有面色苍白、异常烦躁及缺氧症状应立即停止治疗。

(2)雾化吸入的药物剂量应根据临床表现来增减。

(3)应注意附件的消毒,避免交叉感染。注意加强口腔的清洁,以防呼吸道继发感染。

第六节　儿科压缩雾化吸入技术

【适应证】

(1)各种原因引起的气道急、慢性炎症,如喉炎、毛细支气管炎、哮喘等。

(2)过敏反应引起的黏膜水肿、渗出,痰液黏稠不易咳出。

(3)支气管平滑肌痉挛。

(4)气管切开,由于失去上呼吸道的湿化功能致痰液黏稠。

【操作方法】

(1)不同型号的压缩雾化机,按使用说明将主机与附件连接好,将药液加入储药罐,液量一般为 2ml,不超过 3ml,若太少,可加入生理盐水稀释。

(2)用面罩轻叩在患儿口鼻部,使储药罐保持竖直,避免药液倾斜外溢。打开开关,雾化开始。一般雾化 10 分钟左右药液消耗完毕。婴幼儿烦躁不配合者,可入睡后治疗。

(3)治疗结束,将储药罐及面罩分解、清洗,消毒后以备再用。

【注意事项】　见本章第五节"儿科超声雾化吸入技术"。

第七节　儿科颈外静脉穿刺技术

【适应证】　需取血的婴幼儿,外周静脉不清楚或过细无法取血者。

【禁忌证】　有心肺疾病、缺氧症状、病情危重及出血倾向者禁用,因颈外静脉的取血姿势可使患儿病情加重。

【操作方法】

(1)患儿仰卧,垂头位,将肩部垫高,助手立于对侧帮助固定头部、躯干及四肢。

(2)术者位于头端,将患儿头部转向操作方便、颈外静脉暴露明显的一侧。

(3)常规消毒,用左手拇指绷紧皮肤,右手持注射器,待患儿啼哭静脉怒张时将针头刺入,有回血时固定针头,取血至所需量。

(4)消毒棉球压迫进针部位,迅速拔针,继续压迫片刻,同时抱起患儿,使之围坐、立位。

【注意事项】

(1)选用短而锐利易于进针的针头,采用 5～10ml 的注射器,针头接上后要检查是否漏气,争取一次成功。

(2)熟练的操作者可分两步进行。先于颈外静脉上、中1/3交界处刺入皮肤,等待静脉怒张时再刺入血管,见回血后再沿血管走行进入2~3mm,固定针头取血,以防穿透颈外静脉。

(3)要认真压迫止血,迅速改变体位,以减轻头部静脉压,避免出现血肿。

(4)操作时千万不能蒙住患儿的口鼻,力求安全,严防窒息。

第八节　儿科股静脉穿刺技术

【操作方法与程序】

(1)患儿体位:患儿仰卧,将穿刺侧臀部垫高,使腹股沟绷起,双腿下垂,穿刺侧大腿稍外展屈膝,助手立于患儿头端,帮助固定躯干及双下肢。

(2)找准穿刺点:术者位于足端,用左手示指于腹股沟内1/3附近触摸寻找股动脉搏动处,以此搏动点为中心,常规消毒取血部位和术者左手示指,用消毒后的手指继续触摸股动脉搏动处。

(3)穿刺方法:右手持注射器,沿股动脉搏动内侧穿刺即可进入股静脉。股静脉穿刺有两种方法。①直刺法,沿股动脉内侧垂直刺入,慢慢提针同时抽吸,见到回血立即固定位置,尽快抽血至所需量,拔针时用消毒棉球压迫止血。此法准确,速度快。②斜刺法,摸到股动脉处,示指不要离开,贴股动脉距腹股沟下2cm左右与皮肤呈30°~45°,斜刺进针,边进边吸,见血即固定,继续抽血至足够量,然后拔针,压迫止血同前。此法容易固定,静脉不易穿破,亦可同时用于注射药物或血浆。

【注意事项】

(1)术者先剪好指甲,洗净手指,以碘酊、乙醇严密消毒,避免带入感染。

(2)使注射器内形成足够的负压很重要,最好用10ml注射器以形成负压。取血用的针管千万不能漏气。取血要快,否则血液会凝固在注射器中。

(3)认真压迫止血,防止局部血肿。如穿刺时误入股动脉(有鲜红色血液冲入注射器内),不要惊慌失措,取血后用纱布紧压穿刺部位,持续5~10分钟,用胶布固定。

第九节　儿科腰椎穿刺技术

【适应证】

(1)诊断及观察疗效:检查脑脊液性质、压力,鉴别各种脑炎、脑膜炎、脱髓鞘疾病、脊髓病变、Guillain-Borre综合征等中枢神经系统感染性或非感染性疾病。

(2)椎管鞘内注射药物治疗脑膜白血病等。

【操作方法】

(1)器械准备:①治疗车上层放治疗盘(需要有 2.5％碘酊、75％乙醇、2％普鲁卡因等)、腰椎穿刺包、手套 2 副、口罩、帽子、消毒测压管,下层放中单或棉垫、消毒液及穿刺过程中用过的物品。②消毒腰椎穿刺包(包括带针芯腰椎穿刺针、镊子、无菌瓶数个、棉球、纱布、5ml 针管)。

(2)方法

①患儿侧卧,膝髋屈曲,双手抱头,充分低头弯腰。应由助手协助患儿摆正体位,以取得最大程度的脊椎弯曲,充分暴露检查部位的椎间隙。

②术者位于患儿背后,左手在头侧,用示指、中指摸好两侧髂骨嵴,此连线中点为第 3、4 腰椎棘突之间,在此处穿刺即可达第 3、4 腰椎间隙。小儿脊髓相对较长,穿刺部位可选此点下一椎间隙,即第 4、5 腰椎间隙。

③常规消毒,用拇指固定第 3 腰椎棘突,沿棘突下方用 1％普鲁卡因局部麻醉,边进针边推药,深至韧带,用消毒纱布压迫,拔针后稍等片刻。

④右手持腰椎穿刺针,左手拇指固定住第 3 腰椎棘突,沿其下方穿刺,进皮稍快。进入棘突间隙后,针头稍向头侧倾斜,当有阻力后有落空感时停止进针,拔出针芯,可见脑脊液流出。用无菌瓶 2～3 个,每瓶接 1～2ml 脑脊液分别送检常规、生化或培养。如检测颅压可事先准备好测压管测量压力,此管内脑脊液也可作化验用。如操作过程脑脊液流通不畅,可以转动针尾,助手压迫颈静脉,穿刺针亦可略调深浅。

⑤重新插上针芯,无菌纱布紧压穿刺处,拔针后胶布固定,让患儿平卧(不用枕头)。

【注意事项】

(1)当患儿有颅内压增高、视盘水肿,若病情需要,应先应用脱水药,降颅压后再穿刺,并且患儿放脑脊液时应用部分针芯堵在针口上,以减慢滴出速度,以防发生脑疝。

(2)由于患儿年龄和胖瘦的不同,达到脊髓腔的深度也不同,对瘦小者穿刺时应多加小心,刺入后徐缓前进,以免进入过深引起出血。

(3)新生儿或小儿可用普通注射针头进行腰穿,较用常规腰椎穿刺针容易。

(4)术后患儿至少平卧 4～6 小时。有颅内高压的患儿,腰椎穿刺后平卧时间可适当延长。

(5)穿刺部位皮肤有化脓性感染者或脊椎结核,禁忌穿刺,以免引起感染。

(6)穿刺应在硬板床上进行。

(7)穿刺时如发现患儿呼吸、脉搏、面色突然异常,应停止操作,并进行抢救。

(8)怀疑后颅窝肿瘤血液系统疾病,应用肝素等药物导致出血倾向及血小板＜50×10^9/L 者。

第十节 小儿气管插管技术

气管插管是建立人工气道简单有效的方法,是窒息、心肺复苏、呼吸衰竭必不可少的治疗手段。其目的是开放气道,确保通气;清除呼吸道分泌物,以维持气道通畅及减少气道阻力;为正压人工呼吸、气管内给药、机械通气提供条件。

【适应证】

①呼吸衰竭或临近呼吸衰竭。②呼吸频率<12次/分或>60次/分且无意识或对疼痛刺激无反应。③心肺功能衰竭。④休克者有助于降低其呼吸功能。⑤需气诊给予下列药物但无法建立静脉通路时:利多卡因,肾上腺素,阿托品,地西泮。⑥神经学复苏-小儿 GCS 评分<8 分或当患儿神志差且 GCS<12 分,需要过度通气维持 $PaCO_2$ 至 $30\sim35mmHg$。⑦保护气道。⑧各种原因致下呼吸道需经人工气道吸引或行气管或支气管冲洗。

【禁忌证】

(1)颈椎损伤,颅底骨折。

(2)颌面、鼻咽部、上呼吸道畸形或损伤。

(3)口咽部灼烧伤,吞食腐蚀性物质。

说明:作为抢救生命的呼吸支持措施,上述禁忌证有时仅为相对禁忌证。

【操作方法】

1. 插管前准备 插管前需检查喉镜、吸引器、氧气、心电血氧监测等是否能够正常使用,准备固定用胶布、牙垫、金属导丝、复苏球囊、面罩等,根据患儿体重、年龄等选择合适的镜片和气管导管。除窒息、心肺复苏须立即插管外,插管前还应尽力完成下列准备工作,以利安全插管,减少并发症。

(1)下胃管排空胃内容物。

(2)开放静脉,有条件时接好心电监护。

(3)为预防可能因插管而出现的反射性心动过缓,可预先静脉注射阿托品,体重<5kg 者给予 0.1mg 静注,>5kg 者 0.02mg/kg 静脉注射,并酌情给予镇静药。

2. 经鼻气管插管操作步骤

(1)患儿仰卧,头略后仰,颈部平直,由助手扶持并固定。用复苏气囊、面罩"E-C 法"加压给氧,改善全身缺氧状态。

(2)声门运动活跃者,用 1‰丁卡因咽部喷雾做表面麻醉(新生儿除外)。

(3)观察鼻腔有无堵塞。

(4)将气管导管用无菌注射用水或生理盐水湿润。

(5)由一侧鼻孔插入鼻腔,向鼻内侧方向旋转式推进,通过后鼻道直至口咽部。如遇阻力,切忌暴力插入,可适当改变头部前后位置;也可加用金属导丝改变导管曲度,使之顺利通过鼻腔。

(6)用示指拨开上下唇,左手持喉镜由口腔右侧放入,将舌推向左侧,使口、咽和气管轴成一直线,直接暴露声门,直视下经口腔用插管钳将导管插入声门下 $2\sim3cm$(部分气管导管标有标示线)。新生儿、小婴儿喉位置靠前,助手可轻压环状软骨,以利声门暴露。小儿上呼吸道最狭窄处在环状软骨环,导管若不能顺利通过声门下,不可粗暴用力,应换小一号导管重插。

(7)插管成功,立即用复苏器加压给氧,以改善缺氧状态,并借此检查插管位置是否正确。插管位置正确时双肺呼吸音对称,两侧胸廓运动对称一致。如双肺无呼吸音,腹部逐渐膨隆,仍能发声,示导管误入胃,需拔出重插,如左侧呼吸音明显减弱或消失,则导管插入过深,需在听诊呼吸音的同时略向外拔出。

(8)确定插管位置无误后,用胶布固定,并记录导管留在鼻外的长度。

(9)清理气道分泌物,有条件时应将吸出的第1管分泌物送细菌培养。

(10)将患儿四肢、头部、肩部用沙袋固定,尽可能保持头及躯干抬高 $15°\sim20°$。

(11)根据病情连接呼吸机机械通气或气囊给氧。

(12)拍 X 线胸片了解插管位置,导管末端应在气管隆嵴上 $1\sim2cm$。

3. 经口气管插管

(1)患儿仰卧,头略后仰,颈部平直,使患儿口-咽-气管轴尽量呈一直线。

(2)左手持喉镜,将镜片由舌和硬腭间放入,在中线位向前随咽的自然形状插入,一旦镜片尖达到舌的基底部,即入会厌软骨凹内(弯镜片),可看到会厌。

(3)用弯镜片时向前提起舌根可暴露声门,或将直镜片跨过会厌下方,直接上提会厌即可暴露声门。若暴露不完全,可在环状软骨外压迫气管。

(4)右手持装有导丝的导管(弯曲部向上)插入声门,判断并确认气管插管的正确位置。

(5)拔出导丝,放置牙垫,用胶布缠绕固定。

(6)其他见"经鼻气管插管"。

【注意事项】

(1)患儿严重发绀、心动过缓应停止操作,用复苏气囊、面罩"E-C 法"加压给氧至症状缓解再行插管。

(2)待声门开放时(吸气时)将导管送入,不可用暴力插入。

(3)暴露声门时不要用力撬起,也不要以上牙龈或牙齿为支点。

(4)注意无菌操作。

(5)正确确认导管位置并记录,带套囊的气管导管应将套囊置于声带下。如判断困难必要时可监测呼气末 CO_2 水平。

(6)及时更换浸湿的固定胶布。监测并记录生命指征。

(7)注意插管各时期的并发症:①插管时,舌、牙龈、会厌、声门、食管及喉损伤。

②插管后,感染、肺不张、鼻翼坏死及因脱管、堵管致窒息。③拔管后,喉水肿、声带麻痹、喉狭窄(喉肉芽肿、声带纤维化)。

(8)怀疑颈椎损伤的患儿需用手做颈部固定,并保持正中位。

(9)不同年龄导管大小的选择:足月新生儿、小婴儿 3mm 或 3.5mm;1 岁 4mm;1～2 岁 5mm。也可以通过目测选择,即选择外径与患儿小指粗细相仿的导管。2 岁以上的患儿也可采用下列计算公式:导管内径(mm)=年龄(岁)/4＋4(无套囊导管),导管内径(mm)=年龄(岁)/4＋3(带套囊导管)。(亦可以患儿小指大小作为导管内径大小的选择依据)同时准备两根±0.5mm 的导管。

(10)2 岁以上的小儿导管插入合适深度的判断也可参考下述计算方法:插入深度(cm)=年龄(岁)/2＋12 或导管内径(mm)×3。

第十一节　小儿心肺复苏技术

心肺复苏术(CPR)是指患儿心脏骤停时以人工呼吸和人工循环代替自主呼吸和自主循环的急救方法,内容包括:人工呼吸、胸外按压、体外除颤等。最新小儿心肺复苏指南已经将复苏流程由"A-B-C"(开放气道、人工呼吸、胸外按压)更改为"C-A-B"(胸外按压、开放气道、人工呼吸)。

【适应证】　任何原因造成的心搏停止或心动过缓、无脉性电活动等。

【操作方法】　图 5-3 为儿童基础生命支持流程。

(1)检查反应及呼吸:轻拍患儿双肩,并大声说话:"喂!你怎么了?"。对于婴儿,轻拍足底。如患儿无反应,快速检查是否有呼吸。如没有自主呼吸,或呼吸不正常,须大声呼救,并启动紧急反应系统,获得自动体外除颤仪(AED)或手动除颤仪,并准备开始进行 CPR。

(2)启动紧急反应系统:院内复苏或多人在场时,应立即派人启动紧急反应系统并获取除颤/监护仪或 AED;院外单人复苏应首先对于婴儿和儿童心跳骤停的 CPR 策略,单人 CPR 时,胸外按压和人工呼吸比为 30:2,而双人时,则为 15:2,CPR 后,再启动紧急反应系统。然而,目击心脏骤停时应首先启动紧急反应系统,并获得除颤仪,再回到患儿身边进行 CPR。

(3)评估脉搏:医疗人员可最多用 10 秒触摸脉搏(婴儿肱动脉,儿童颈动脉或股动脉),如 10 秒内无法确认触摸到脉搏,或脉搏明显缓慢(60 次/分),需开始胸外按压。非医疗人员可不评估脉搏。

(4)胸外按压:儿童胸外按压时使用单手或双手按压法,掌根按压胸骨下 1/2(中指位于双乳头连线中点);婴儿胸外按压时,单人使用双指按压法,位于乳头连线下,双人使用双手环抱法,拇指置于胸骨下 1/2 处。胸外按压时,按压速率至少为每分钟 100 次,按压幅度至少为胸部前后径的 1/3(婴儿大约为 4cm,儿童大约为

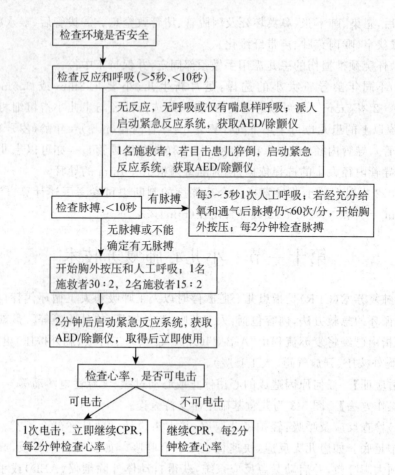

图 5-3　儿童基础生命支持流程

5cm 不超过 6cm,因超过 6cm 的胸外按压深度可能对患者造成伤害如胸骨骨折),用力按压和快速按压,减少胸外按压的中断,每次按压后胸部须回弹到按压前位置。

(5)打开气道及人工呼吸:不怀疑存在头部或颈部损伤的患儿,采用"仰头-抬颏"法打开气道。怀疑可能存在头部或颈部外伤的患儿,采用"推举下颌"法打开气道,"推举下颌"法无法有效打开气道时,仍可使用"仰头-抬颏"法。患儿无自主呼吸,或呼吸不正常时,给予两次人工呼吸。在院外,采用口对口或口与口鼻进行通气。医疗人员在院内进行人工呼吸可使用复苏气囊面罩通气。避免过度通气,仅需要使胸廓抬起的最小潮气量即可。不推荐常规使用环状软骨压迫法。

常用气道打开办法操作技术如下。

①仰头-抬颏法:操作者位于患儿一侧,一手手掌置于患儿的前额,另一手的示

指和中指置于下颏的骨性部位,使头部后仰,下颏抬高。

②推举下颌法:操作者位于患儿头侧,双手手指置于患儿下颌用力向上提下颌骨,保持头部位置固定,避免任何的弯曲和拉伸;同时双手拇指打开患儿的口腔。

常用人工呼吸操作技术如下。

①口对口人工呼吸:操作者位于患儿一侧,使用仰头-抬颏法开放气道,一手手掌放于患儿前额,并以拇指和示指捏住患儿的鼻孔。操作者平静吸口气,然后用口唇将患儿的口全部包住,呈密封状,缓慢吹气,持续1秒,使患儿胸廓抬起。吹气结束后,操作者口唇离开患者的口部,放开捏住的鼻孔,使气体被动呼出。如此反复。吹气频率:年龄>1岁的患儿8~10次/分,婴儿(离开分娩室至1岁):12~20次/分。若吹气时患儿胸廓未抬起,重复一次仰头-抬颏法,再次吹气,观察胸廓是否抬起。

②口对面罩人工呼吸:操作者将面罩置于患儿的面部。覆盖口鼻部;使用仰头-抬颏法开放气道,操作者放在患儿前额手的拇指和示指压在面罩的边缘,另一只手的拇指也压在面罩的边缘,将面罩紧紧压贴在患儿的面部。操作者平静吸气后吹气1秒,使患儿胸廓抬起。吹气结束后,操作者口唇离开面罩,使气体被动呼出。吹气频率:年龄>1岁的患儿8~10次/分;婴儿(离开分娩室至1岁)12~20次/分。

③球囊面罩人工呼吸

a. 单人操作:操作者位于患儿头端,一手将面罩置于患儿的面部,拇指和示指形成"C"形放在面罩上将面罩固定,其余手指形成"E"形放在患者下颌的骨性部分将下颌抬起以畅通气道。另一手挤压球囊持续1秒,使患儿胸廓抬起。通气频率:年龄>1岁的患儿8~10次/分;婴儿(离开分娩室的患儿至1岁)12~20次/分。

b. 双人操作:一位操作者位于患儿的头端,将面罩置于患者面部,双手拇指和示指形成"C"形,置于面罩上将面罩固定,其余手指形成"E"形放在患儿的下颌骨性部分抬起下颌,畅通气道。另一位操作者位于患儿一侧,双手挤压球囊,每次挤压持续1秒,使患儿胸廓抬起。通气频率:年龄>1岁的患儿8~10次/分;婴儿(离开分娩室至1岁)12~20次/分。

(6)按压与通气的协调

①未建立高级气道时单人复苏:按压频率100~120次/分按压通气比30∶2;双人复苏:按压通气比15∶2。一般要求每2分钟两名施救者应交换职责,每次交换5秒内完成。

②建立高级气道后(气管插管后):负责胸外按压的医疗人员以至少每分钟100次的频率进行不间断按压,负责通气者以每6~8秒给予1次人工呼吸的速度(8~10次/分)进行通气。两名施救者不再进行按压与呼吸的配合。

③仅给予人工呼吸支持:当患儿无自主呼吸或呼吸衰竭时,但存在大动脉搏

动,且脉搏＞60次/分,无须给予胸外按压,可仅予呼吸支持,每3～5秒1次人工呼吸通气(12～20次/分),每次呼吸时间持续1秒,并观察胸廓是否随每次呼吸而抬举。

(7)体外除颤器的操作方法

①常规除颤器的操作:打开除颤器电源开关,检查"选择"按钮是否置于"非同步"位置上。电极板上涂上导电糊。按下充电按钮,将除颤器充电到所需要水平。儿童初始除颤能量2～4J/kg,后续能量至少4J/kg,但不超过10J/kg。将电极板分别置于心尖部和胸骨右缘第2肋间,用力按紧,使电极板与皮肤充分接触。操作者避免与患者直接接触。按放电按钮,并观察患者的心电图。除颤完毕后,关闭电源,将电极板擦干净,使除颤器处于待用状态备用。

②自动体外除颤器(AED)的应用:打开AED的电源。选择适当的电极(3岁以下的患者使用儿童电极)粘贴在患者裸露的皮肤上。将电极板的插头插入AED主机的插孔。AED会自动分析患者的心率(有些AED需要按分析键),在分析心率时所有人均不要接触患者以免干扰分析。分析完毕后AED会建议是否进行除颤的建议,当有除颤建议时,所有人均不要与患者接触,操作者按下除颤键进行除颤。除颤结束后立即进行胸外按压及人工呼吸。

第六章
Chapter 6 — 五官科诊疗技术

第一节 视力检查

一、远视力检查

凡眼科就诊患者及其他科室要求会诊的患者,均应检查视力。视力检查还是健康查体时必查项目。

【操作方法】

(1)可选用对数视力表、国际标准视力表(图 6-1)、ETDRS(早期治疗糖尿病性视网膜病变研究)视力表。前两种视力表的检查距离为 5m,后者的检查距离是 4m。视力表的 1.0 一行应与被检眼同高。视力表的照明应均匀,无眩光,可采用自然照明。如用人工照明,照明强度为 300～500lux。

(2)两眼分别检查,常规先查右眼,后查左眼。检查时用挡眼板遮盖非受检眼。如受检者戴眼镜,应先查裸眼视力,再查戴镜视力。

(3)下面以国际标准视力表为例叙述远视力检查方法。该表分 12 行,能看清第 1 行者视力为 0.1,第 10 行为 1.0,第 12 行为 1.5。若能辨认第 8 行全部视标,同时辨认第 9 行半数以下视标时则记 0.8＋;如能辨认第 8 行全部视标,同时辨认第 9 行半数以上视标时则记 0.9－。

(4)如被检者不能辨认表上最大视标时,可嘱被检者向视力表靠近,直至看清第 1 行视标(0.1),记录的视力为:0.1×被检者与视力表的距离(m)/5,如在 2m 处能看清 0.1,视力为 0.1×2/5＝0.04。

(5)如在 1m 处不能辨认最大视标,则检查数指。嘱受检者背光而坐,检查者伸手指让被检者辨认手指数目,记录其能辨认指数的最远距离,如数指/30cm 或 CF/30cm。如果在眼前 5cm 处仍不能辨认指数,则检查者在受试前摆手,记录能辨认手动的最远距离,如手动/30cm 或 HM/30cm。

(6)受检者如不能正确判断手动,应在暗室中进一步检查光感及光定位。检查光感时,将患者一眼完全遮盖,检查者一手持烛光放在被检眼前 5m 处开始检查。若受检者不能看见烛光,则将烛光向受检者移近,直至受检者能辨认为止。记录受

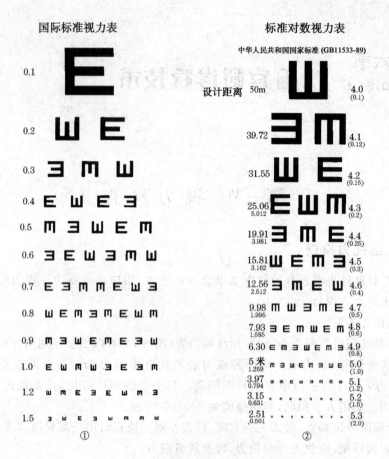

图 6-1 远视力表(缩小图)
①国际标准视力表;②标准对数视力表

检者能看见烛光的最远距离。检查光定位时将烛光置于受检者前 1m 处,嘱受检者向正前方注视,不要转动眼球和头部,分别将烛光置于左上、左中、左下、正上、正中、正下、右上、右中、右下,同时询问受检者是否能看见烛光。如应答正确记录为"+",应答错误记录为"一"。如受检者全无光感,记录为"无光感"。

【注意事项】

(1)如果检查室的最大距离<5m,采用反光镜法检查视力。将视力表置于受检者座位的后上方,于视力表对面 2.5m 处放一平面镜,嘱受检者注视镜内所见的视力表来检查远视力。

(2)每个字母辨认时间为 2~3 秒。

(3)非受检眼遮盖要完全,但不要压迫眼球。

(4)检查时受检者头位要正,不能歪头用另一只眼偷看,不能眯眼。

(5)对于裸眼视力＜1.0,而且没有矫正眼镜的受检者,应加针孔板后再查小孔视力。

(6)视力检查是心理物理检查,评价结果时应当谨慎。

二、近视力检查

【适应证】　屈光不正患者,老视患者及需要检查近视力的其他情况下均应检查近视力。

【操作方法】

(1)可选用徐广第标准近视力表(图6-2)、耶格(Jaeger)近视力表、对数近视力表。

(2)近视力表的照明不易固定,可采用自然弥散光,也可采用人工照明,但注意避免眩光。

(3)两眼分别检查,常规先查右眼,后查左眼。检查时用挡眼板遮盖非受检眼。

(4)检查距离一般为30cm。对于屈光不正者,要改变检查距离才能测得最好近视力。如将近视力表向受检眼移近时视力逐渐增加,该眼可能为近视眼或假性近视眼。如将近视力表向受检眼移远时视力逐渐增加,该眼可能为远视眼或老视眼。

(5)以能看清的最小一行字母作为测量结果。可以小数法记录。如用耶格近视力表,则以J-1～J-7记录,并注明检查距离。

【注意事项】

(1)每个字母辨认时间为2～3秒。

(2)非受检眼遮盖要完全,但不要压迫眼球。

(3)检查时受检者头位要正,不能歪头用另一只眼偷看,不能眯眼。

三、婴幼儿视力检查

需要检查远视力的婴幼儿,特别是怀疑弱视时,均应做视力检查。

【操作方法】

(1)遮盖厌恶试验:令婴幼儿坐于母亲膝上,分别单眼进行遮盖。若被遮盖眼为视力较差眼,则患儿无异常表现。当遮盖眼为视力好的眼时,患儿则表现烦躁、哭闹或用手推开遮挡物。当两眼视力接近时,厌恶表现不明显。

(2)追随光源或追随眼前移动目标:摆动光源或手中的玩具时,婴幼儿的眼或头能追随转动,表明至少有眼前光感或指数视力。对可疑双眼视力丧失者,可观察婴幼儿对周围事物有无反应及表情变化或检查者用一物体做打击眼球的假动作观察有无瞬目反应。

(3)注视反应:检查者右手执活动玩具,左手固定婴幼儿头部而以左手大拇指

小数 记法	GB11533-89	徐广第 检查距离30cm	1991年再版	五分 记法
0.1	E	Ш	Ε	4.0
0.12	Ш E M	E		4.1
0.15	M E Ш	Ε		4.2
0.2	E M Ε Ш	E		4.3
0.25	Ε Ш E M	Ε		4.4
0.3	E M Ε Ш	E		4.5
0.4	m ш э э	э		4.6
0.5	э m E э	E		4.7
0.6				4.8
0.8				4.9
1.0				5.0
1.2				5.1
1.5				5.2

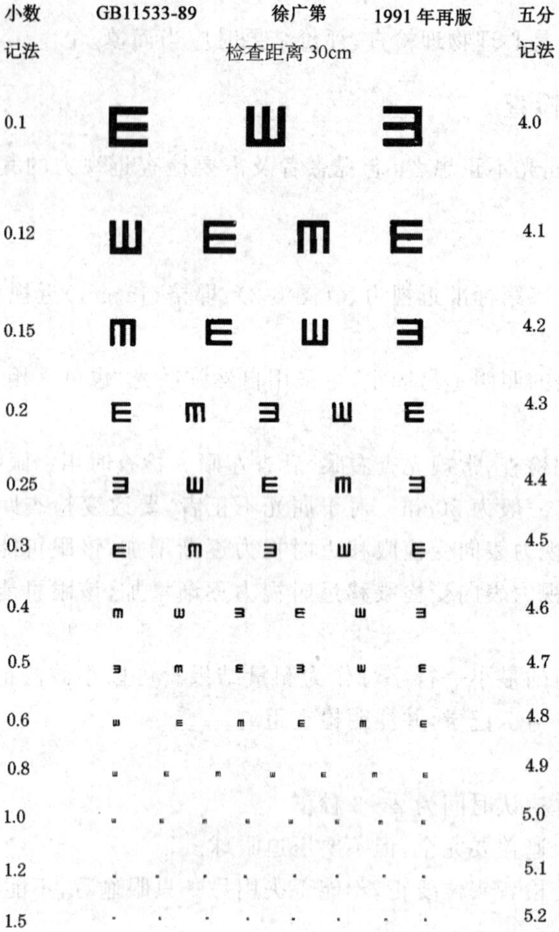

图6-2　标准近视力表

挡住婴幼儿右眼或左眼。观察另一眼能否跟随和注视眼前的活动玩具。例如,挡住右眼时左眼能注视玩具,挡住左眼时右眼不能注视,经数次测试均如此,则说明右眼视力差,应当散瞳做眼底及屈光检查。

（4）视动性眼球震颤:让母亲抱婴幼儿坐在一视鼓前,视鼓上有不同空间频率的条纹,转动视鼓,观察是否产生眼球震颤。

（5）视觉诱发电位:检查时最好在屏蔽隔离室中进行。采用电视反转棋盘图像或反转黑白条方波光栅作为刺激源。作用电极一般安放在枕骨粗隆上 2cm 处。放置前剪净局部头发、涂电极胶。地电极置于额正中,参考电极置于右耳垂。当反转频率不变,而空间频率逐步增加,即棋盘格逐步变小时可见 P100 波逐步变小,当棋盘小到某一空间频率至视觉诱发电位(VEP)记录不到时称为 VEP 视力的阈值。根据其前一档的空间频率推算出单眼或双眼的斯内伦(Snellen)视力值。如 30 周/度相当于 20/20 或 1.0,10 周/度相当于 20/50 或 0.4,3 周/度相当于 20/400 或 0.05。

(6)选择观看法:以大的灰色纸作为屏幕,置于婴儿前方和两侧,中央开一窥视孔,在窥视孔两侧距窥视孔约 17cm 处各开一个 9cm 的图像呈现孔,屏幕后有一转轮,装有成对的黑白条栅画面及灰色无图像卡片,可随机在一侧呈现条栅,另一侧呈灰色卡片。婴儿坐在家长或医务人员的腿上距窥视孔 31cm,固定婴儿头部。检查者由幕后经窥视孔观察并记录婴幼儿注视反应。每画面做 10 次测试。若采用 Teller 测试卡,被检眼离窥视孔为 55cm,操作时可随机将测试卡旋转 180°,使条栅处于右方或左方。

【注意事项】

(1)开始时先对双眼进行测试,待婴幼儿变得合作后再分别检查左、右眼。对眼进行遮盖时应充分,注意不能让受检者偷看。

(2)选择观看法适用于 18 个月龄以下的婴幼儿,年长幼儿因注意力分散,影响检查效果。应注意环境安静无干扰。

(3)视动性眼球震颤检测方法的缺点是难以维持婴幼儿一直固视目标,且刺激物占据视野的比例小。因此若未能诱发出视动性眼球震颤,并不等于婴幼儿没有接受刺激,也许是婴幼儿缺乏兴趣,有假阴性的可能。另外,存在眼球运动障碍时,此法可能得出视力缺损的错误解释。

(4)医师可根据条件选择任意一种方法进行检查。

四、学龄前及学龄期儿童的视力检查

需要检查远视力的 2 岁以上儿童,特别是怀疑弱视时,均应进行视力检查。

【操作方法】

(1)图形视力表:根据视角的原理设计,常以手指、鱼、蝴蝶、伞、小动物、小果实等图形代替各种文字视标,其余检查条件与国际标准视力表相同。

(2)点状视力检查仪:适用于 2～3 岁的儿童。该表是用一系列大小不等的黑色圆点排列在乳白色的圆盘上,有一背景灯照明,圆盘表面有一遮板,开一观察孔,转动圆盘,让圆点视标出现在观察孔,让患儿识别,再根据可识别的圆点大小,查出设计时相应 Snellen 值做出估算。

(3)E 字视力表检测:先用两块相同的单 E 字板。检查者与儿童各执 1 块,要求儿童把 E 字缺口放在检查者的同一方位。学会后再做视力表检查,检查操作方法如前所述。

(4)激光干涉条纹视力计检查:受检者取坐位,头部固定在颌架上,用单眼向激光干涉测试仪的窥视孔内注视。检查者旋转旋钮,改变条纹的空间频率,受检者可见粗细不等的黑白相间的条纹,最粗条纹相当视力 0.05,最细条纹相当视力 2.0,条纹每档间隔视力为 0.05。干涉条纹可以改变为竖、横、左斜、右斜位置。按被检者能分辨最细条纹而换算出视力。

【注意事项】

(1)检查距离为 5m,如果采用平面镜反射法,则检查距离可缩短一半。1.0 视标应与被检儿童的眼保持同高。

(2)检查时要坐端正,不能眯眼,用消毒遮眼板遮挡非受检眼,通常先查右眼后查左眼。

(3)对弱视儿童应分别记录单个视标检查的视力及行视标检查的视力。因为一般情况下,弱视儿童容易辨认单独视标,行视标视力常较单独视标视力差 1～3 行,而且在弱视训练中单个视标视力也比行视标视力增进得快。

(4)单眼视力和双眼视力的检查。患隐性眼震的儿童,双眼视力比单眼视力好一些,为了检查双眼状态下的单眼视力,在一只眼前放 +5.00D 的球镜代替遮盖,检查另一只眼的视力。有代偿头位的冲动型眼球震颤患者,应该检查头位正直时的视力和代偿头位时的视力。这种检查结果对诊治这类儿童有重要意义。

第二节　外眼一般检查

一、眼睑检查

【操作方法】

(1)眼睑的一般检查可在自然光或人工照明光下进行。

(2)可在肉眼下进行检查。必要时应用放大镜或裂隙灯显微镜进行检查。

(3)一般按照先右后左的顺序进行检查。

(4)注意双侧是否对称,睁眼和闭眼是否自如。

(5)注意眼睑皮肤有无充血、水肿、压痛,有无皮疹、溃疡、瘢痕、肿物,以及皮下结节、皮下出血、皮下气肿等情况。

(6)注意眼睑位置、形态,睑裂大小,有无上睑下垂、缺损或眼睑闭合不全。

(7)注意睑缘有无内翻、外翻、充血、肥厚及炎症等。

(8)注意睫毛有无乱生、倒睫、秃睫或睫毛脱色,睫毛根部皮肤有无充血、鳞屑、溃疡和脓痂。

(9)若有提上睑肌功能异常,应测定提上睑肌肌力。

【注意事项】

(1)若遇感染性眼病,应先查健眼,后检查患眼,以免发生交叉感染。

（2）若有眼球严重外伤、角膜穿孔或即将穿孔时，翻转眼睑时要格外小心，以免眼内容物脱出。

二、泪器检查

对流泪、溢泪、眼干的患者，怀疑有泪器炎症或肿瘤的患者，怀疑泪器损伤的眼外伤患者，就诊时应仔细检查双眼泪器。

1. 泪腺检查

（1）泪腺的一般检查

①触摸颞上方眶缘，确定有无肿物。如有，应判断其质地、界线、活动度、有无结节等。

②患眼向鼻下方注视，翻转上睑，以拇指将外眦部向外上方牵引，并轻轻地将眼球向外上方推动，可将脱垂的泪腺或由于炎症或肿物引起肿胀的睑部泪腺暴露在外眦部上穹隆部结膜下，以便检查。

③泪腺有炎症时可有压痛。

（2）泪液分泌试验：怀疑泪液分泌减少时可行泪液分泌试验。

①用准备好的 5mm×35mm 的消毒滤纸，将其一端折弯 5mm，夹持于下睑内侧 1/3 处结膜囊内，另一端垂挂于睑外。嘱受检者轻闭双眼。

②5 分钟后以毫米为单位测量滤纸条被泪液浸湿的长度（折叠端的 5mm 不记在内）。≥10mm 为正常。

③如果在 5 分钟内滤纸条全部被泪液浸湿，应记录泪纸条全被浸湿所需的时间，以分钟为单位。

（3）泪膜破裂时间测定

①在裂隙灯下用钴蓝色滤光片观察。

②在结膜囊内滴入一小滴 0.125% 或 1% 荧光素钠溶液。

③嘱受检者眨眼数次后，睁大受检眼，凝视前方，并开始计时，同时持续观察角膜，直到角膜表面出现第一个深蓝色斑（泪膜缺损）时为止，记录时间，以秒为单位。测量 3 次，取平均值。若<10 秒表示泪脱稳定性不良。

2. 泪道检查

（1）泪道的一般检查

①检查泪小点。应用放大镜或裂隙灯显微镜进行检查，注意泪小点有无外翻、狭窄、闭塞或赘片增生。

②泪囊区有无红肿、压痛或瘘管。

③挤压泪囊部有无分泌物自泪小点流出。

（2）荧光素钠试验

①怀疑泪道阻塞时可选用本试验。

②将 1‰～2‰荧光素钠溶液滴入结膜囊内。

③2 分钟后摸鼻,如带有黄绿色,表示泪液可以通过泪道,泪道没有阻塞。

(3)泪道冲洗

①怀疑泪道狭窄或阻塞时可进行泪道冲洗。

②冲洗泪道前先挤压泪囊部,观察有无黏液或脓性分泌物排出,并尽量将分泌物排空。

③用蘸有 0.5%丁卡因的棉签夹在上、下泪小点之间 1～2 分钟。

④受检者通常取坐位,头部微后仰并固定,眼向上注视。将下睑近内眦部轻轻地向下牵拉,暴露下泪小点。

⑤如泪小点较小,先用泪小点扩张器垂直插进泪小点 1～2mm,再向鼻侧转至水平方向,轻轻捻转,扩张泪小点。

⑥将大小合适的泪道冲洗针头垂直插入泪小点 1～2mm 后向鼻侧转动,使针头呈水平位,继而顺沿下泪小管走行方向将针头推进 4～6mm,注入生理盐水。此时应询问受检者有无水液进入咽部,或请受检者低头观察有无水液从鼻孔流出,并注意注水时有无阻力及泪小点有无水液反流。

⑦冲洗完毕,滴用抗菌眼药水。

(4)泪道冲洗结果分析

①泪道通畅:注入冲洗液时无阻力,泪道无液体反流,受检者诉液体流入口咽部,或观察到液体从鼻孔流出。

②泪道狭窄:下冲上返,但加压注入冲洗液后通畅。

③泪小管阻塞:注入冲洗液时有阻力,冲洗液从原路返回,口咽部无液体流入。

④泪总管阻塞:注入冲洗液时有阻力,从下泪小点冲洗时冲洗液自上泪小点反流,口咽部无液体流入。

⑤鼻泪管阻塞:注入较多冲洗液后从上泪小点反流,并可带有黏脓性分泌物,表明鼻泪管阻塞合并慢性泪囊炎。

(5)泪道碘油造影

①了解泪道阻塞的部位及泪囊大小,为手术准备。

②造影时,先挤压泪囊部排出泪囊中分泌物,并冲洗泪道。

③按泪道冲洗法,由下泪小点注入 40%碘化油或 30%碘苯酯 0.3～0.5ml,随即行 X 线摄片。

3. 注意事项

(1)进行泪液分泌试验时,放置泪纸条的动作要轻柔,以免损伤球结膜等组织。

(2)测定 BUT 时,检查室内避免使用电风扇。

(3)泪道冲洗时,动作要轻柔,以免造成泪道机械性损伤及形成假道。

(4)泪道冲洗注入液体时,若出现下睑水肿,表明冲洗时形成假道,应即刻拔出冲洗针头,停止冲洗。必要时应用抗菌药物,预防发生感染。

(5)进行泪道碘油造影时,应在 X 线申请单上标注注入造影剂的时间。

三、结膜和半月皱襞检查

怀疑患有结膜疾病,眼部外伤者,健康体检者,均应对结膜和半月皱襞进行检查。

【操作方法】

(1)上睑结膜暴露法

①单手翻转法:嘱受检者向下注视,检查者用拇指和示指轻轻挟提上睑皮肤,在示指向下轻压睑板上缘的同时,拇指向上方捻转,即可暴露上睑结膜。

②双手翻转法:用一手挟提上睑皮肤向上翻卷的同时,用另一手示指或棉棍、玻璃棒轻轻向下推压睑板上缘,即可将上睑翻转,暴露上睑结膜。

(2)上穹隆结膜暴露法:用拇指将已翻转的上睑向上、向后固定于眶上缘,同时让受检者向下注视即可暴露上穹隆部结膜。翻转上睑后,若用另一手的拇指由下睑中央将眼球轻轻往上推压,同时将上睑稍向上牵引,可使上穹隆部结膜向前突出,暴露得更充分。

(3)下睑翻转法:以拇指向下牵拉下睑中部,嘱受检者向上注视,即可充分暴露下睑结膜和下穹隆结膜。

(4)球结膜暴露法:用拇指和示指把上、下睑分开,然后嘱患者向各个方向注视,可暴露球结膜部分。

(5)检查内容:检查睑结膜及穹隆结膜时,应观察其颜色、透明度、光滑性,有无充血、水肿、乳头、滤泡、瘢痕、结石和睑球粘连,有无异物及分泌物潴留等。检查球结膜时主要观察有无充血、出血、水肿和色染,有无异物、疱疹、结节、溃疡、斑块和分泌物。

【注意事项】

(1)检查结膜时动作要轻柔,尤其在检查眼球破裂伤的患者时,绝对避免对眼球加压。

(2)特别注意区分睫状充血与结膜充血。

(3)注意结膜囊内分泌物的色泽和性质。

(4)若怀疑传染性结膜炎的患者,应先检查健康眼,再检查患眼;检查患眼后,应消毒双手,避免交叉感染。

四、眼前节检查

眼前节包括角膜、巩膜、前房、虹膜、瞳孔晶状体,凡眼病患者及健康体检者均应对眼前节仔细检查。

1. 角膜检查

(1)用裂隙灯显微镜检查可获得满意结果。条件不许可时,可用聚光手电筒光联合放大镜进行检查。

(2)注意角膜大小、形状、透明度、弯曲度,以及表面是否光滑。注意角膜有无混浊、水肿、浸润、溃疡、异物、瘢痕、新生血管或血管翳、角膜后沉着物等。

2. 巩膜检查

(1)分开上、下眼睑,嘱受检者向各方向转动眼球后进行检查。

(2)仔细观察巩膜颜色,有无充血、局限性结节、隆起、溃疡及肿瘤等。

3. 前房检查

(1)注意中央和周边前房深浅。可用手电筒侧照法对中央前房深度做大致估计,并用裂隙灯显微镜测量周边前房深度。

(2)在裂隙灯显微镜下注意房水有无混浊、闪光、浮游体、渗出物、积血或积脓等。

4. 虹膜检查

(1)在裂隙灯显微镜下对双侧虹膜进行对比检查。

(2)注意虹膜色泽、纹理、形态,有无色素增生及脱失、萎缩、缺损、结节、新生血管、前后粘连、永存瞳孔膜、虹膜震颤和根部离断。

5. 瞳孔检查

(1)先在自然光线下以肉眼观察瞳孔状态,然后用手电筒光检查其对光反应,最后在裂隙灯显微镜下观察其细微结构。

(2)注意瞳孔大小、位置、形状,边缘是否整齐。瞳孔大小可用 Haab 瞳孔计或 Bourbon 瞳孔计测量。

(3)瞳孔对光反应包括直接和间接两种。直接对光反应是指瞳孔在暗光环境下对光的反应程度,可将手电光直接照射一眼瞳孔,若其立即缩小,为直接对光反应灵敏。应注意两侧反应的速度和程度是否相同。间接对光反应是指瞳孔在暗光环境下,用手遮盖一眼使其不受手电光照射,再用手电光直接照射另眼瞳孔,然后打开遮盖眼,若该眼瞳孔缩小,为该眼间接对光反应存在。

6. 晶状体检查

(1)用裂隙灯显微镜可仔细地检查晶状体。如因条件所限也可在手电光照射下用直接检眼镜检查晶状体。

(2)如需详细了解晶状体情况,应当散大瞳孔后进行检查。

(3)注意晶状体的位置、密度、透明度,有无混浊及混浊的部位和形态。如无法应用裂隙灯显微镜进行检查时,可根据虹膜投影来估计白内障的成熟程度。

7. 注意事项

(1)区分是否由黄疸引起巩膜黄染时,必须在自然光下检查。

（2）检查时应注意双眼对比观察。

（3）测量瞳孔大小时，应在弥散光下，嘱受检者注视 5m 以外的目标。应注意瞳孔大小与光照强弱、年龄、调节及集合等情况有关。一些药物也会影响瞳孔大小。

（4）检查晶状体时，应注意晶状体改变是否与视功能的改变相对应，以免误诊。

五、眼后节检查

眼后节包括玻璃体、视网膜、脉络膜和视盘，凡内眼病患者应检查眼后节是否有异常，老年健康体检者也应查看眼后节。

1. 玻璃体检查

（1）可用直接检眼镜、间接检眼镜、裂隙灯显微镜联合前置镜或接触镜进行检查。

（2）如需详细检查，应当在散大瞳孔后进行。

（3）直接检眼镜检查时，一般先用＋8D～＋10D 的镜片，检查距离距受检眼 10～20cm。正常情况下，光线经瞳孔射入眼内后，瞳孔区呈橘红色反光。检查时嘱受检者上、下、左、右转动眼球数次后，立即停止眼球转动，并注视前方。如在瞳孔区红色反光中有黑影呈飘动状，且其移动方向与眼球转动方向相反，表明屈光间质混浊部位位于玻璃体。

（4）裂隙灯显微镜检查。常规行裂隙灯显微镜检查时，将裂隙灯光源与显微镜之间的夹角尽量变小、光源裂隙尽量调窄，便可获得较为清晰的玻璃体光学切面；若要观察后 2/3 玻璃体，需借助前置镜或三面镜，可获得满意的检查结果。

（5）注意玻璃体有无混浊、液化、积血、后脱离，并注意玻璃体病变的形态及其与视网膜和晶状体位置的相互关系。

2. 视网膜的检查

（1）可用直接或间接检眼镜进行检查。如需详细检查，特别检查周边部眼底时，需散瞳后检查，或借助于前置镜、三面镜、检影镜，在裂隙灯显微镜下进行检查。

（2）检查顺序为先后极部，再周边部。

（3）注意观察视盘大小、形态、色泽、盘沿和凹陷，视网膜血管粗细、形态、颜色、管壁反光、动静脉比例及相互关系，黄斑部有无水肿、渗出、出血、瘢痕、色素改变和中心凹，反光是否存在，视网膜有无渗出、出血、色素改变或脱离等。

3. 注意事项

（1）对于浅前房者，散瞳时要格外谨慎，以免导致闭角型青光眼发作。

（2）角膜如有炎症、溃疡或穿孔伤时，避免用三面镜和检影镜。

（3）若眼前节屈光间质混浊影响眼底检查时，可应用超声等其他检查方法。

六、眼球的检查

怀疑眼球突出或内陷者,有复视或斜视的患者,眼球外伤者,怀疑眶内占位性病变者,应仔细检查眼球。

【操作方法】

(1)一般在自然光线下以视诊的方法进行检查。

(2)注意眼球大小、形态和位置,有无突出或内陷、震颤。

(3)检查眼球大小和形态时,用两手拇指和示指分别将两眼上、下眼睑分开,进行比较。

(4)嘱受检者眼球追逐并注视眼前检查者的手指或手电光,以检查眼球各个方向运动情况。

(5)对于眼球突出或内陷者,可用两面有刻度的透明尺测量眼球突出度。将尺的一端向前水平放在颞侧眶缘最低处,检查者从侧面观察,读出和记录眶缘至角膜顶点的距离,即为眼球突出度。或以 Hertel 眼球突出计测量眼球突出度。

【注意事项】

(1)检查眼球形态时,注意有无角膜大小的改变。

(2)利用透明尺测量眼球突出度时,务必准确地放置透明尺的位置,且方向水平向前,否则容易出现误差。

七、眼眶的检查

疑有外伤导致的眶骨骨折,眶内占位性病变,眶内炎症,眶内出血,疑有眶压升高时应对眼眶进行仔细检查。

【操作方法】

(1)可用两手拇指对比触摸眶缘。

(2)必要时可用示指或小指自眶缘沿眶壁向眶深部探入,进行检查。

(3)检查眼眶时,应注意眶缘大小、形态、有无缺损、骨折移位及压痛,同时注意眶内有无炎症、出血或肿瘤等。

【注意事项】

(1)对眶骨骨折的患者,检查时动作务必轻柔,以免进一步加重损伤。

(2)伴有眼球外伤时,检查时切勿对眼球加压。

(3)若有眶内占位性病变,触诊时一定注意眶内占位性病变与眶骨间的关系。

(4)眼部皮肤急性炎症不应做此项检查。

八、婴幼儿眼部检查

患有眼病的婴幼儿及健康体检者,应检查双眼有无异常。

【操作方法】

（1）应固定头部后进行眼部检查。需请家长或助手协助。

（2）常用的固定婴幼儿头部的方法为，检查者与家长面对面相坐，将婴幼儿两腿分开，头朝向检查者仰卧于家长双膝上。家长用双肘压住婴幼儿两腿，同时用手握住婴幼儿两手和前臂并借此压住其胸腹，检查者则用双膝相夹固定婴幼儿头部。

（3）另一种方法为让婴幼儿平卧于检查床上，助手或家长在检查床一侧，两手握住婴幼儿两手及前臂并压住婴幼儿的胸部，同时以身体压在婴幼儿身上以固定其全身。检查者在检查床婴幼儿头端进行检查。

（4）医师可用两手拇指或翻睑钩分开上、下睑，并暴露角膜。一般应在光线充足的检查室观察角膜的形态、大小。也可用聚光电筒照明和放大镜检查，对能配合的小儿可使用裂隙灯检查。

（5）需做详细的眼底检查、眼压测量、冲洗或探通泪道的婴幼儿，若不配合，可应用催眠镇静药，如口服10%水合氯醛合剂，每次50mg/kg。也可施以短暂的全身麻醉。

【注意事项】

（1）固定婴幼儿头部及体位时用力要适当，以防意外。

（2）对于全身麻醉的婴幼儿，麻醉前应进行必要的全身检查。一般情况下，应在无全身麻醉禁忌证的情况下方可进行麻醉。

（3）对婴幼儿进行眼部检查时，婴幼儿被固定头部和体位，难免哭闹，因此检查前必须征得家长或监护人的同意和配合。

（4）操作要轻巧，以免伤及角膜。对可疑角膜软化患者动作要轻巧，对可能角膜穿孔者应避免加压。

（5）需要散瞳的婴幼儿，在滴用散瞳药后应压迫泪囊部3～5分钟，以避免药物中毒反应。避免药物反应的另一方法是减少散瞳药的用量，用圆头玻璃棒取少量药液（为一般眼药水药滴的1/5～1/4），涂于颞侧下睑结膜表面。

第三节　检眼镜检查

一、直接检眼镜检查

直接检眼镜可以直接检查眼底，不必散大瞳孔，在暗室中进行。

眼病患者，特别是怀疑玻璃体或眼底有病变时，以及健康体检者，应进行检眼镜检查。

凡屈光间质明显混浊者，瞳孔明显缩小者，急性结膜炎时不宜检查。

【操作方法】

(1)开始检查时转动检眼镜转盘,先用＋8D～＋10D 的镜片,检眼镜距受检眼 10～20cm。以透照法检查眼屈光间质。由前逐次向后,分别检查角膜、晶状体、玻璃体。正常情况下,瞳孔区呈现橘红色反光,如有屈光间质混浊,红色反光中出现黑影。此时嘱受检者转动眼球,根据黑影移动方向与眼球转动方向的关系,判断混浊的屈光间质部位。

(2)检查眼底时,将检眼镜置于受检眼前约 2cm 处。根据检查者和受检眼的屈光状态,旋转检眼镜转盘,直至看清眼底。

(3)检查时嘱受检者先注视正前方,检眼镜光源经瞳孔偏鼻侧约 15°可检查视盘,再沿血管走行观察视网膜后极部,最后嘱受检者注视检眼镜的灯光,检查黄斑部。若要观察周边部视网膜,嘱受检者转动眼球,以扩大观察范围。

(4)眼底检查的记录内容包括以眼底解剖结构为基础对视盘、视网膜血管、黄斑等部位进行描述。可以视盘和血管直径来描述病变大小,以屈光度描述病变隆起高度。

【注意事项】

(1)直接检眼镜下所见并不是眼底的实际大小,检查所见比实际物像放大 14～16 倍。

(2)若要观察视网膜神经纤维层改变时,应在无赤光下观察。

(3)检查结束时,应将检眼镜的转盘拨到 0 处,以免转盘上的镜片受到污染。

(4)一般检查时可不散大瞳孔。若要详细检查眼底时,需要散瞳后检查。

(5)直接检眼镜观察范围小,屈光间质混浊可影响眼底的观察。

(6)怀疑闭角型青光眼患者或前房浅者,散瞳时要格外谨慎,以免导致闭角型青光眼发作。

(7)对于高度屈光不正者,直接检眼镜检查较为困难,可应用间接检眼镜进行检查。

二、间接检眼镜检查

间接检眼镜观察的是眼底的像,而不是眼底本身。该像是通过放置在检查者和被检查者之间检眼透镜产生的。

当眼病患者,特别是怀疑玻璃体或眼底有病变时,以及部分屈光间质混浊、高度屈光不正、无晶状体眼患者,用直接检眼镜检查眼底有困难时,可应用间接检眼镜进行检查。

屈光间质明显混浊者,瞳孔明显缩小者,急性结膜炎时不宜检查。

【操作方法】

(1)检查者调节好间接检眼镜头带或镜架,使间接检眼镜目镜与检查者双眼的水平位置相接近,并调节目镜的瞳距。

(2)受检者散瞳后,取坐位或仰卧位进行眼底检查。检查者一般用左手持物镜,并用左手环指协助分开受检眼的眼睑,固定于眶缘。右手不持巩膜压迫器时,用其中指辅助牵开受检眼眼睑。

(3)先以弱光线从眼底中周部开始检查,这样可给受检者一个对光线的适应过程,以便用较强光线检查眼底后极部时,受检者可以较好地配合。

(4)根据屈光间质混浊程度调整检眼镜的照明强度,根据瞳孔大小选择不同直径照明光斑,根据眼底病变情况选择不同度数的非球面镜。

(5)检查眼底时,先在物镜中心找到以视盘为中心的眼底后极部。从视盘开始,沿着某一眼底血管走向从后极部向周边部眼底观察,直至能最大限度观察到周边部眼底的范围。然后再沿其邻近部位由周边部眼底向着视盘观察。

(6)请患者分别注视上、下、鼻、颞、鼻上、鼻下、颞上和颞下8个检查眼位,以便检查全部眼底。对于病变或可疑病变部位进行重点检查。

(7)检查眼底锯齿缘和睫状体平坦部等远周边部眼底时,需用巩膜压迫器辅助检查。

(8)绘图记录检查结果时,应以不同颜色代表不同组织的病变。

【注意事项】

(1)由于间接检眼镜所见图像放大倍数较小,因而不易发现细微病变。

(2)检查时所见眼底像为倒像。

(3)对于浅前房者和闭角型青光眼患者,散瞳时要格外谨慎,以免导致散瞳后眼压升高。

(4)检查时避免强光长时间照射黄斑部,以免引起黄斑部光损伤。

(5)使用物镜时,将其表面弧度大的一面向上。否则反光过强,图像变形扭曲。

(6)注意保持物镜清洁,否则会影响成像效果。

第四节　裂隙灯显微镜检查

裂隙灯显微镜是眼科常用检查仪器,使用范围很大,已成为眼病检查的必备器材。

【操作方法】

(1)检查者根据自己的屈光度调节目镜,并调节目镜间距。

(2)检查应在暗室或半暗室内进行。

(3)嘱受检者坐在裂隙灯前,调整坐椅、检查台、颌架及裂隙灯显微镜的高度,使受检者下颌舒适地置于下颌托上,前额紧贴于头架的额带横档上。

(4)前后、左右及上下调节操纵杆,使裂隙灯灯光带线聚焦于检查的部位。

(5)一般先用低倍镜进行检查。若需要观察某一部位的细微改变时,可换用高倍镜。并根据需要,调节裂隙灯与显微镜之间的夹角、光线强弱和裂隙光的宽窄。

(6)光源一般从受检眼的颞侧射入,然后从颞侧到鼻侧逐一做光学切面,按照从前到后的顺序进行检查。

【检查法种类】 裂隙灯显微镜的检查方法有多种,包括弥散光照射法、直接焦点照射法、角膜缘分光照射法、后部反光照射法、间接照射法和镜面反光照射法等。可根据检查部位和病变情况,选择适当的检查方法。

(1)弥散光照射法:以裂隙灯弥散宽光为光源,通常在低倍镜下将光源以较大角度斜向投向眼前部组织,进行直接观察。所得印象比较全面,且有立体感。

(2)直接焦点照射法:最常用。操作时应使裂隙灯光线的焦点与显微镜的焦点二者合一。根据光带形态可分为宽光照射法、窄光照射法和圆点光照射法。

①宽光照射法:所用的裂隙灯光较宽,形成较宽的光学切面,可用于检查弥散光照射时所发现或未被发现的病变。

②窄光照射法:将裂隙灯光带尽量调窄,尽管照入的光线较弱,但周围背景更暗,这样便于观察病变的位置和细微改变。

③圆点光照射法:将入射光调节为圆点状,用于观察房水改变。

(3)角膜缘分光照射法:将光线照射在一侧的角膜缘,除在角膜缘上形成一个光环和因巩膜突所致环形暗影外,角膜应呈黑色,此时能清晰见到角膜薄翳、斑翳及穿孔等。

(4)后部反光照射法:将灯光照射到所要观察组织的后方,把显微镜聚焦到检查部位,借助后方组织反射回来的光线检查透明、半透明、正常或病变组织。本法适用于角膜和晶状体的检查。

(5)间接照射法:将裂隙灯光线聚焦到所要观察部位旁边的组织上。可以观察虹膜细小变化和角膜新生血管等。借助三面镜或前置镜,可以观察视网膜细小的改变。

(6)镜面反光照射法:将光线自颞侧透照,在角膜可出现两个光亮区,即鼻侧的光学切面和颞侧出现的反光区。这时受检眼稍向颞侧注视,再将裂隙灯向颞侧偏移,当光学切面与反光区重合时,检查者就会感到有光线刺目,此时将显微镜焦点对好,即可进行观察。本法适于检查角膜和晶状体的前、后表面。

【注意事项】

(1)检查结膜、角膜、巩膜时,光源与显微镜的夹角一般为40°。检查前房、晶状体和前部玻璃体时,夹角应小于30°;检查后部玻璃体和眼底时,除需加用前置镜或三面镜等辅助设备外,夹角应调为10°或更小。

(2)实际检查时,应综合使用裂隙灯显微镜的6种不同的使用方法,以免遗漏细微的病变。

(3)注意裂隙灯显微镜的维护和保养。

第五节　眼球突出度测量法

怀疑眼球突出或确定眼球突出程度时,怀疑眼球内陷或确定眼球内陷程度时,应测量眼球突出或内陷程度。

【操作方法】

(1)常用的眼球突出计是 Hertel 眼突计。

(2)将眼突计平放在两眼前,调整其两侧金属框之间距离,使其尖端的小凹固定在两颞侧眶缘最低处。嘱受检者向前方直视。

(3)观察镜面内两条红线,使之重叠。

(4)观察并记录突出计两侧反射镜里角膜顶点位置的毫米(mm)数,即为眼球突出的度数。

(5)记录两金属框间距离,为眶距。

(6)测量结果可记录为"右眼测量结果～左眼测量结果/眶距",如(12～14)/90mm,表示眼突计测量结果为右眼 12mm,左眼 14mm,眶距为 90mm。

(7)中国人眼球的突出度平均为 11.68～13.93mm,如果高于或低于此数时,可考虑为眼球突出或后陷,两眼差值不超过 2mm。

【注意事项】

(1)测量时,对眼突计上两侧金属框顶端的小凹施加压力要适度。每次测量时所用的压力应相似。

(2)测量时眼突计上的两侧金属框要平行且放于同一水平。

(3)应注意检查者的视线有时会轻度偏斜,会使结果产生误差。

(4)随诊复查时,应当用相同的眶距进行测量。

(5)眼球突出可分为绝对性、相对性和比较性 3 种。绝对性眼球突出度是指仅一次单侧眼的测量值;相对性眼球突出度是指双侧眼的对比测量结果;比较性眼球突出度是指在一定时间的间隔后,比较同一侧眼所测量的结果。绝对性眼球突出度对临床观察无重要意义,而相对性和比较性眼球突出度对临床诊治病情具有指导意义。

第六节　眼压检查法

一、指测法

指测法只适用于:①需粗略地了解眼压者。②需了解眼压,但不能用眼压计测量眼压的情况,如角膜白斑、角膜葡萄肿、圆锥角膜和扁平角膜等引起角膜曲度明显改变者。③一部分先天性青光眼患者测量眼压。④眼球明显震颤需要测量眼压者。

对结膜或角膜急性传染性或活动性炎症者、严重角膜上皮损伤者、低眼压合并视网膜或脉络膜活动性出血者、眼球开放性损伤者、具有容易破裂的巨大薄壁滤过泡者不能用指测法测量眼压,以免发生意外。

【操作方法】

(1)嘱受检者眼球向下注视。

(2)检查者两手中指、小指轻放于受检者前额部作为支撑。

(3)双手示指放于睑板上缘皮肤面,交替向眼球中心轻压眼球。当一手指轻压眼球时,另一手指感触眼球波动感。根据指尖感觉到的波动感,估计眼压的高低(图 6-3)。

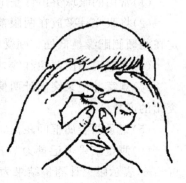

图 6-3　眼压指测法

(4)眼压正常时记录为 Tn;以 T+1、T+2 和 T+3 表示不同程度的眼压升高,以 T+3 为最高;以 T-1、T-2、T-3 表示不同程度的眼压降低,以 T-3 为最低。

【注意事项】　本法只能粗略地了解眼压。压迫眼球时,不可用力过大。

二、Schoitz 眼压计测压法

需要了解眼压,而没有禁忌证者应用眼压计测量眼压,结果准确。但是全身状况不允许采取卧位者,结膜或角膜急性传染性或活动性炎症者,严重角膜上皮损伤者,眼球开放性损伤者,不可用眼压计测量。

【操作方法】

(1)做好眼压计的准备。在眼压计的试板上测试眼压计的指针是否指向 0 位,指针是否灵活。然后用 75% 酒精棉球擦拭眼压计的足板部分,并以消毒干棉球擦干。

(2)患者的受检眼滴入表面麻醉药,如 0.5% 丁卡因滴眼液 2 次。受检者取仰卧低枕位,双眼向正前方注视一较远目标,或注视天花板,使角膜位于水平正中位。

(3)一般先测量右眼,然后左眼。

(4)检查者右手持眼压计持柄,左手指轻轻分开受检者上、下眼睑,分别固定于上、下眶缘。缓慢地将眼压计足板放置于角膜中央,保持垂直。手柄应保持在眼压计圆柱上下端中间为宜。此时可见眼压计指针随眼球搏动在刻度尺前微微摆动。从指针靠近零位一侧从摆动的中点读取指针偏转的刻度数(图 6-4)。

（5）根据测压时所用的砝码重量，从眼压计所附的换算表查出对应的眼压值。

（6）需要不同重量的一对砝码分别测量眼压，一般先用5.5g砝码，然后用10g砝码测量。读取的指针偏转刻度数应在3～7。如果用5.5g砝码测量时指针偏转的刻度数<3，则应换7.5或10g的砝码测量，然后再以15g的砝码测量。

（7）每眼同一砝码连续测量2次，其读数差值应不超过0.5格刻度数。

（8）测压完毕，受检眼滴抗菌眼药水1滴。用酒精棉球立即将眼压计足板清洁干净，放回眼压计盒内。

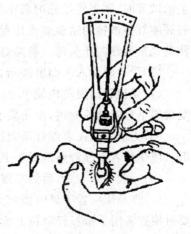

图6-4 眼压计测压法

（9）记录值为砝码重量/指针偏转刻度数＝换算后眼压值，以毫米汞柱（mmHg）为单位。

【注意事项】

（1）眼压计足板应认真清洗和消毒。使用后应认真清洗放回。

（2）测压时，避免受检者紧张、凝视，否则会影响结果。

（3）测压时，分开眼睑应避免加压眼球。

（4）测压时，眼压计足板压陷角膜的时间不宜过长，否则可引起眼压下降，或引起角膜上皮损伤。

（5）测压完毕时，应检查角膜有无擦伤。如发现角膜擦伤，应涂抗菌眼膏遮盖，1天后复查是否痊愈。

（6）异常的眼球球壁硬度会影响测量结果。根据半分钟内用两个不同重量砝码测量同一眼所得的指针偏转刻度值，查专用"校正眼压与眼壁硬度负荷读数"表，得出眼球壁硬度和校正眼压值。

三、Goldmann 压平眼压计测压法

需要了解眼压又无禁忌证者均可用此法测眼压。以下情况不可用此法：①全身状况不允许坐于裂隙灯显微镜之前接受检查者。②结膜或角膜急性传染性或活动性炎症者。③严重角膜上皮损伤者。④眼球开放性损伤者。

【操作方法】

（1）首先用手指蘸少许软肥皂溶液擦洗测压头，然后以自来水流水冲洗干净，最后以75%酒精棉球或3%过氧化氢棉球擦拭。

（2）将消毒后的测压头置于眼压计测压杠杆末端的金属环内。将测压头侧面轴向刻度0°或180°置于水平方位，即对准金属环的白线。如果被测眼有3D或以

上的散光时,则需将散光的弱主径线刻度置于 43°轴向方位,即对准金属环的红线。将裂隙灯显微镜的钴蓝滤光片置于裂隙灯光前方,并将控制灯光的裂隙充分开大,使蓝光照射在测压头部。裂隙灯置于显微镜一侧,呈 35°~60°。

(3)受检眼滴入表面麻醉药,如 0.5%丁卡因滴眼液 2 次。

(4)受检眼结膜囊内滴 0.25%~0.50%荧光素钠溶液,或以荧光素纸条置于受检眼下穹隆结膜囊内,使角膜表面泪液染色。

(5)受检者坐在裂隙灯显微镜前,调整坐椅、检查台、颌架及裂隙灯显微镜的高低。使受检者下颌舒适地置于下颌托上,前额紧贴头架的额带上。

(6)一般先测右眼,后测左眼。

(7)将测压头置于显微镜前方。嘱受检者放松,向前注视,尽量睁大睑裂。必要时检查者用手指轻轻牵拉上睑,帮助受检者开大睑裂。

(8)将眼压计的测压螺旋转至 1mmHg 刻度位置。调节裂隙灯显微镜操纵杆,缓慢地将裂隙灯显微镜向前移动,使测压头刚刚接触受检眼的角膜。此时在钴蓝光照射方向的对侧角膜缘会出现蓝光,裂隙灯显微镜不再向前推进。

(9)用裂隙灯显微镜低倍目镜观察,可见两个黄绿色半圆环。左右、上下调节裂隙灯显微镜操纵杆,使两个半圆环位于视野中央,并使其左右、上下对称,宽窄均匀。缓慢转动测压螺旋,直至两个半圆环的内界刚好相切,此时为测压终点。

(10)从测压螺旋上读出至测压终点时所用压力的刻度数,乘以 10,即得眼压值,单位为毫米汞柱(mmHg)。如以眼压值再乘以 0.133,则单位为千帕(kPa)。

(11)重复测量 2~3 次,所得结果相差值不超过 0.5mmHg,可取平均值。

(12)调节裂隙灯显微镜操纵杆,将测压头从受检眼撤回。测压头以软肥皂溶液擦洗,并以自来水流水冲洗干净后放回。

(13)测量完毕时,受检眼滴抗菌眼药水 1 滴。

【注意事项】

(1)测压头使用之前,应认真清洗和消毒。使用后应认真清洗后放回。

(2)分开眼睑时不能加压眼球。

(3)测压时,不能将睫毛夹在测压头和角膜之间。

(4)滴用荧光素不宜过多过浓。

(5)角膜表面染色的泪液过多时,所观察的荧光素半环太宽,测出的眼压可能比实际偏高。此时应吸除过多泪液后再测量。

(6)如测压时所观察的荧光素半环太细,应将测压头撤回,请受检者眨眼后再测量。

(7)测压时,测压头与角膜接触时间不宜过长,否则可引起眼压下降,或引起角膜上皮损伤。

(8)如果受检眼眼压超过 80mmHg,需在眼压计上安装重力平衡杆,可测量高至 140mmHg 的眼压。

(9)测压完毕时,应检查角膜有无擦伤。如发现角膜擦伤,应滴用抗菌眼膏后遮盖,1 天后复查是否痊愈。

(10)异常的角膜厚度和曲度会影响测量结果。

四、Perkins 手持压平眼压计测压法

需要了解眼压时,特别适用于不能坐于裂隙灯显微镜前接受 Goldmann 眼压计测压者。

以下情况不可用此法测眼压:①结膜或角膜急性传染性或活动性炎症者。②严重角膜上皮损伤者。③眼球开放性损伤者。

【操作方法】

(1)测压头的清洗和消毒、受检眼的麻醉和滴荧光素钠溶液,均同 Goldmann 压平眼压计操作常规。

(2)眼压计的准备。将消毒后的测压头置于眼压计测压杠杆末端的环内。

(3)一般先测右眼,后测左眼。受检者可采取任何体位。将测压头放受检眼前方。嘱受检者放松,向前注视,尽量睁大睑裂。必要时检查者用手指轻轻牵拉上睑,帮助受检者开大睑裂。

(4)测压、读数,测压后受检者和测压头的处理方法均同 Goldmann 压平眼压计操作常规。

【注意事项】

(1)Perkins 手持压平眼压计测眼压范围为 1~52mmHg。

(2)其余均同 Goldmann 压平眼压计操作常规。

五、非接触眼压计测压法

需要了解眼压时,进行眼内血管搏动测定,进行房水动力学测定,需测眼压。过去的眼压计需接触角膜方可测得,而今可用非接触眼压计测量。

有以下情况时不可用非接触眼压计:①全身状况不允许坐于非接触眼压计前接受检查者。②结膜或角膜急性传染性或活动性炎症者。③严重角膜上皮损伤者。④眼球开放性损伤者。

【操作方法】

(1)以 X-Pert 非接触眼压计为例说明操作方法和程序。

(2)受检者坐于非接触眼压计之前,嘱将其头部固定于眼压计头架上,向前注视,尽量睁开睑裂。

(3)调节调焦手柄,将眼压计测压头对准待测眼角膜,此时眼压计监视屏上自动显示待测眼。

（4）在眼压计控制板上选择"auto"系统进行自动测压。嘱受检眼注视测压头内的绿色注视灯，调节焦点至适当时，监视屏上两个方框重叠，系统自动发出一阵气体压平角膜，监视屏上自动显示出眼压值和几次测量的平均值。如果受检者欠合作，或测量方法有误，所显示的数值自动标上"关"号，或不显示数值。

（5）也可在控制板上选择"man"，此时对焦后需手按调焦手柄上开关才能测量眼压。

（6）测量完成后在控制板上按"print"，可打印测量结果。

【注意事项】

（1）非接触眼压计与 Goldmann 压平眼压计相比，在正常眼压范围内的测量值是可靠的，但在高眼压时其测量值可能出现偏差，角膜异常或注视困难的受检者中可能出现较大误差。

（2）由于测压时非接触眼压计不直接接触眼球，因而减少了应用其他眼压计测压可能引起的并发症，如角膜擦伤、对表面麻醉药过敏和播散感染。但对角膜异常者应慎用，因为不但测量值可能不准确，而且还可能引起角膜上皮下气泡。由于测压头前表面污染而引起感染播散也已有报道。

第七节　角膜的特殊检查

一、角膜厚度测量

【适应证】

（1）指导佩戴角膜接触镜及戴镜后随诊。

（2）屈光性角膜手术前检查。

（3）评价一些角膜疾病，如圆锥角膜、角膜水肿、角膜基质炎、边缘性角膜溃疡等。

（4）间接地了解角膜内皮细胞层的功能。

（5）高眼压症。

【禁忌证】

（1）严重畏光或其他原因不能配合裂隙灯检查者。

（2）结膜急性炎症者。

（3）大面积角膜溃疡、角膜穿孔。

【操作方法】

（1）Haag-Streit 厚度测定法

①测量前，将裂隙灯显微镜右侧目镜换上裂隙分影目镜。调整裂隙灯，使其与显微镜呈 40°～45°，并使裂隙光束通过厚度测定器的裂隙光阑，垂直聚焦于瞳孔中

央的角膜表面。

②受检者注视裂隙光带。检查者转动厚度测定器上方的刻度盘,并调整裂隙灯显微镜的高度,使分裂影像分成上下相等的两半,且位于瞳孔内。

③刻度盘恢复至"0"位。转动刻度表,使分裂影像的上方后表面(角膜内皮层)与下方前表面(角膜上皮层)相交。

④读取刻度盘上的读数。

⑤以上测量步骤重复 2～3 次,取平均值。

(2)A 型超声角膜厚度测量法

①受检者取平卧位或坐位。

②结膜囊滴表面麻醉药。

③消毒超声探头。

④嘱受检者向正前方注视。先查右眼,后查左眼。

⑤检查者一手分开受检者眼睑,一手持超声检查探头测量各点角膜厚度。

⑥保持超声探头垂直于角膜,并维持适度压力。

⑦测量角膜厚度,同一测定点重复 3 次,取平均值,打印结果。

【注意事项】

(1)Haag-Streit 厚度测定法

①判断测量终点时受测量者主观因素的影响,准确性和重复性低于超声测量法。

②由于 Kappa 角的影响,左右眼测量结果常不一致,通常左眼偏高,右眼偏低。

(2)A 型超声角膜厚度测量法

①检查时注意保持超声探头与角膜垂直。

②超声探头对角膜的压力太大时会导致检测角膜厚度变薄,压力太小时则无法显示结果。

③角膜表面要保持一定的湿度,过干或过湿均会影响检查结果。

④注意超声探头的消毒。

⑤测试后嘱患者不要用力揉眼,以免发生角膜上皮损伤。

⑥超声探头应定期检测。

⑦也可以采用浸入法行 A 型超声生物测量。

二、角膜曲率计检查法

【适应证】

(1)判定有无散光及散光性质。

(2)用于某些疾病的诊断,如圆锥角膜、扁平角膜或大散光等。

(3)角膜手术后的追踪观察。

(4)指导佩戴角膜接触镜。

(5)指导屈光性角膜手术。

(6)人工晶状体植入术前准备。

【禁忌证】 严重角膜疾病,无法进行准确测量者。

【操作方法】

(1)双眼分别测量。检查一眼时,另一眼遮盖。

(2)被检查者下颌放在架托上,前额顶靠头架,下颌与台面垂直,双眼平视前方,调整被检者眼位,使检查镜筒射出的影像刚好位于被检眼角膜正中,相当于瞳孔区。

(3)检查者通过目镜调整落在被检者角膜上的影像,对准焦点直至图像清晰。

(4)不同角膜曲率计的影像设计不同,有的是红色方格与绿色台阶(Javal 散光计);有的是两个轴向垂直的带十字的圆圈(Bausch-lomb 角膜曲率计);有的是空心"十"字与"十"字标。检查者在目镜观察下转动镜筒,先确定接近水平位的第 1 主径线后,旋转微调使两像恰好相接触或重合(根据仪器设计要求),记下标尺上的屈光度或曲率半径值;再将镜筒旋转到与第 1 主径线垂直位(旋转 90°),微调使两影像恰好相接触(红方格与绿台阶)或重合(两十字),记下标尺上的屈光度或曲率半径值。

(5)分别记录两条轴线的曲率,有散光者标出散光轴。进行结果分析。

【注意事项】

(1)保证被检查者下颌与台面垂直,头部不要倾斜。

(2)应用角膜曲率计测量时,因为所测的角膜面积仅限于角膜中央 3mm 范围,所以不适于评估屈光性角膜成形术的疗效。

(3)对高度散光,怀疑为圆锥角膜的患者,要进一步行角膜地形图检查。

三、角膜知觉检查

【适应证】

(1)检查角膜病患眼的角膜知觉,以便诊断和鉴别诊断。

(2)长期滴用滴眼药液、佩戴角膜接触镜及糖尿病患者,怀疑角膜知觉改变者。

(3)病毒性角膜炎、神经麻痹性角膜炎。

【禁忌证】

(1)伴有严重角膜溃疡的患者。

(2)无自主意识不能配合的患者。

(3)急性结膜炎患者。

【操作方法】

(1)检查环境,要求安静、无风。

（2）受检者向前方注视，或向着要检查的方向轻轻转动眼球。

（3）角膜知觉的定性检查。将消毒棉签头端的棉花捻出一细长的棉丝，并折弯使与棉棍呈45°。以棉丝尖端从受检眼侧面接近并轻轻触及角膜。结果判断：角膜知觉正常者，可立即出现反射性瞬目或有感知。若不发生瞬目反射或无感知，为角膜知觉消失。如瞬目反射迟钝或感知不敏感或低于对侧眼为角膜知觉减退。

（4）角膜知觉的定量检查。将角膜知觉测定计的尼龙丝从60mm开始在受检眼的颞侧以纤维细丝轻轻触及角膜。角膜知觉正常者，尼龙丝弯曲并可立即出现反射性瞬目或有感知。若不发生瞬目反射或无感知为角膜知觉消失。如瞬目反射迟钝或感知不敏感，将尼龙丝从60mm依次减少直至40mm，若低于35mm为角膜知觉减退。

（5）根据检查需要，进行多部位、重复测试，同时记录检查结果。

【注意事项】
（1）检查前向受检者详细解释检查目的和检查程序。
（2）检查前避免滴用眼药水。
（3）检查过程中，应避免受检者头部摆动和眼球的转动。
（4）检查时棉丝或纤维不可触及眼睑和睫毛。
（5）检查后滴用抗菌眼药水。

四、角膜内皮层检查

【适应证】
（1）通过角膜内皮层检查，估计其功能状态。
（2）诊断某些眼病，如多形性角膜营养不良、Fuchs角膜内皮营养不良。
（3）评估某些疾病对角膜内皮的损害。
（4）指导角膜接触镜的材质选用和佩戴方式。
（5）评估内眼手术可能造成角膜内皮功能失代偿的风险。
（6）指导前房内给药。
（7）为穿透性角膜移植术优选高质量供体材料。

【禁忌证】
（1）角膜大面积擦伤。
（2）角膜基质层水肿。
（3）角膜混浊。
（4）结膜、角膜感染。
（5）角膜穿孔。

【操作方法】　角膜内皮层检查以角膜内皮显微镜检查法常用，它可分为非接触型检查法和接触型检查法两种。也可以通过共聚焦显微镜检查。

(1)非接触型检查法：更适用于儿童、心理紧张或角膜有术后新鲜伤口的患者。

①受检者头部放置托架上。

②机器自动取像，根据所拍摄的照片分析角膜内皮的形态、大小。

③点击细胞数目分析角膜内皮的细胞密度。也可应用计算机直接分析角膜内皮的细胞密度及大小。

④可对角膜上、中、下、鼻侧、颞侧几个点的内皮进行检查。

⑤分析后打印结果。

(2)接触型检查法：适用于配合检查的成年受检者。

①首先进行角膜厚度测量。

②用 0.5％丁卡因滴眼液滴眼，进行角膜表面麻醉。

③患者头部固定于托架上，物镜须接触患者角膜。

④调节焦点使图像清晰。

⑤进行摄像或录像。

⑥分析检查结果。

【注意事项】

(1)进行角膜内皮层检查之前，需常规行裂隙灯显微镜检查。

(2)结果定性分析的内容包括细胞大小一致性、细胞形态一致性、细胞内或细胞间有无异常结构。

(3)定量分析的内容包括细胞密度、平均细胞面积、细胞面积变异系数、六角形细胞百分比等。

(4)非接触型检查法所得图像的放大倍率较低，照相范围较大，所见内皮细胞数目多。但对角膜内皮细胞的分辨率较差，仅可宏观了解角膜内皮细胞密度及有无空泡或滴状赘疣。

(5)接触型检查法成像清晰，且图像放大，便于观察。但检查时须滴用表面麻醉药。

(6)正常角膜内皮细胞呈六角形，镶嵌连接成蜂巢状。随年龄增长细胞趋于变性，细胞密度逐渐降低，细胞面积逐渐增大。正常人 30 岁前，平均细胞密度为 $3000\sim4000$ 个/mm^2，50 岁左右 $2600\sim2800$ 个/mm^2，69 岁以上为 $2150\sim2400$ 个/mm^2。

五、角膜地形图检查

【适应证】

(1)了解角膜表面的屈光状态。

(2)怀疑为临床前期或临床期的圆锥角膜。

(3)各类角膜屈光手术的术前和术后常规检查。

(4)了解某些手术,如翼状胬肉切除术、角膜移植术等对角膜的影响。

(5)了解角膜外伤后角膜表面的屈光状况。

【禁忌证】

(1)大面积角膜溃疡、角膜穿孔。

(2)角膜中央混浊或白斑。

(3)翼状胬肉侵犯角膜中央。

(4)不能固视或固视能力差者,如眼球震颤。

(5)全身状况不允许坐位者。

【操作方法】

(1)将患者有关资料,如姓名、年龄、性别、诊断等输入计算机。

(2)患者取坐位,下颌放在下颌托上,必要时用头带固定。

(3)嘱患者睁大被检眼,注视角膜镜中央的固视灯光。

(4)检查者操作摄影把手,使荧光屏上的交叉点位于瞳孔中央,即角膜镜同心圆中心与瞳孔中心点重合,并调好焦距,直至屏幕上的 Placido 盘同心圆影像清晰,按下按钮固定图像。

(5)选择最佳影像存盘并打印。

(6)结果分析

①色彩图:以不同的颜色代表相应的屈光度,即暖色表示屈光力大,而冷色表示屈光力小,其具体等级位于图像的左侧。

②统计数据:包括角膜表面不规则指数 SAI,角膜表面规则指数 SRI,角膜预测视力 PVA,模拟角膜镜读数,最小角膜镜读数,这些通常位于彩色图像的下方。

【注意事项】

(1)检查前应询问病史,并向患者讲明注意事项。

(2)在检查时如发现受检者面部阴影影响检查,可嘱其变换头部位置。

(3)如受检眼上睑下垂,可让他人协助检查。

(4)对于角膜曲率过大、过小或角膜中心下方 3mm 与角膜中心上方 3mm 处屈光力差值>3D,应结合临床进行鉴别诊断。如圆锥角膜、角膜基质炎症。

(5)图像质量的好坏直接影响分析结果的准确性,选择图像很关键。

(6)长期戴角膜接触镜、各种原因致角膜上皮不完整者,可影响检查结果。

六、角膜染色检查

【适应证】

(1)怀疑角膜上皮损伤者。

(2)怀疑为眼干燥症患者。

(3)怀疑角膜瘘者。

(4)观察角膜移植术后伤口状况。

(5)了解角膜接触镜佩戴是否合适。

(6)观察青光眼眼外滤过术后滤过泡渗漏情况。

【操作方法】

(1)常用的染色剂包括荧光素钠、孟加拉红等,根据需要可以选用。

(2)荧光素染色用荧光素纸条或 0.5%～2%荧光素钠溶液将荧光素涂于结膜囊内,在裂隙灯显微镜下用钴蓝光观察。角膜上皮缺损处有黄绿色着染。

(3)孟加拉红染色用 1%孟加拉红溶液涂于结膜囊内,在裂隙灯显微镜下以无赤光观察,角结膜上皮的变性和死亡细胞着染为玫瑰红色。

【注意事项】

(1)荧光素钠溶液最易受污染,尤其铜绿假单胞菌污染,使用时应格外注意。

(2)孟加拉红溶液有明显刺激性,染色后眼部往往有明显的烧灼感。因此染色的同时滴少许表面麻醉药以减少这种不良反应。

第八节　瞳孔反射检查

瞳孔反射检查为眼科的常规检查。

【操作方法】

(1)首先询问受检者有无使用影响瞳孔的药物史,如眼部滴用阿托品、后马托品、去氧肾上腺素(新福林)、托吡卡胺、左旋肾上腺素、毛果芸香碱、毒扁豆碱等,以及全身应用吗啡、氯丙嗪等药物。

(2)应用裂隙灯显微镜检查瞳孔有无先天性虹膜缺损、先天性永存瞳孔膜、先天性无虹膜、虹膜颜色异常、虹膜萎缩、虹膜后粘连、虹膜根部断裂、术后虹膜缺损等先天性或后天性改变。

(3)应当在光线不很明亮的室内进行瞳孔检查。室外阳光下瞳孔很小,不易观察,并应准备一支聚光手电筒用以检查瞳孔对光反射。

(4)先检查双眼瞳孔大小,利用瞳孔尺或小的透明米尺分别记录左眼和右眼瞳孔的实际大小。

(5)嘱受检者注视远处目标,记录双眼瞳孔大小,然后再用一支铅笔或医生手指置于受检者眼前数厘米处,嘱其注视铅笔或手指,观察双眼瞳孔的集合反射。

(6)检查者用手或其他物品放在受检者鼻梁中间,用以遮挡检查光线,然后用聚光手电筒的光分别照射两眼,观察两眼瞳孔的直接对光反射和间接对光反射,并分别记录之。

(7)检查者用手轮流遮盖患者一侧眼睛,同时观察未遮盖侧眼的瞳孔大小;或用聚光手电筒光轮流照射两眼,观察未被照射眼的瞳孔大小,分别记录双眼的变化,以此检测是否存在相对性瞳孔传入障碍。

【注意事项】

(1)瞳孔缘后粘连时,检查瞳孔反射没有实际意义。

(2)照射瞳孔的光线不应太强或太弱。

(3)检查时应让患者注视远处目标,光线自下而上照入,避免与近反射引起的瞳孔改变相混淆。

(4)检查儿童时,请家长或他人帮助在远处设置一目标。

第九节　暗适应检查

【适应证】

(1)眼科疾病:①先天性夜盲。②遗传性视网膜病变,如视网膜色素变性、中心性视网膜脉络膜病变、白点状视网膜病变、视神经炎和视神经萎缩等。③原发性开角型青光眼。④屈光间质混浊,如白内障、玻璃体混浊。

(2)全身性疾病:①维生素 A 缺乏。②肝疾病,如急性肝炎、肝硬化等。③糖尿病,尤其是伴有糖尿病视网膜病变的患者。④肾疾病。

【禁忌证】　浅前房、闭角型青光眼等禁忌散大瞳孔者。

【操作方法】

(1)可采用 Goldmann-Weeker 暗适应计或计算机暗适应检查程序。

(2)向患者解释检测方法及注意事项。

(3)固定头位,在刺激器亮光下明适应 5 分钟。

(4)关掉室内所有光源,嘱患者暗适应检查即将开始。

(5)嘱受检者保持固视,发现刺激器内光亮即按应答键。

(6)40～50 分钟完成检查。

【注意事项】　在检查过程中应避免异常光线射入。若散瞳后出现急性青光眼症状时,应立即做相关处理。

第十节　色觉检查

【适应证】

(1)因职业或从事特殊工作需要体检者。

(2)色盲者或色盲家族史者。

(3)一些视网膜和视神经疾病患者。

(4)颅脑疾病、全身疾病及中毒。

(5)青光眼患者。

【禁忌证】 因精神因素或全身其他疾病不能配合者。

【操作方法】

（1）假同色图

①在明亮弥散光下（日光不可直接照到图上），展开检查图。

②受检者双眼距离图面60～100cm。

③先用"示教图"教以正确读法。

④任选一组图让受检者读出图上数字或图形。

⑤一般体检者可采用简单数字组，成人文盲可采用简单几何图形组，儿童采用动物图形。特殊检查（即较精细的检查，如特种兵体检）可采用较复杂数字组，必要时可采用多组检查。

（2）色相排列法

①嘱受检者按颜色变化规律顺序排列好色相子。

②把色相子背面标明的序号记录在记分纸上。

③画出其轴向图和计算出总错误分，判断色觉异常的类型和严重程度。

【注意事项】

（1）对结果有疑问时，应反复检查，以求确实。

（2）两眼分别接受检查。

（3）用假同色图时，一般5秒内应有答案，最长不得超过10秒。

（4）检查应在自然光线或标准照明光线和自然瞳孔下进行。

（5）色相排列法的检查时间一般为1～2分钟，最长不超过5分钟。

（6）检查时不能戴有色眼镜。

第十一节 伪盲检查

对临床怀疑伪盲或诈盲者需进行伪盲检查。

【操作方法】

（1）伪装单眼全盲的检查

①嘱受检查者注视某一目标时，伪盲者多往其他方向注视。

②检查双侧瞳孔是否等大，直接和间接对光反射是否正常。如果正常，则不符合单眼全盲。

③指眼试验。在受检者不注意时，突然用手指指向盲眼，如真盲则无反应，伪装盲者会有瞬目动作。

④同视机检查。用双眼同时视知觉型画片，如能看到小鸡或狮子进笼，表示有双眼视，所谓盲眼为伪盲。

⑤Harlan试验。在受检者好眼前放＋6.00D的镜片，令其读近视力表，一般

距离较近才能看清,在不知不觉中将视力表移远,如被检者仍能读出,则使用了伪盲眼的视力。

⑥查视力时,在好眼前放置+6.00D镜片,所谓盲眼前放置+0.25D镜片,如能看清视力表则为伪盲。

⑦视野检查。检查健眼视野,但不遮盖盲眼,如果健眼鼻侧视野超过60°,则提示盲眼为伪盲。

⑧皮质视觉诱发电位检查。盲眼如果P100波潜伏期正常证明为伪盲。

(2)伪装单眼视力减退的检查

①遮盖健眼,检查"病眼"视力,改变视力表的检查距离,若视力检查结果相同,则为伪装。

②双眼分别检查视力后,在健眼前放+1200D镜片,在伪低视力眼前放−0.5D镜片,双眼同时查视力,如视力好于单独查伪低视力眼,则该眼为伪装视力减退。

(3)伪装双眼全盲检查

①行走试验:伪盲者通过障碍物可躲开。

②视动性试验:注视眼前迅速旋转的带有黑白线条的视动鼓,伪盲者可出现水平性、快慢交替有节奏的眼球震颤,而真盲者因看不到视动鼓,无眼球震颤。

③皮质视觉诱发电位:能够引出振幅和较正常的P100波潜伏期。

【注意事项】

(1)与癔症盲相鉴别:癔症患者眼部检查正常。对于视力下降但仍能接受视野检查者,视野显示向心性收缩。皮质视觉诱发电位正常。患者合作,暗示治疗有效。

(2)与皮质盲患者鉴别:皮质盲患者瞳孔对光反射存在,调节集合反应消失,眼底正常,缺乏瞬目反射,皮质视觉诱发电位异常。

第十二节 眼球运动检查

一、眼球运动客观检查

(一)眼球运动一般检查

【适应证】 需要判断眼球运动是否正常者。

【操作方法】

(1)单眼运动检查

①遮挡一眼后,另一眼向各方面运动,观察眼球运动是否到位。

②正常单眼运动,内转时瞳孔内缘可达上下泪小点连线;外转时外侧角膜缘达到外眦角;上转时,下角膜缘与内外眦连线相切;下转时,上角膜缘与内外眦连线相切。

(2)双眼同向运动检查:双眼向各诊断眼位方向分别注视,观察两眼运动的协调性。

【注意事项】 要注意内眦赘皮和睑裂不对称对判断眼球运动正常与否的影响。

(二)遮盖法

适用于判断受检者有无斜视，是隐斜还是显斜。了解斜视患者的斜视程度。

【操作方法】

(1)遮盖－去遮盖法的主要目的是判断是否存在显斜视。

①遮盖一只眼，仔细观察对侧眼是否发生移动；如果出现移动，说明患者存在显斜视。根据运动方向判断斜视类型。

②若非遮盖眼不动，再以同样的方式遮盖另一眼，观察对侧非遮盖眼的移动状态。若未遮盖眼也不动，则说明受检者无显斜视。

③去遮盖时观察被遮盖眼有无移动，如有移动说明有隐斜，可根据移动方向判断隐斜类型。

(2)交替遮盖法。

①反复交替遮盖两眼。从遮盖一眼迅速移至另一眼，在每眼前停留数秒，破坏双眼融合，观察被遮盖眼的运动方向。所查出的斜视包括显斜视和隐斜视两部分。

②如果两眼由外向内移动，说明受检者可能存在外隐斜或外斜视。如果由内向外移动，说明受检者可能存在内隐斜或内斜视。

③如果观察到眼球出现垂直方向的运动，则说明受检者可能存在垂直性显斜视或垂直性隐斜。

(3)三棱镜加交替遮盖法：是定量检查斜视角的方法。所查出的斜视度含隐斜度数。

①根据斜视的方向把三棱镜放在一只眼前，三棱镜尖端方向与斜视方向一致。

②遮眼板交替遮盖两眼，在遮盖眼停留数秒。需数次交替遮盖。

③继续交替遮盖两眼，调整三棱镜度，至交替遮盖时不再出现眼球移动，所用三棱镜的度数即是患者的斜视度数。

④应分别行视远、视近、戴镜及裸眼检查。

(4)三棱镜加单眼遮盖法：是定量检查斜视角的方法，所查出的斜视度数不含隐斜度数。

①三棱镜放在偏斜眼前，用遮眼板遮盖注视眼，重复遮盖注视眼，调整三棱镜的度数，至偏斜眼不再出现移动。

②改变注视眼，重复上述检查。

③应分别行视远、视近、戴镜及裸眼检查。

【注意事项】

(1)患者双眼都必须具备一定的注视能力，视力太差者测量斜视角不适于采用此法。

（2）上述检查方法都不适宜旋转斜视。

（3）如果患者眼球运动严重受限，甚至不能运动，则不适合用遮盖法检查眼位。

（4）对微小斜视者进行遮盖试验可能得到阴性结果。

（5）交替遮盖双眼检查时，注意两眼不能同时暴露，避免引起双眼融合。

（三）角膜映光法

适用于了解任何年龄患者的斜视情况，特别是一只眼或两只眼注视不好，或是眼球运动功能差，或是存在着严重的限制因素使眼球不能运动者。也适用于婴幼儿的斜视检查。

【操作方法】

（1）Hirchberg 角膜映光法：把灯光放在患者正前方 33cm 处，观察患者角膜上的映光点。非注视眼角膜映光点位于瞳孔缘，相当于眼位偏斜 15°；角膜映光点位于瞳孔缘与角膜缘中间，相当于偏斜 30°；映光点位于角膜缘，相当于偏斜 45°。

（2）Krimsky 角膜映光法：点光源置于患者正前方 33cm 及 5m 处。让患者用视力较好眼注视灯光，将三棱镜置于注视眼前，不断增加三棱镜的度数，直到偏斜眼的角膜映光点移到瞳孔的中央为止。注视眼前的三棱镜度数近似于偏斜眼的斜视度数。

【注意事项】 角膜映光法只能够对斜视角进行大致估计，如需更精确地测量斜视角度，还应结合其他方法。

（四）Parks 三步法

用于鉴别一眼上斜肌麻痹还是另一眼上直肌麻痹。

【操作方法】

（1）应用遮盖去遮盖法检查，确定哪一只眼发生上斜视，如右眼上斜视，可能为右下转肌组（右下直肌、右上斜肌）或左上转肌组（左上直肌、左下斜肌）的麻痹。

（2）观察侧向注视的时候，垂直斜视度的变化。若向左注视时垂直斜视度数大，则可以排除右下直肌及左下斜肌，仅剩右上斜肌及左上直肌。

（3）Bielschowsky 歪头试验。令患者的头部迅速向高位侧倾斜，若上斜视明显增加，则上斜肌为原发麻痹肌，否则考虑对侧眼上直肌为原发麻痹肌。

【注意事项】

（1）该检查方法主要用以鉴别一眼上斜肌还是另一眼上直肌麻痹。

（2）注意眼位的微小变化。

（五）被动牵拉试验和主动收缩试验

被动牵拉试验用于鉴别眼球运动障碍的原因是神经肌肉麻痹还是机械性限制。主动收缩试验测试受累眼眼外肌收缩力量，估计眼肌麻痹的程度。

【操作方法】

（1）试验在表面麻醉或全身麻醉下进行。

（2）被动牵拉试验是用镊子将眼球牵拉到偏斜方向的对侧，同时令受检者向该方向注视，与对侧正常眼比较，若遇到异常的阻力，说明眼球偏斜方向存在限制眼球运动的机械性因素；若牵拉时没有异常的阻力，说明眼球偏斜方向对侧的肌肉麻痹或支配神经麻痹。

（3）主动收缩试验是用镊子夹住受累肌作用方向的角膜缘外 2～3mm 内的结膜，让患者的眼球向受累肌肉的作用方向注视，眼球运动牵动镊子，检查受累肌收缩的力量。与对侧眼同名肌肉收缩力量相比，可以估计是否存在神经肌肉麻痹及麻痹的大致程度。

【注意事项】

（1）局部麻醉下检查时患者必须配合，以免出现假阳性结果。

（2）在检查垂直肌时，必须让眼球处于"功能位"。

（3）被动牵拉试验时，受检眼注视方向与牵拉方向必须一致。主动收缩试验时，受检眼注视方向与牵拉方向相反。

二、眼球运动主观检查

（一）Maddox 杆加三棱镜法

适用于具有正常视网膜对应的隐斜视和显性斜视的定量检查。

【操作方法】

（1）嘱患者分别注视 6m 及 33cm 远的点状光源。

（2）先将 Maddox 杆水平置于患者右眼前，则右眼前所见的物像为一垂直光线，左眼注视灯光。旋转三棱镜（增减三棱镜度）至点光源与亮线重合。Maddox 杆水平置于左眼前，重复以上检查，分别确定两眼的水平斜视度。

（3）将 Maddox 杆垂直放在右眼前，右眼所见物像即呈一水平的亮线，旋转三棱镜至亮线与点光源重合，Maddox 杆改放左眼后重复上述检查，确定两眼的垂直偏斜度。

【注意事项】

（1）应分别检查患者裸眼及戴镜的斜视度。

（2）分别测量左、右眼注视时的斜视度，以确定是共同性斜视还是非共同性斜视。

（二）双 Maddox 杆法

适用于旋转斜视定量检查。

【操作方法】

（1）将双 Maddox 杆分别垂直放置于试镜架上，如患者无垂直偏斜，在一眼前置一 $6^\triangle$ 度底向下的三棱镜使两亮线分离。

（2）嘱患者注视 33cm 远处光源。若一条线平直，另一条线倾斜，则调整马氏杆的位置至两线平行，镜架刻度上读出的马氏杆旋转度数即旋转斜视的度数。

(3)同样方法检查视远(6m)的旋转度数。

【注意事项】

(1)一定要保证镜架位置端正,头位始终直立。

(2)根据需要,以上检查可在任一诊断眼位实施。

(三)底相对双 4[△] 三棱镜法

适用于旋转性斜视的定性检查。

【操作方法】

(1)检查时将双 4[△] 三棱镜的底线水平置于瞳孔中央区。

(2)嘱患者注视一条横线,放三棱镜的眼将会看到两条平行线。

(3)如果患者两眼所见的三条线互相平行则证明无旋转斜视。

(4)如果放三棱镜的眼所见两平行线倾斜,则该眼有旋转斜视。

(5)如果两平行线无倾斜,而对侧眼单线倾斜,则对侧眼有旋转斜视。

【注意事项】 注意与斜轴散光的鉴别。

(四)复视像检查

适用于有正常视网膜对应的双眼复视患者。

【操作方法】

(1)在暗室中进行。

(2)检查者手持条形光源或点光源,距离受试者1m。

(3)嘱受试者将一红玻璃片置于右眼前,保持头部正位。询问受试者见到几个光源。如果看到两个光源,所看到的两个物像是水平抑或垂直。如为水平复视,分别将光源向左右移动,询问在哪侧分离距离最大。如为垂直复视,将光源向左上、左下、右上和右下方移动,了解哪个方向复视像分离最远。

(4)分析检查结果得出结论。

①水平复视还是垂直复视,是交叉复视还是同侧复视。

②哪个方向复视像分离最大。

③周边物像属麻痹眼。

【注意事项】 光源向各方向移动距离尽量保持一致。

(五)Hess 屏检查

检查非共同性斜视患者,发现受累肌。异常视网膜对应及单眼抑制的患者或不能合作者禁用此法。

【操作方法】

(1)检查在半暗室内进行,受检者端坐在屏前 50cm 处,头位正直。

(2)受检者双眼分别佩戴红、绿互补颜色的镜片,一般注视眼戴红镜片。

(3)受检者双眼正对 Hess 屏的中心,手持绿色投射灯追踪屏上的红灯,使两灯重叠。

(4)屏上红灯由检查者控制,在各诊断眼位随机出现。

(5)将绿灯投射点在图纸上,记录反映的是非注视眼的眼外肌状况。

(6)交换双眼镜片,同样检查记录另一眼眼外肌状况。在图形上向内收缩,表示此方向的肌肉力量减弱,向外扩张表示肌肉力量亢进。

【注意事项】 本检查适于有正常视网膜对应,且无单眼抑制者。

三、双眼视功能检查

(一)Worth 四点试验

适用于检查单眼抑制和主导眼。

【操作方法】

(1)受试者戴红、绿互补眼镜,右眼为红色,左眼为绿色,观察 33cm 和 5m 处的四点灯。

(2)四点灯为 1 个红色,2 个绿色和 1 个白色。

(3)如受试者看到 4 个灯,说明有双眼单视;若为 2 红 2 绿,说明右眼为主导眼;若见 3 绿 1 红,说明左眼为主导眼;若仅见 2 个红灯或 3 个绿灯,说明有单眼抑制;若见 5 个灯,说明有斜视及复视。

【注意事项】 如果受检者理解能力差,则检查结果不可靠。

(二)4$^{\triangle}$三棱镜试验

适用于检查中心抑制性暗点,微内斜视。

【操作方法】

(1)嘱受检者注视 33cm 处的点光源,将底向外的 4$^{\triangle}$三棱镜迅速放置于一眼前,观察双眼的运动情况。

(2)正常情况下,当三棱镜底向外放于一眼前时,此眼轻度内转,对侧眼则同时轻度外转(共扼运动),然后再以同样幅度内转(融合运动)。

(3)若对侧眼有第一个同向运动而无第 2 个融合运动,说明对侧眼有黄斑中心凹抑制性暗点存在。

(4)若放置 4$^{\triangle}$三棱镜后双眼均不动,则同侧眼本身有抑制性暗点。

(5)把三棱镜放在另一眼上,重复检查 1 次。

【注意事项】 如果患者不能合作,或融合功能差,则会有假阳性结果。

(三)红玻璃试验

红玻璃试验对于斜视而无复视者,可发现抑制及抑制深度。

【操作方法】

(1)嘱患者注视 33cm 处光源,询问见到几个光点。如果只看到一个光点,则在注视眼前逐渐增加红玻璃的密度,直至出现复视,即看到一白一红两个光点为止。内斜视者有同侧复视,外斜视者有交叉复视。抑制的深度可用注视眼前红玻璃的密度来表示。

（2）斜视者如只见到一个光点，说明有单眼抑制或异常视网膜对应。鉴别方法：将一底向上 6$^\triangle$ 三棱镜置于斜视眼前，如两光点呈垂直排列，则为异常视网膜对应；如仍只见 1 个光点，则为单眼抑制。

【注意事项】 一般应在暗室或半暗室中检查。

（四）Bagolini 线状镜检查

用于检查双眼视功能。

【操作方法】

（1）将线状镜置于双眼前，右眼亮线位于 135°经线，左眼亮线位于 45°经线。嘱患者注视 33cm 处点光源，并说出两亮线的相互关系。

（2）若两亮线相交于点光源上，单眼遮盖时对侧眼球不动，说明有双眼单视，正常视网膜对应；若遮盖时对侧眼球转动，则为和谐异常视网膜对应。

（3）若仅见 1 条亮线，则一眼有抑制。

（4）若两亮线呈直角交叉，其中 1 条亮线中央部断开，说明此眼有中心抑制性暗点。

（5）若两亮线分开，出现两个光点，则说明有复视。

（6）点光源放于 5m 处，重复上述检查。

【注意事项】

（1）若受检者视力差，在自然光线下亮线不清晰，可将室内亮度降低。

（2）在检查时，防止受检者把交替注视的结果错认为是同时注视的结果。

（五）后像试验

适用于检查视网膜对应关系。

【操作方法】

（1）取一小日光灯长约 30cm，中央 1cm 遮盖以供注视用。检查眼注视条形光中央部，对侧眼遮盖。右眼用水平条形灯闪耀刺激 15 秒后，左眼用垂直条形灯闪耀刺激 15 秒，双眼同时注视白色背景。

（2）如果感觉两个后像的中央部分重叠，后像呈"十"字状，为正常视网膜对应。

（3）如果两个后像呈"┤"或"├"状，为异常视网膜对应并有水平斜视。

（4）如果两个后像呈"⊥"或"⊤"状，为异常视网膜对应并有垂直斜视。

【注意事项】 被检眼必须注视条形光中央。如有旁中心注视或弱视不能注视目标，则无法行此检查。

（六）同视机检查

用于检查双眼视Ⅰ、Ⅱ、Ⅲ级功能。

【操作方法】

(1)双眼视Ⅰ级功能检查

①调整同视机检查台,使受检者下颌托高度及瞳距调整合适,头位保持正直。

②用同时知觉画片。

③注视眼一侧的水平、垂直、旋转刻度盘均指0°。嘱受检者推拉另一侧操纵杆,使两眼的物像重合。此时刻度盘上的度数即为两眼的融合点。

④如为斜视患者,此度数为主观斜视角(或自觉斜视角)。交替点灭灯光,至两眼球不再移动,此时刻度盘上的度数即为客观斜视角(或他觉斜视角)。

(2)双眼视Ⅱ级功能检查

①用Ⅱ级融合画片。在融合点位置插入Ⅱ级融合画片。

②检查融合范围。将同视机镜筒锁定于融合点位置,先查开散性融合范围,使同视机双臂做开散运动,当融合像突然分开时,记录此时刻度盘上的度数。再查集合性融合范围,使同视机双臂做集合运动,当融合像突然分开时,记录此时刻度盘上的度数。

(3)双眼视Ⅲ级功能检查:参见立体视检查中的同视机检查。

【注意事项】

(1)在检查双眼视Ⅱ级功能时,一定要随时观察患者的角膜映光点位置,确定双眼是否追随目标。同时警惕,在融合像分开前,受检者可能已出现单眼抑制。

(2)采用不同大小的融合画片,可分别检测中心凹和周边融合功能。

(七)融合储备力测定

用于了解正常视网膜对应者的融合储备力。

【操作方法】

(1)用串状三棱镜或旋转三棱镜测量。

(2)嘱患者注视5m远视力表0.1行的字母或灯光,在一眼前增加底向外的三棱镜,直至出现复视。此时的三棱镜度为辐辏储备力。再用底向内的三棱镜做相同检查,直至出现复视。此时的三棱镜度为外展储备力。三棱镜底向上或向下,检查垂直融合储备力。

(3)同法,嘱患者注视33cm处的灯光,测其近距离的融合储备力。

【注意事项】 需受检者合作,才能完成检查。

(八)立体视觉检查

【适应证】

(1)需定量检查立体视锐度的各类人员。

(2)屈光不正、屈光参差患者。

(3)眼球震颤者。

（4）某些手术后，如白内障摘除和人工晶状体植入术、角膜屈光手术后。

（5）视疲劳者。

（6）司机、显微外科医师、运动员和特种兵。

【操作方法】

（1）Titmus立体视检查图：在自然光线下进行检查。检查距离为40cm。受检者戴偏振光眼镜，观察图案。

①定性检查图：有立体视者能感知苍蝇翅膀高高浮起。

②定量检查图：动物图、圆圈图。

（2）TNO立体视检查：检查距离为40cm。红绿眼镜分离双眼。共有7块检查板，为随机点图。板1～3用于定性检查，板4用于测定有无抑制及抑制眼，板5～7用于定量立体视锐值。

（3）Frisby立体视检查

①由3块厚度不同的测试板组成（6mm、3mm和1mm）。3块板的视差分别为340″、170″和55″，通过调整距离可改变视差，最大视差为600″，最小视差15″。

②检查时受检者头部与测试板平行。

③检查距离通常为40cm。

（4）随机点立体图（颜少明、郑竺英编制）：检查时戴红绿眼镜。检查距离30～40cm，可测定立体视锐值、交叉视差和非交叉视差。

（5）同视机检查

①调整下颌托及瞳距，使双眼视线与同视机镜筒的高度相平行。

②用同时知觉画片分别检查主观斜视角及客观斜视角。两者近似或相同时表明存在正常视网膜对应。

③有正常视网膜者，在融合点位置放置随机点立体图画片。主导眼放标准画片，检查有无立体功能及立体视锐值。

【注意事项】　受检者有屈光不正时要先予矫正。

第十三节　弱视检查

【操作方法】

（1）询问病史。

（2）左右眼分别检查视力，包括远、近视力，裸眼和矫正视力。

（3）眼部常规系统检查，排除眼球器质性病变。

（4）检查眼位和眼球运动状况。

（5）屈光检查。

（6）受检者散瞳行屈光检查后，再次详细检查眼位、眼前节、眼底，排除眼底病变。

(7)注视性质检查,用带观测镜的检眼镜检查。嘱受检者注视观测镜中央的黑星,若黄斑中心凹恰好位于黑星中央,即为中心注视。

(8)拥挤现象检查,嘱受检者在屈光矫正状态下,分别用视力表上整行视标和单个视标进行检查,通常弱视患者对单个视标的识别能力明显高于对排列成行的视标的识别能力。

(9)视觉诱发电位检查(参见视觉诱发电位检查)。

(10)对比敏感度检查(参见对比敏感度检查)。

(11)立体视觉检查(参见立体视觉检查)。

【注意事项】

(1)详细询问病史对弱视的病因诊断起到重要作用。

(2)诊断弱视须以矫正视力为准。

(3)对于双眼视力平衡、屈光检查正常、眼前节、眼底检查未发现病变、视力低于正常的儿童,诊断弱视要慎重。

(4)对于屈光不正儿童,如戴矫正眼镜后3个月视力达正常者,不诊断为弱视。

(5)检查患儿时,应注意患儿年龄与患儿正常视力的关系,以免发生误诊。

第十四节　眼球震颤检查

【操作方法】

(1)视力检查分别检查单眼和双眼远、近视力,包括头正位时及代偿头位时视力。

(2)眼球运动检查以确定眼球震颤类型、幅度、频率及方向。

(3)中间带检查对于冲动型眼球震颤者,需确定中间带。嘱患者注视 33cm 及 5m 远视标,以发现视野中眼球震颤减轻或消失的部位。注意某些患者有多个中间带。

(4)代偿头位检查嘱患者注视 5m 远处视标,观察患者有无面转、头倾、下颌上抬及内收。

(5)测量眼震值患者距视标 33cm,用直尺置患者下睑缘,如果中间带在右侧,可以右眼角膜缘内侧作为"0",再令患者向右注视至眼球震颤减轻或消失位置,此时直尺所指刻度即为眼震值。

(6)测量头位扭转角患者坐在弧形视野计前,注视 5m 远处视标,患者可采取代偿头位,以获得最佳视力。此时用一长尺,从患者头顶中央对应于弧形视野计上相应之刻度,此刻度即为头位扭转角的大小。

(7)三棱镜耐受试验双眼戴用等量度数的三棱镜,其尖端指向中间带方向,观察头位变化,头位明显改善者视为阳性。

(8)明确注视性质参见弱视检查部分。

【注意事项】

(1)眼球震颤患者的视力检查困难,应仔细、耐心和全面地检查。

(2)有屈光不正者,应戴矫正眼镜后观察代偿头位的变化。

(3)必要时应行神经科、耳鼻喉科检查。

第十五节 散 瞳

适用于需要全面检查晶状体者,周边部或后极部较大范围的眼底检查者,需要进行睫状肌麻痹下验光者,一些眼病的治疗如虹膜睫状体炎。

对于原发性闭角型青光眼,未行手术治疗者,以及前房浅、前房角可能关闭者不可散瞳。

【操作方法】

(1)根据不同需要选择不同的散瞳药:如仅进行晶状体或眼底检查,可选择短效的散瞳药,如复方托吡卡胺或5%去氧肾上腺素滴眼液。一般滴一次即可。对于瞳孔较难散大者,可以连续滴几次。对于进行睫状肌麻痹下验光者,应根据受检者的年龄选用睫状肌麻痹药,对于幼儿,应选择1%硫酸环戊通、1%阿托品滴眼液或眼膏。对于较大的幼儿,可选择后马托品或复方托吡卡胺。对于虹膜睫状体炎,应选择1%阿托品滴眼液。

(2)晶状体检查:应在暗室内裂隙灯显微镜下进行。

(3)眼底检查应在暗室内进行。

①如以直接检眼镜检查,应先将检眼镜上的镜片转到+8D,嘱受检者双眼直视前方,距离检查眼约20cm,检查玻璃体,看到红光反射后,嘱受检者上下左右转动眼球,检查者不断调整镜片,逐渐向负度数镜片转动,并缩短检眼镜到检查眼的距离,直至看清视网膜上的血管。然后分别检查视盘、黄斑和周围的视网膜。

②如以间接检眼镜检查,可以手持+20~+30D的凸透镜,先嘱受检者注视前方,然后向各方向注视,逐一检查眼底。

【注意事项】

(1)散瞳前应检查前房深度,对于浅前房者散瞳应慎重。

(2)滴用过量阿托品滴眼液可引起全身中毒,对幼儿更应注意。

第十六节 结膜下注射技术

患眼病需要结膜下给药时可行结膜下注射给药。

对于有明显出血倾向者，眼球有明显穿通伤口未进行缝合者，不能行结膜下注射。

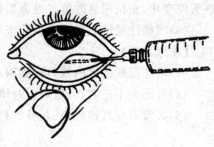

【操作方法】

（1）嘱患者取仰卧位或坐位。

（2）眼部滴用表面麻醉药。

（3）以手指牵开眼睑。

（4）常用注射部位为颞下方近穹隆部。

（5）注射针头应与角膜缘平行刺入结膜下，缓缓地注入药液（图 6-5）。

图 6-5　结膜下注射法

第十七节　眼部涂药膏与滴药水技术

一、结膜囊涂眼药膏方法

结膜囊内涂眼药膏或点眼药水是眼部疾病最常用的治疗方法。

【操作方法】

（1）嘱患者头稍后仰或平卧，眼向上注视。

（2）涂药者用手指牵开下睑。

（3）将消毒玻璃棒一端蘸眼膏少许，与睑裂平行，自颞侧涂入下穹隆部。

（4）嘱患者轻轻闭眼，再抽出玻璃棒（图 6-6）。

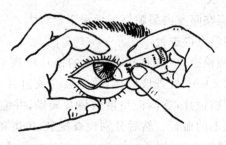

图 6-6　涂眼药膏法

【注意事项】

（1）涂药前应核对所用的药膏。

（2）如不用玻璃棒，也可以类似的消毒器具替代，或直接将眼膏挤入结膜囊内。但注意涂药时瓶口不能接触眼睑或睫毛。

二、滴眼药水方法

用于眼病患者需滴用药物进行治疗时,眼科检查需滴用表面麻醉药或散瞳药等药物时。

如有明确的相关药物过敏史者不宜滴致敏药。

【操作方法】

(1)嘱患者头稍后仰或平卧,眼向上注视。

(2)滴药者用手指牵开下睑。

(3)将药液滴入下穹隆部,一般每次 1~2滴。

(4)轻提上睑使药液充分弥散。

(5)滴药后嘱患者轻轻闭合眼睑数分钟(图6-7)。

【注意事项】

(1)滴药前应核对所滴的药液标签。

(2)滴药时滴管或瓶口避免接触眼睑或睫毛。

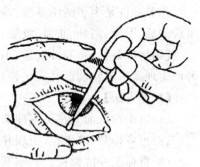

图 6-7 滴眼药水法

(3)药液避免直接滴于角膜上。

(4)对于溢出眼部的药液应及时拭去,以免患者不适或流入口腔内被吸收。

(5)某些药物,如散瞳药、M 受体阻滞药,滴药后及时压迫泪囊区 3 分钟,可减少药液经泪道进入鼻黏膜吸收。

(6)滴用多种药物时,药物之间应间隔 10 分钟。

第十八节 鼻腔滴药技术

鼻腔滴药起到收缩或湿润鼻腔黏膜,改善鼻腔黏膜状况,达到引流、消炎、通气的作用。

【用物准备】 备药、小治疗盘、无菌棉签、手电筒、小药杯、生理盐水(50ml)。

【操作方法】

(1)患者擤鼻,解开领口,取垂头仰卧位,肩下垫枕或头伸出床沿下垂。

(2)用生理盐水棉签清理鼻腔,检查鼻腔情况。

(3)左手轻推患者鼻尖,以充分暴露鼻腔,右手持滴鼻药药瓶距患者鼻孔约2cm 处,轻滴药液 3~5 滴。

(4)轻捏鼻翼,使药液均匀分布于鼻腔黏膜。

(5)保持原卧位约 5 分钟后,患者方能坐起或行患侧卧位,使药液能进入患侧的前组鼻窦内。

【注意事项】

(1)操作前要洗手,避免交叉感染。

(2)要认真查对药液,检查药液有无沉淀变质。

(3)对于高血压及老龄患者,只能取肩下垫枕位。

第十九节　鼻腔冲洗技术

鼻腔冲洗是为了清洗鼻腔、改善血液循环、促进炎症的吸收。用于鼻腔鼻窦手术后清痂、引流、消肿、止血、收敛、防止术腔粘连。

【用物准备】　鼻腔冲洗器、小毛巾、弯盘,遵医嘱备鼻腔冲洗液(无鼻腔冲洗液可用生理盐水或呋喃西林液代替)。

【操作方法】

(1)每次冲洗前先将鼻腔冲洗器用凉开水冲洗干净。

(2)患者擤鼻,取坐位,清理并检查鼻腔情况。

(3)将鼻腔冲洗橄榄头一端塞入一侧前鼻孔内,另一端放入鼻腔冲洗液中,挤压冲洗器的橡胶负压球,进行鼻腔清洗,每侧鼻腔使用冲洗液300～500ml。

(4)冲洗时,头前倾30°,低头并张嘴,颌下接弯盘,出水端应低于入水端。

(5)冲洗完毕,用清水把鼻腔冲洗器冲洗干净、风干、备用。

【注意事项】

(1)鼻腔、上呼吸道急性炎症及中耳急性感染不宜冲洗。

(2)冬天应将药液瓶放在温水中加热至与体温接近,冲洗药液温度不宜过高或过低。

(3)冲洗时压力不要过大,否则会使分泌物冲入咽鼓管,导致中耳炎。

(4)冲洗时不宜做吞咽动作。

(5)冲洗完毕,将冲洗器冲洗干净、风干备用,防止细菌滋生(一般每2周更换1个冲洗器)。

(6)一般术后鼻腔冲洗半个月至1个月或遵医嘱。

第二十节　咽鼓管吹张法

【操作方法】

(1)瓦尔萨尔法:患者捏住自己两侧鼻翼,闭口,用力鼓气,患者感觉到两鼓膜有突然向外膨出之感,每天可反复进行多次。

(2)捏鼻吞咽法:捏住两侧鼻翼,闭口,吞咽唾液。

(3)波利策法:适用于咽鼓管功能差的患者或小儿。检查者将波氏球前端的橄榄头塞于受试者一侧前鼻孔,并压紧对侧前鼻孔,当受试者吞咽水时,检查者迅速挤压橡皮球,将气流压入咽鼓管达鼓室。此法可用于治疗咽鼓管功能不良。

(4)导管吹张法:1%麻黄碱和1%地卡因收缩表麻鼻腔黏膜,检查并将咽鼓管导管沿鼻底伸入鼻咽部,并将向下的导管口向受检侧旋转90°,进入咽鼓管咽口,用橡皮球向导管内鼓气。常用于治疗咽鼓管功能不良和分泌性中耳炎。

【注意事项】　鼓气要适当,避免压力过大将鼓膜爆破。

第二十一节　鼻窦负压置换技术

鼻腔负压置换技术是吸引鼻腔内分泌物,促进鼻窦引流,利用负压使药液进入鼻窦以达到治疗的目的。

【用物准备】　治疗盘、橄榄头、1%盐酸麻黄碱滴鼻液、药液、负压吸引装置(墙壁负压吸引装置)、镊子、滴管、面巾纸。

【操作方法】

(1)患者取仰卧、肩下垫枕,头尽量后垂或头低垂位,使下颌部和两个外耳道口连线与水平线(即床面)垂直。

(2)沿两侧鼻孔贴壁缓慢滴入微温的1%盐酸麻黄碱滴鼻液3~5滴,以利于窦口打开,2~3分钟后嘱患者擤尽鼻涕(萎缩性鼻炎禁用1%盐酸麻黄碱滴鼻液),保持仰卧位,嘱其张口呼吸,每侧鼻腔滴入药液2~3ml。

(3)用连接吸引器(负压<24kPa)的橄榄头紧塞一侧鼻孔,1~2秒后急速移开,同时另一手拿面巾纸轻压对侧鼻翼以封闭该侧前鼻孔,吸引期间嘱患者连续发"开、开、开"音,使软腭上举以关闭咽腔,随即进行间断吸引,如此重复6~8次,双鼻孔交替进行,使鼻窦内分泌物吸出的同时,药液进入鼻窦。

(4)若幼儿不能合作者,其哭泣时软腭已自动上举,封闭鼻咽部,即使不发"开、开、开"音,也可达到治疗要求。根据病情1~2天治疗1次。

【注意事项】

(1)操作者动作要轻巧,抽吸时间不可过长、负压不可过大(一般不超过24kPa),以免损伤鼻腔黏膜,引起头痛、耳痛及鼻出血,如发现此种情况应立即停止吸引。

(2)在急性鼻窦炎或慢性鼻窦炎急性发作期,不用此法,以免加重出血或使感染扩散。

(3)高血压患者不宜用此法,因治疗中应用麻黄碱,所取头位和鼻内的真空状态可使患者血压增高、头痛加重。

(4)鼻腔肿瘤及局部或全身有病变而易鼻出血者,不宜采用此法治疗。

第二十二节　牙齿脱敏治疗技术

【适应证】　牙齿脱敏适用于牙本质敏感症患牙,牙本质暴露但牙体硬组织无明显缺损。

【操作方法】

(1)氟化钠类药物脱敏法

①清洁、隔湿、干燥。

②将浸满氟化钠类药物的棉球用力涂擦过敏点,重复2~3次。

(2)牙本质黏结药类脱敏法

①清洁、隔湿、干燥。

②用配套的牙本质处理药处理过敏点。

③用含有适量牙本质黏结药类的棉球或小刷子轻轻涂擦过敏点,光照20秒,重复2~3次。

(3)激光脱敏法

①清洁、隔湿、干燥。

②用热敏剂处理过敏点。

③用激光照射过敏点,以10~20次为1个疗程。

【注意事项】　长期过敏治疗无效或严重的过敏可考虑充填治疗、牙髓治疗或修复治疗。

第二十三节　牙周病的手术治疗

牙周手术是牙周病系统治疗的重要手段之一。其目的是用手术方法在直视下彻底清除局部致病因素及病变组织;纠正病变部位的形态使之接近生理外形,有利于患者和医生清洁并保持牙周组织的健康状态。牙周手术应在牙龈的炎症基本控制、患者的菌斑控制良好,且有手术适应证时方才实施。

一、牙龈切除术和牙龈成形术

在牙周基础治疗以后,牙龈炎症有所消退,但增生肥大和形态不良的病变牙龈组织需用手术切除和修整。

【适应证】

(1)牙龈组织肥大增生,形成假性牙周袋,经基础治疗未能消退者。

(2)后牙(尤其是舌、腭侧)有中等深度的牙周袋,颊侧袋底不超过膜龈联合,附着龈宽度足够者。

(3)正位的下颌第三磨牙,有龈片覆盖影响清洁者。

(4)巨大的妊娠期龈瘤影响进食或较易出血者。

【禁忌证】

(1)未经基础治疗,或治疗不彻底,炎症仍较明显者。

(2)深牙周袋的袋底超过膜龈联合者。

(3)牙槽骨病变需行骨手术者。

(4)前牙的牙龈增生或牙周袋,切除后会使牙根暴露,影响美观。

(5)附着龈过窄。

【操作方法】

(1)消毒和局部麻醉后,用探针或牙周袋标记镊标出龈沟(袋)底的位置,作为切口的参考。

(2)刀片从标记点根方 12mm 处呈 45°做外斜切口,切透牙龈和龈乳头。

(3)创面应修整成薄而接近生理外形,不可遗留平台状厚的龈缘。

(4)刮治和平整暴露的牙根面,清洗、止血。

(5)放置牙周塞治剂。

【注意事项】

(1)术前应控制牙龈炎症,以免术中出血不易止住。

(2)体积较大、影响进食或出血严重的妊娠期龈瘤可在妊娠期的 4～6 个月做简单的切除术。否则建议在分娩后手术。

(3)牙龈增生的原因(如某些药物、家族性)如不予去除,病变可能复发。术后保持口腔卫生对防止复发至关重要,应在术前向患者说明。

二、翻瓣术

将牙周袋壁切开翻起,暴露患根和牙槽骨,在直视下刮除病变区的牙石、菌斑和感染的肉芽组织并平整根面,必要时修整牙槽骨外形,然后将龈瓣复位缝合。翻瓣术是最常用的、有效的牙周手术,在此基础上,可进行消除牙周袋、促进骨修复、重建牙周新附着、牙龈美容手术等。

【适应证】

(1)经基础治疗后,仍遗留深牙周袋和慢性炎症。

(2)需行牙槽骨的修整或植骨者。

(3)牙根分叉病变伴深牙周袋,需截除某一牙根者。

(4)涉及附着龈的重度牙龈增生(尤其是前牙区)可以在切除部分增生牙龈的基础上行翻瓣术,既可消除增生龈,又可保留附着龈。

(5)引导性牙周组织再生术。

【禁忌证】

(1)未经基础治疗或炎症较明显。

(2)全身疾病未控制。

(3)菌斑控制实施不佳。

【操作方法】

(1)根据牙周袋深度、附着龈宽度和手术目的等,决定水平的内斜切口位置。例如,后牙的深袋、附着龈较宽者,可以在距龈缘2~3mm处做切口;需要保留牙龈以覆盖骨面或植入物时,可沿龈缘处做内斜切口。水平切口应向患牙的近、远、中各延伸1~2个牙。

(2)若手术涉及多个牙,或需做骨修整、根向复位瓣、引导性再生术等,应在术区两端(或一端)做纵切口。纵切口应位于龈乳头和龈缘交界处,不可在乳头中央或龈缘的中央。

(3)翻开黏膜骨膜瓣,暴露患牙牙根和牙槽嵴顶,若不需修整骨,则尽量少暴露牙槽骨。

(4)清除牙石、平整根面,刮除肉芽组织,清洗创面,将龈瓣复位,缝合。

(5)根据手术目的,可将龈瓣复位于原来的高度(改良 Widman 术),或向根方复位在牙槽嵴顶处(需做纵切口),后者既可消灭牙周袋,又可保存角化龈。

(6)放置塞治剂有助于止血并使龈瓣紧贴牙面和骨面,但塞治剂不是必需的。

【注意事项】

(1)术中应尽量减少对牙槽骨不必要的损伤(温度、机械等),手术结束时龈瓣应尽量覆盖骨面,避免骨面暴露。

(2)用不同的缝合方法使龈瓣密贴骨面,消灭死腔。

(3)放置牙周塞治剂时,不可将塞治剂压入龈瓣下方,以免影响愈合。

(4)术后6~8周内尽量勿探诊,以免影响组织的愈合。

三、牙周骨手术

用翻瓣术暴露病变的牙槽骨,修整骨的外形使之恢复生理形态,有利于形成较好的牙龈外形,称为骨成形术。在某些病损可采取植入骨或骨代用品的方法,促使牙槽骨新生,修复骨缺损,称为植骨术。

【适应证】

(1)牙槽骨不均匀吸收所形成的浅而宽的一壁或二壁骨袋,难以有新骨修复,可将此骨壁除去。

(2)牙槽嵴顶肥厚圆钝或呈骨隆凸状,失去生理外形者。

(3)根分叉区有宽的一壁骨袋或过突的外形,应修整该处骨质,形成厚度适宜并有根间纵凹的外形,以利该处形成良好的牙龈外形。

（4）二壁或三壁骨下袋，可在清创后填入自体骨、异体骨或骨代用品，以利于骨下袋内形成新骨。

（5）Ⅱ度根分叉病变，龈瓣能严密覆盖者，可植骨或骨代用品。

【禁忌证】

（1）Ⅲ度根分叉病变或一壁骨下袋不宜植骨，因植入物不能固位，易漏出。

（2）龈瓣高度不够，不能覆盖植骨处。

【操作方法】

（1）术前充分估计龈瓣的长度和外形，邻面病变应尽量保留龈乳头，使在复位后能覆盖骨面和植入物。

（2）用涡轮手机安装大号圆钻，修整牙槽骨时应控制速度，用水冷却，避免产热。

（3）避免伤及牙根和过多地磨除骨质，宜从根尖方向向着牙槽嵴顶处逐渐修整牙槽骨。

（4）搔刮骨袋内壁使充满血液。

（5）植骨（或骨代用品）时，应将植入物尽量填紧到骨袋内，平齐牙槽嵴顶，勿堆砌超过牙槽嵴顶。

（6）检查龈瓣复位后是否严密覆盖骨面和植入物，可采用悬吊缝合法和（或）褥式缝合，较好地固定龈瓣。

（7）放置塞治剂。

四、截根术

又称牙根切除术。当多根牙的某一个根患有难以治愈的深牙周袋和骨吸收，或重度根分叉病变时，可将该患根切除，保留其余可保存的牙根及牙冠，以延长该牙的寿命。

【适应证】

（1）多根牙的一个牙根或上颌磨牙的两个根有严重的牙周破坏，且Ⅲ度根分叉病变，其余牙根的病情尚可治疗并能行使功能者。

（2）牙周-牙髓联合病变，有一根明显受累，经牙髓治疗无效者。

（3）某一牙根有严重的内吸收、根尖周病变不能治愈、根管侧穿或器械折断不能取出等，可将该根截除而保存牙齿。

（4）余留牙根有充分的支持组织，松动不超过Ⅱ度，无明显的殆创伤。

（5）患牙可做彻底的根管治疗。

【禁忌证】

（1）余留牙根短且支持组织不足，或有根尖周病变未治愈者。

（2）患牙松动达Ⅱ度以上。

(3)患牙有明显的咬合创伤。

(4)患者的口腔卫生不良。

【操作方法】

(1)术前患牙应做完善的根管充填,调𬌗消除𬌗创伤。

(2)翻开黏膜骨膜瓣,充分暴露患根及根分叉区。

(3)用细裂钻截断并取出患根,应完全磨除近分叉处的患根,切忌残留倒凹及残桩,修整断面使呈斜坡状。

(4)若根尖有病变,应搔刮牙槽窝。

(5)断面的根管处备洞,用银汞合金倒充填。也可在做根管充填时,从髓室内根管口处备洞,用银汞合金填入根管口内,这样在截根术中即可暴露银汞合金而不必做倒充填。

(6)彻底清创、修整骨缘,清洗后缝合龈瓣。

五、牙冠延长术

当牙折断、根面龋等达到龈缘下方甚至牙槽嵴处,使临床牙冠过短,不利于修复体固位,势必要将修复体边缘放入龈沟底,这就会侵犯生物学宽度。牙冠延长术利用根向复位瓣手术加少量的骨切除和骨成形,使牙的断面暴露在龈缘以上,同时延长临床牙冠,为制作合理的修复体创造条件。

【适应证】

(1)牙冠折断达龈下,有牙龈息肉或炎症妨碍治疗。此时如单纯切除牙龈,由于不符合生物学宽度的原理,日后牙龈还会增生。

(2)根管侧穿或牙根外吸收在牙颈 1/3 处,该牙有保留价值者。

(3)前牙牙冠短,笑时露龈,需改善外观者。

【禁忌证】

(1)断面位置过深,为此需除去太多骨质,并使龈缘位置过低。

(2)牙槽窝内的牙根过短,冠根比不协调者。

(3)前牙去骨较多会造成与邻牙外观不协调,此时可用正畸牵引牙根,使断端达到龈缘以上。

【操作方法】

(1)术前用临床探诊和 X 线片判断断面位置及范围,预测去骨的程度,以及与邻牙的关系。

(2)根据需切除牙龈的多少,做内斜切口,翻瓣。

(3)除去部分牙槽骨,直至骨嵴顶至牙断面的距离约为 3mm。

(4)修整该牙和邻牙的骨外形和高度,使呈自然的龈缘线。

(5)根面平整,刮除残存的牙周膜纤维。

(6)将龈瓣复位缝合于牙槽嵴顶处。

(7)放牙周塞治剂。

【注意事项】

(1)创口愈合后,牙断面的暴露长度应能满足修复体的需要。

(2)上颌各个前牙的龈缘外形高度应考虑符合生理要求。

(3)术后6周至6个月龈缘位置可能会有少量调整,不宜过早制作修复体。

第二十四节　牙拔除技术

一、普通牙拔除术

【适应证】

(1)龋病:牙体严重广泛的龋坏而不能有效治疗利用者。

(2)根尖病:根尖周围病变,不能用根管治疗、根尖切除等方法治愈者。

(3)牙周病:晚期牙周骨组织已大部分破坏,牙极为松动者。

(4)牙外伤:牙根折断且与口腔相通,难以治疗利用者。

(5)牙内吸收牙:髓腔壁吸收过多或穿通者。

(6)埋伏牙:引起邻牙疼痛或压迫吸收时,在邻牙可以保留的情况下可拔除。

(7)阻生牙:常发生冠周炎或引起邻牙牙根吸收、龋坏者。

(8)额外牙:使邻牙迟萌或错位萌出、牙根吸收或导致牙列拥挤者。

(9)融合牙及双生牙:发生于乳牙列的融合牙及双生牙,如阻碍其继承恒牙的萌出,应予拔除。恒牙列中的融合牙及双生牙应根据具体情况决定去除或保留。

(10)滞留乳牙:影响恒牙萌出者应拔除。成人牙列中的乳牙,如下方恒牙先天缺失或恒牙阻生未萌时,可保留。

(11)错位牙:致软组织创伤而又不能用正畸方法矫正者。

(12)治疗需要:正畸治疗需要进行减数的牙;义齿修复需要拔除的牙;恶性肿瘤进行放射治疗前需要拔除的牙;囊肿或良性肿瘤累及的牙等。

(13)骨折累及的牙:颌骨骨折或牙槽骨骨折所累及的牙,应根据创伤治疗是否需要,以及牙本身的情况决定去除或保留。

(14)其他:隐裂牙、牙根纵裂及创伤性磨牙根折者。

【禁忌证】

(1)心脏病:大多数心血管疾病患者可耐受拔牙手术或可在心电监护条件下拔牙。以下情况应视为禁忌。

①有近期心肌梗死病史者。如必须拔牙,需经专科医生全面检查并密切合作。

②近期心绞痛频繁发作者。

③心功能Ⅲ～Ⅳ级或有端坐呼吸、发绀、颈静脉怒张、下肢水肿等症状者。

④心脏病合并高血压,血压≥24/14.7kPa(180/110mmHg)者。

⑤有三度或二度Ⅱ型房室传导阻滞、双束支阻滞、阿-斯综合征病史者。

(2)高血压:WHO界定血压≥21.3/12.7kPa(160/95mmHg)为高血压。血压高于21.3/13.3kPa(160/100mmHg)的患者如需拔牙,应建议在监护或与内科医师合作下进行。

(3)血液系统疾病

①贫血:血红蛋白在80g/L以下,血细胞比容在0.30以下者。

②白细胞减少症和粒细胞缺乏症:周围血白细胞<$4×10^9$/L(4000/mm^3),粒细胞绝对计数<$1×10^9$/L(1000/mm^3),中性粒细胞<$1×10^9$/L(1000/mm^3)时,应避免拔牙。若白细胞计数位于(3～4)×10^9/L,可先行相应治疗后再考虑拔牙。

③白血病:急性白血病为拔牙的禁忌证。慢性白血病经治疗处于稳定期者,如必须拔牙,应与专科医师合作,注意预防感染及出血。

④恶性淋巴瘤:必须拔牙时应与有关专家配合,并在治疗有效,病情稳定后方可进行。高度恶性者拔牙应视为禁忌。

⑤出血性疾病:原发性血小板减少性紫癜急性期不可拔牙,慢性期拔牙应在血小板计数高于$100×10^9$/L($100×10^3$/mm^3)时进行;若血小板功能良好,计数在$60×10^9$/L($60×10^3$/mm^3)以上,可考虑拔牙,必要时在与专科医师合作下进行。血友病患者如必须拔牙时,应补充血浆因子Ⅷ。并待其浓度提高到正常的30%时,方可进行。

(4)糖尿病:使用局部麻醉、术后能进食、血糖控制在8.88mmol/L(160mg/dl)以下者可拔牙。未予控制且病情严重者,应暂缓拔牙。接受胰岛素治疗者,拔牙最好在早餐后1～2小时进行。

(5)甲状腺功能亢进症:本病未得到有效控制,静息脉搏在100次/分以上,基础代谢率在+20%以上,拔牙被视为禁忌。

(6)肾病:各类急性肾病均应暂缓拔牙。

(7)肝炎:急性肝炎期间应暂缓拔牙。慢性肝炎肝功能有明显损害者拔牙应慎重,肝功能异常者拔牙术前2～3天应给予足量维生素K及维生素C,并给其他保肝药物,术后继续给予,术中还应加用局部止血药物。

(8)妊娠:妊娠期间拔牙应慎重。在妊娠的第4、5、6个月期间,进行拔牙较为安全。

(9)月经期:月经期应暂缓拔牙。

(10)口腔颌面部感染急性期:急性炎症期应根据具体情况慎重决定。牙已高度松动,拔牙有助于引流及炎症局限时,在抗生素控制下可予拔除。腐败坏死性龈炎、急性传染性口炎应暂缓拔牙。

(11)恶性肿瘤:如患牙位于恶性肿瘤中或已被肿瘤累及,一般应与肿瘤一并切除。对位于已经过放疗照射区内的患牙拔除,应持慎重态度。

(12)长期抗凝药物治疗:长期使用抗凝药物者,拔牙应慎重。术前应暂停抗凝药物。必须拔牙者术中及术后应采取仔细止血措施。

(13)长期接受肾上腺皮质激素治疗:此类患者的拔牙应与专科医师合作进行。

(14)神经精神疾病:不能合作的神经精神疾病患者拔牙应慎重,必须拔牙者应在全身麻醉下进行。癫痫患者拔牙时应注意术中癫痫发作的可能并做好相应准备。

(15)其他:其他原因不宜拔牙者。

【操作方法】

(1)术前准备:术前要求患者正确叙述病情,向患者说明拔牙术中可能发生的情况及交待术后注意事项等。对复杂而手术难度较大及因其他治疗所需的牙拔除,应征得患者同意并签署手术同意书。

(2)术前检查

①询问病史,包括药物过敏史,全身健康及出血情况等。女性患者注意妊娠期和月经期。对存在拔牙禁忌证的患者,必要时应做有关检查。

②口腔全面检查,预拔除牙的检查。必要时拍摄 X 线片以进一步了解患牙及其牙周情况,以及与周围重要解剖结构的关系。

③拔牙时患者多采用坐位。拔上颌牙时,患者上颌𬌗平面约与地平面呈 45°。拔除下颌牙时,患者下颌牙𬌗平面与地面平行。

④使用消毒灭菌的器械和敷料,拔牙术区常规消毒;拔除阻生牙、埋伏牙或需翻瓣去骨的手术,口周和面部的皮肤应予消毒,铺巾。口内术区及麻醉穿刺区以 1% 碘伏消毒。术者洗手并消毒,有条件者应戴手套操作。

⑤根据手术准备相应的器械。

(3)基本方法和操作步骤

①仔细分离牙龈。

②挺松牙齿。对坚固不松动的牙、死髓牙、冠部有大的充填物或牙冠破坏较大时,应用牙挺将牙齿挺松后换用牙钳。

③正确选用及安放拔牙钳,夹紧牙齿,夹紧程度以钳喙不易滑动为宜。注意核对牙位,勿伤及邻牙。

④拔除患牙。牙钳夹紧后,分别应用摇动、扭转(上前牙)和牵引(拔除)的方式拔牙。摇动拔牙,适用于扁根的下前牙、前磨牙及多根的磨牙。扭转拔牙,适用于根为圆锥形的牙拔除,如上颌前牙。牵引拔除,应与摇动或扭转动作结合,向阻力

最小的方向进行。如牙根有弯曲,应沿弯曲的弧线进行。

【注意事项】

(1)拔牙后检查拔除的牙是否完整,牙根数目是否符合,牙龈有无撕裂,如有应予缝合。以刮匙探查牙槽窝,如有异物(如牙石、残片等)或肉芽肿等应及时刮除。

(2)拔牙窝应用手指垫以纱布或棉球做颊舌侧向压迫使之复位。如有牙槽骨壁折断应压迫复位。骨折片已游离并与骨膜脱离者,应去除。

(3)过高的牙槽中隔、骨嵴或牙槽骨壁应予修整。

(4)拔多个牙出现牙龈缘游离外翻时,应予缝合。

(5)拔牙创口表面置消毒纱布棉卷并嘱患者咬紧,20～30分钟后弃去。有出血倾向者,应观察30分钟以上,不再出血方可离去。

二、下颌阻生第三磨牙拔除术

【适应证】 不能正常萌出,且本身患有牙体或牙周疾病、影响健康邻牙的均应拔除。

【禁忌证】

(1)急性炎症期应暂缓拔除。

(2)伴有全身系统性疾病者其禁忌证见"一、普通牙拔除术"。

【操作方法】

(1)口外检查:注意颊部有无红肿,如有应触诊其软硬程度。检查颌下及颈部有无肿大的淋巴结,下唇有无麻木或感觉异常。

(2)口内检查:检查患者有无张口困难。检查第三磨牙区及磨牙后区,注意第三磨牙阻生情况及有无炎症。必要时对全口牙及口腔黏膜等做检查。

(3)X线片检查:常规拍摄第三磨牙根尖片。注意阻生位置、牙囊间隙、下颌管情况及其与第三磨牙牙根的关系等。

(4)拔除方法及步骤

①麻醉:除常规的下颌阻滞麻醉外,应在第三磨牙颊侧近中角及远中三点做黏膜下注射。

②切开及翻瓣:高位阻生牙拔除一般不需翻瓣,低位阻生应切开覆盖的软组织并翻瓣。远中切口应在下颌支外斜线的舌侧,颊侧切口从远中切口的末端向下,切至前庭沟上缘处。远中切口勿过分偏向舌侧。切开时应直达骨面,做黏骨膜全层切开。翻瓣时,由远中切口的前端开始,向下掀起颊侧黏膜骨膜瓣。

③去骨:翻瓣后决定应去除的骨量及所在部位。如骀面、颊侧及远中皆有骨质覆盖,需去骨直至牙颈部以下,去骨量决定于牙在骨内的深度、倾斜情况及根的形态等。将冠部骨阻力解除后,可根据牙根情况或将牙劈开,或再去除部分骨质,以

解除根部骨阻力。

去骨可用骨钻或骨凿。去骨的多少应以牙挺能否插入牙冠的近中面下方为宜。如水平阻生牙的牙冠位于第二磨牙远中面下方时，还需将牙冠及牙根分开方能拔除。

④劈开：常用的劈开方向为正中劈开，置骨凿于正中发育沟处，骨凿的长轴与牙长轴一致。劈开后应用薄挺先挺出远中冠及牙根，后挺出近中冠及牙根。

劈开时如将牙的远中冠劈去，可试用窄而薄的双面凿从髓室底部将牙根分开，再分别去除。

【注意事项】

(1)拔牙时如用劈开法或去骨法，皆有可能产生牙碎片或骨碎片，应注意检查并清除。

(2)拔牙后应探查有无肉芽肿，如有应予刮除。拔除阻生第三磨牙后，特别是低位者，常有牙囊遗留，多与牙龈相连，应将其去除。

(3)邻牙远中牙颈部，特别是在有龋洞时，有食物残渣及牙坏死组织等存留，拔牙后应将其清除。

(4)拔牙后应将扩大的牙槽窝压缩复位。

(5)去骨后如有锐利骨缘存在，应以咬骨钳及骨锉修整。

(6)切口应缝合。加压止血与普通拔牙相同。

(7)术中去骨劈开时切勿使用暴力，以避免舌侧骨板和下颌体的意外骨折。

(8)复杂阻生第三磨牙拔除后，常有肿胀、疼痛、开口困难、吞咽疼痛等现象。拔除后立即给予冰袋冷敷，并给予消炎、镇痛药。

(9)对低位的复杂阻生第三磨牙，拔牙前应说明可能伤及下牙槽神经及发生下颌骨折断，并征得患者同意，签署手术同意书。

三、上颌阻生第三磨牙拔除术

【适应证】

(1)牙本身龋坏。与邻牙近中面间经常有食物嵌塞。

(2)无对殆牙而下垂。部分萌出，反复产生冠周炎。

(3)咬颊或摩擦颊黏膜。有囊肿形成。

(4)妨碍下颌喙突运动。妨碍义齿的制作及戴入。

(5)压迫第二磨牙，产生龋坏或疼痛。

【禁忌证】

(1)有全身系统性疾病者，其禁忌证见"一、普通牙拔除术"。

(2)完全埋于骨内且无症状者，可不予拔除。

【操作方法】　术前检查应注意邻牙与阻生牙的关系和邻牙本身的情况。应注意与上颌窦之间的关系。操作步骤如下。

(1)嘱患者半开口,使颊部松弛易于拉开后切开翻瓣。

(2)用骨凿去除覆盖牙冠的骨质,使牙冠显露至少达最大周径。

(3)牙挺从近中颊角处插入,将牙向颊侧及远中方向挺出。

(4)处理拔牙创后缝合。

【注意事项】 同"二、下颌阻生第三磨牙拔除术"。

第七章

急救技术

第一节　徒手心肺复苏术

心肺复苏术适用于各种原因引起的呼吸、心脏骤停的伤病员。临床上最多见的是心脏骤停。而各种原因引起的呼吸停止数分钟后心脏也随之停止。常见的心脏骤停原因如下。

1. **心源性**　如冠心病、心肌梗死、心肌炎、严重心律失常及风湿性心瓣膜病等。

2. **非心源性**　各种急性窒息、电击、溺水、创伤、中毒，以及长期患病、多脏器功能不全等。

【心脏骤停判断依据】

(1)意识突然丧失，对任何刺激无反应，呼吸停止或不规则呼吸。

(2)大动脉搏动消失。

【心肺复苏步骤】

(1)判断意识：轻拍伤病员的肩膀，大声呼喊："喂，您怎么啦？"同时观察有无呼吸或仅为叹息样呼吸。

(2)高声呼救："快来人呀，救命啊！"，拨打或请人帮忙拨打急救电话。

(3)胸外心脏按压：应用5～10秒触摸大动脉搏动，常为颈动脉搏动。具体方法：抢救者置于伤病员一侧(多习惯于右侧)，用一手的示指和中指先摸到气管正中部位，向外滑行1～2横指，置于甲状软骨与胸锁乳突肌之间的凹陷处，轻轻加压，判断有无搏动(图7-1)。

如无搏动或无法判断，应立即启动胸外心脏按压。

①把伤病员放置仰卧位：如伤病员面部向下，应将其双侧上臂向上伸直，保护其颈部，头体

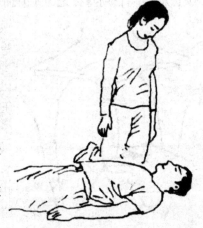

图 7-1　正确放置仰卧位

一起转动伤病员至仰卧(图7-2)。如为软床,身下应放置一木板,以利保证有效按压,但不要为了找木板而延误抢救时间。

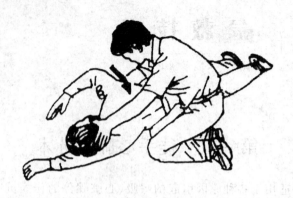

图7-2 头体一起转动患者

②抢救者体位:抢救者应紧靠患者胸部一侧,一般为其右侧,为保证按压式力量垂直作用于胸骨,抢救者可根据患者所处位置的高低采用跪式或用脚凳等不同体位。

③按压部位:正确的按压部位是胸骨下半段。定位:标准体型者为胸部正中两乳头之间,即把手掌放在胸部正中、双乳头之间的胸骨上。另一只手重叠压在其背上。以示指与中指沿伤病员一侧肋弓向中间滑行,至两侧肋弓交界处找到胸骨下切迹。将示指和中指两指横放在切迹上方,用另一手掌根紧贴示指上方。这个部位就是按压区(胸骨下1/2处)(图7-3)。

④按压方法:抢救者双手重叠放在胸骨下半段,双肘关节伸直,双肩在患者胸骨上方正中,借助身体之力垂直向下按压,按压时肘关节不能弯曲。手掌根部的长轴与胸骨长轴平行,不要偏向一旁,手指、掌心翘起,避免接触和按压肋骨或肋软骨(图7-4)。

心脏按压按压深度5～6cm。按压频率100～120次/分。按压和放松的时间大致相等。每次按压后保证胸廓充分回弹,尽可能减少按压中断。按压有效时应能触及颈动脉搏动。

⑤不正确的按压方法:a. 按压部位不正确,向下错位时则受压部位为剑突,可致剑突受压骨折,肝脏受冲击破裂或胃部受压导致呕吐;向胸骨两旁偏移或按压时手指没有翘起时则易致肋骨骨折及连枷胸,导致气胸、血胸并丧失胸廓弹性。b. 按压时肘部弯曲,导致用力不垂直,按压力量不足,按压

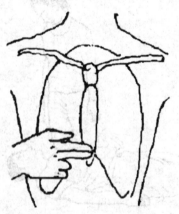

图7-3 确定心脏按压部位

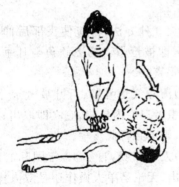
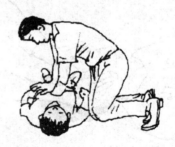

图 7-4 心脏按压方法

深度达不到 5cm。c. 冲击式按压、猛压,按压放松时抬手离开胸骨定位点导致下次按压部位错误等情况,均可引起骨折。

(4)开放气道:心脏骤停以后,舌后坠阻塞呼吸道,应选择下列办法打开气道,保持呼吸道畅通。

①仰头举颏法:一手放在伤病员的前额,手掌向下稍加用力使头部后仰;用另一手的示指与中指并拢托起下颏,使口张开。头部后仰的程度是使下颌角和耳垂的连线与地面垂直,操作时注意不要压迫患者颈前部颏下软组织,以免压迫气管(图 7-5)。

②仰头抬颈法:一手放于伤病员的前额,手掌向后施加压力;用另一手托起伤病员的颈部,使头后仰,使口张开。但怀疑颈椎骨折的伤病员禁用此法(图 7-6)。

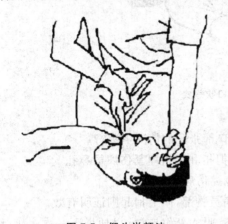
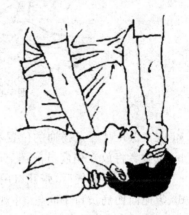

图 7-5 仰头举颏法　　　　　　　　图 7-6 仰头抬颈法

③仰头拉颌法:抢救者在伤病员头侧,双手抓住伤病员两侧下颌角,向上牵拉,使下颌向前,同时,使头部后仰,两手拇指可将下颌下推,使口腔打开。此法适用于

颈部受伤的伤病员(图 7-7)。

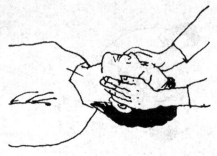

图 7-7　仰头拉颌法

以上 3 种方法,都应使头部后仰程度达到标准,即被抢救者的下颌角与耳垂的连线与地面垂直(90°)。

(5)清除气道异物:行开放气道手法时,如发现患者口腔内异物,应立即取出;如无可见异物,则不必行此步骤。

(6)人工呼吸:自 2010 年国际心肺复苏指南提出,无论是单人操作还是双人操作,胸外按压和人工呼吸比例为 30∶2。青春期以下儿童双人复苏时按压与呼吸比例为 15∶2,单人仍为 30∶2。如果患者有脉搏,但无呼吸或呼吸不充分时,成人吹气频率为 10～12 次/分,儿童 12～20 次/分。

①口对口人工呼吸:方法见图 7-8。

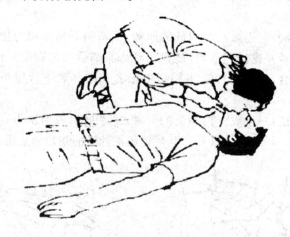

图 7-8　口对口吹气式

a. 应在保持呼吸道畅通的位置和患者口部张开的情况下进行。

b. 抢救者将放在伤病员前额上的手的拇指和示指捏紧伤病员鼻孔。

c. 抢救者吸一口气后,张开口用双唇包拢伤病员口唇。

d. 匀速向伤病员口中吹气,并观察伤病员胸部,向上抬起则证明有效。

e. 吹气结束后,立即与伤病员口部脱离,吸入新鲜空气,以便做下一次人工呼吸,同时捏鼻的手也随之放松,以便于患者从鼻孔出气,此时患者胸部自然回复,有气流自口鼻呼出。

②口对鼻呼气:当患者有口腔外伤或其他原因致口腔不能打开时,可采用口对

鼻吹气,其操作方法是:首先开放气道,头后仰,用手托住患者下颌使其口闭住。吸一口气,用口包住患者鼻部,向患者鼻孔内吹气,直至胸部抬起,吹气后将患者口部张开,让气体呼出。

③口对辅助器呼气:如不愿意接受口对口或口对鼻通气,有条件者可应用经口咽管或带氧面罩吹气。

(7)儿童、婴儿心肺复苏的特点

①儿童、婴儿打开气道时,下颌角与耳垂的连线与地面分别呈 $60°$、$30°$,(成人 $90°$)。也就是说,儿童、婴儿的头部后仰程度要小一些。

②儿童、婴儿人工吹气:儿童吹气方法与成人相同;婴儿可采用口对口鼻吹气,吹气量要减少,以胸部抬起为宜。儿童、婴儿均为每 3～5 秒吹气 1 次。

③儿童、婴儿心脏胸外按压:儿童的心脏按压定位与成人相同,双手或单手掌根垂直向下按压,下压深度为至少胸廓前后径的 1/3,约 5cm(图 7-9);婴儿按压定位在两乳头连线与胸骨交界正中下一横指处,用中指与无名指同时用力垂直下压,深度 1～2cm(图 7-10)。儿童、婴儿按压频率均为 100～120 次/分,胸外心脏按压与吹气之比:单人操作 30∶2,双人操作 15∶2。

(8)心肺复苏的有效指征

①面色、口唇由苍白、发绀转为红润。

②触到脉搏搏动,或颈动脉搏动。

③自主呼吸恢复。

④眼球活动,扩大的瞳孔缩小。

⑤肢体出现活动。

⑥出现呻吟。

(9)终止心肺复苏的条件

①复苏成功,已恢复有效的自主呼吸和心脏搏动,且能良好的维持脉搏搏动。

②确定伤病员已死亡,进行心肺复苏术 30 分钟以上。

需要说明的是,如果伤病员发生心脏骤停是在医疗单位,除积极进行徒手的心肺复苏外,应立即召集医护人员进行规范的抢救,有心脏除颤设备的尽快除颤;快速进行气管插管;简易呼吸器通气;吸氧;建立上肢静脉通路;应用肾上腺素、多巴胺等血管活性药物;并记录心电图;监测血压、血氧饱和度

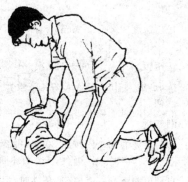

图 7-9 儿童心脏胸外按压

等指标,从而指导抢救。抢救成功后应立即转入高级生命支持阶段治疗,包括脑复苏技术的应用。

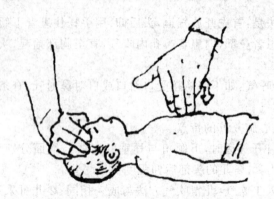

图 7-10 婴儿心脏胸外按压

2015 年心肺复苏标准见表 7-1。

表 7-1 2015 年心肺复苏标准

	成人	1～8 岁儿童	婴儿
开放气道	仰头举颏法	仰头举颏法	仰头举颏法
人工呼吸	2 次有效呼吸	2 次有效呼吸	2 次有效呼吸
呼吸频率	10 次/分（每 6 秒给予 1 次呼吸）	10～20 次/分（每 3～6 秒给予 1 次呼吸）	10～20 次/分（每 3～6 秒给予 1 次呼吸）
检查循环	颈动脉	股动脉	肱动脉
按压位置	胸部胸骨下切迹上两侧胸骨正中部或胸部正中乳头连线水平		乳头连线下一横指
按压方式	两手手掌根重叠	两手手掌根重叠或一只手掌根	两指（环绕胸部双手的拇指）
按压深度	5～6cm	胸廓前后径的 1/3（约 5cm）	胸廓前后径的 1/3（约 4cm）
按压频率	100～120 次/分	100～120 次/分	100～120 次/分
按压-通气比例	1 名或 2 名施救者 30:2	1 名施救者 30:2 2 名施救者 15:2	
潮气量	500～600ml	150～200ml	30～50ml
心肺复苏周期	先按压 30 次，再 2 次有效通气，5 个循环周期		
自动电除颤	有 AED 条件时，尽快使用 AED，等待 AED 准备时先进行 CPR，AED 后立即继续 5 个周期 CPR 再进行判断		不推荐使用

第二节 电除颤技术

绝大多数心脏骤停发生于成人,成人非创伤性心脏骤停的心律主要是室颤,除颤是对室颤最快速有效的治疗。除颤复律的速度是心脏复苏成功的关键,每推迟1分钟,存活率下降7%～10%。在院内条件下,尽可能在CPR 3分钟内完成除颤,在可能的条件下,应在得到除颤器的第一时间给予电除颤,在除颤充电期间应持续心脏按压及人工呼吸等基础心肺复苏措施。

【非同步直流电除颤】

(1)单相波非同步直流电除颤:在室颤/无脉性室速治疗时,可电击1次,然后立即继续心肺复苏。目前主张一开始即用高能量200～300J(单相波),如仍为室颤/无脉性室速,则下一次的能量不变。对于儿童患者,首次除颤的能量应用2J/kg的能量,再次除颤调至4J/kg。

操作过程如下。

①将患者处于平卧位,衣服打开,移除患者身上的金属物件。

②将适量的导电糊涂到除颤器电极板上和患者胸部(也可用盐水纱布,但不要太湿)。打开除颤器电源并设置到非同步位置,调节除颤器能量至所需读数并开始充电。

③用较大压力将胸骨电极板置于右锁骨下胸骨右侧,心尖电极板放在左乳头的左下方,尽量使胸壁与电极紧密接触,以减少肺容积和电阻。

④按压充电钮充电,充电至所需能量(单相波360J,双相波120～200J)后两手同时按压放电开关。

⑤不应在电除颤后立即检查患者脉搏和心跳,而是应立即恢复CPR,5组CPR(2分钟)后再检查脉搏和心律,必要时再进行另一次电除颤。

(2)双相波非同步直流电除颤:现代生产的自动体外除颤器(AED)和除颤器几乎都是双相波除颤器,使用直线双相波型除颤首次除颤能量为120J,使用双相方形波是除颤能量为150～200J,后续除颤能量相同或选择更高能量,如不清楚厂家提供的除颤能量范围,则可选择200J,操作过程与单相波类似。

【自动体外除颤(AED)】AED可自动分析心律,提示施救者是否除颤放电,业余人员很容易掌握,明显扩大了除颤器使用人员的范围,缩短了心跳停止至除颤所需要的时间,并使电除颤真正成为BLS的一项内容。

第三节 气道梗阻急救技术

气道梗阻原因,如舌后坠、胃反流、喉头痉挛和水肿、义齿脱落、大块食物堵塞、异物进入气管等,都可以引发呼吸困难及呼吸骤停,必须争分夺秒紧急抢救。

【气道梗阻特殊表现】 当气道未完全梗阻时,伤病员出现剧烈呛咳、气喘,并出现呼吸困难、面色青紫、全身发绀。大口吸气时,可听到高调喘鸣音。此时见伤病员常呈极度恐慌状,双手触压颈部。

当气道被完全梗阻时,伤病员已不能说话、呼吸和咳嗽,全身青紫,最后窒息,呼吸停止。如不及时抢救,心脏会在数分钟后停止跳动。

【气道不完全梗阻急救法】 紧急询问伤病员是否需要帮助。

(1)手指清除口腔内异物:打开伤病员口腔,抢救者用一手握住伤病员的舌并抬起下颌,观察口腔及咽部有无异物。如有则用另一手手指伸达舌根部,将异物取出。如在医疗单位,可使用器械将其取出。

(2)立位腹部冲击法:抢救者站伤病员身后抱住腰部,一手握空心拳,拳眼置于伤病员腹部正中线脐上两横指处,剑突下方,另一手紧握此拳,双手快速有力,有节奏地向内向上冲击 6～10 次,每次冲击动作要分开。可反复操作,促使异物排出(图 7-11)。

(3)立位胸部冲击法:如伤病员过于肥胖,或是妊娠后期的孕妇,冲击部位应选在胸骨中部,避开肋弓及剑突。其他操作同立位腹部冲击法(图 7-12)。

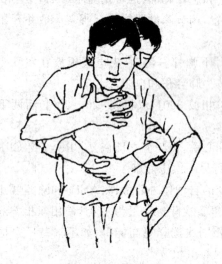

图 7-11 立位腹部冲击法

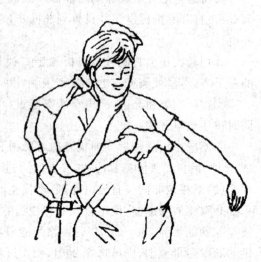

图 7-12 立位胸部冲击法

(4)背部叩击法:伤病员立式坐,抢救者站在其后方,一只手伸向前,扶住前胸,另一手在背侧两肩胛间用力叩击数次。此法也可用于俯卧位。

(5)伤病员自救:气道为不完全梗阻,神志尚清楚,也可以实行自救。方法:用自己一手握空心拳,拳眼置于上腹部正中,另一手紧握此拳,快速向内、向上、有节奏地冲击 6～10 次,可重复做,至异物排出。也可就地取材,把自己上腹部压在椅子背、桌边、床栏杆等处,连续向内、向上冲击6～10次,以快速排出异物(图7-13)。

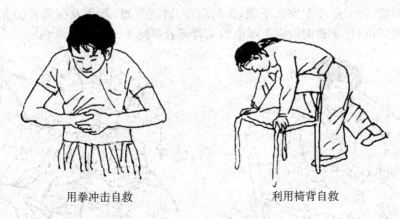

用拳冲击自救　　　　　　　利用椅背自救

图7-13　气道梗阻自救

(6)气道完全梗阻急救法:仰卧位腹部冲击法。此法适用于意识不清、昏迷倒地者,先进行口对口吹气2次,而后抢救者跪在病员下半身侧方或骑跨于下半身,一手掌置于上腹部正中(脐上剑突下),另一手与之重叠,双手合力,快速向内向上冲击式猛压腹部,连做6～10次,至异物排出,窒息解除(图7-14)。

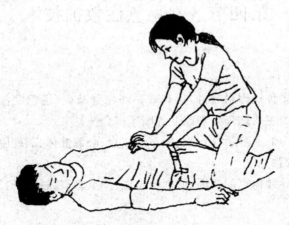

图7-14　仰卧位腹部冲击法

对于过度肥胖者及妊娠后期的妇女,可冲击胸部中部,方法同上。也可采用俯卧位背部叩击法。

(7)婴儿气道异物梗阻急救

①胸部冲击法:使患儿成仰卧位,一手托其后背抬起患儿,在两乳头连接下方一横指处,快速冲击4～6次,排出异物(图7-15)。

②背部叩击法:把婴儿置于救护员一侧的前臂上,头低足高,一手掌把婴儿的后颈部固定;另一手托起婴儿下颌,头部后仰,打开气道;两手及前臂将婴儿固定,翻转成俯卧位;用掌根向内向上叩击婴儿背部肩胛间 4～6 次(图 7-16)。

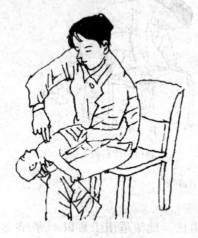 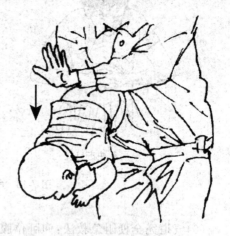

图 7-15　婴儿胸部冲击法　　　　　　图 7-16　婴儿背部叩击法

第四节　常见急症救护技术

一、抗休克

休克是指由多种病因引起的,以有效循环血量减少、组织灌注不足、细胞代谢紊乱和功能受损为主要病理生理改变的临床综合征。

休克一般分为低血容量性休克、分布性休克、心源性休克、梗阻性休克 4 类。

【休克的诊断】

(1)病史:有导致休克的病因,如创伤出血、严重感染、过敏、心脏疾病、肺栓塞、心脏压塞等。

(2)临床表现

①休克代偿期:患者神志清楚,但有精神紧张或烦躁不安;口渴,恶心或呕吐,尿量稍少;皮肤和口唇苍白,手足发冷;呼吸稍快;心率增快,可达 100 次/分;脉压减小,但收缩压可正常。

②休克抑制期:软弱无力、表情淡漠、反应迟钝,严重者可昏迷;口渴明显,尿量明显减少,每小时尿量小于 20ml;皮肤苍白,口唇及指端发绀,四肢发冷;呼吸浅而快;脉搏细数,血压下降,收缩压小于 90mmHg,脉压小。

③休克衰竭期。意识模糊或昏迷;严重口渴或不能表述,少尿或无尿;皮肤黏

膜明显苍白发绀,四肢厥冷;呼吸浅快或深大;脉搏触不到,血压更低或测不到。

(3)休克指数:常使用脉率/收缩压(mmHg)计算休克指数,来帮助判断有无休克及轻重。休克指数为 0.5 时多不存在休克;休克指数 1~1.5 时多提示休克;休克指数大于 2 常为严重休克。需要指出的是,休克时脉搏往往触不清,应以心脏听诊或心电监测的心率为准。

【休克抢救技术】

(1)紧急处理措施

①迅速查清并积极处理引起休克的病因或原发病,如大出血应立即止血,创伤骨折等应制动,急性中毒及时催吐、洗胃等。

②保持呼吸道通畅,尽快鼻导管或面罩吸氧,呼吸浅快、严重缺氧时可进行气管内插管或呼吸机通气。

③减少搬动,保持安静,注意保暖。为增加回心血量,采取头和上身抬高 20°~30°,下肢抬高 15°~20°的体位。

④监测血压、呼吸、心率等生命体征,记录尿量,有条件者可施行动脉内测压、中心静脉测压等技术。尽快开通静脉输液通道。

(2)补充血容量:应早期、快速、足量、有效地补充血容量,保证重要脏器的血液灌注,这是纠正休克的关键所在。但要根据休克的分类正确掌握。如是创伤、大出血等引起的低血容量性休克,则应迅速建立两条以上的静脉通道,大量快速补液、输血,以逆转休克。输入液体选用晶体液和胶体液两种,晶体液选用 0.9%氯化钠、5%葡萄糖盐水、林格液等。胶体液选用白蛋白等。

(3)纠正酸中毒和水、电解质平衡紊乱

①轻度的酸中毒暂不处理,待有效循环血量恢复后可自行纠正。

②较严重的代谢性酸中毒(pH<7.2)时应使用碳酸氢钠,用量依酸中毒程度而定。

③伴严重低钠血症,应补充等渗盐水。

④呼吸性碱中毒可采用面罩吸氧或用纸袋罩住口鼻,减少二氧化碳的排出。

⑤代谢性碱中毒常为低氯低钾所致,纠正时应在患者的尿量大于 40ml/h 时方可补钾,必要时应用精氨酸治疗。

(4)心血管活性药物的应用:在充分扩容、纠酸的基础上正确选用血管活性药物。

①多巴胺。有正性肌力作用的血管活性药,该药有一定的剂量依从性,0.5~2μg/(kg·min)为肾剂量,可扩张肾、肠系膜动脉;2~5μg/(kg·min)为强心剂量,可使心肌收缩力增强,心率加快,心排血量增加;7~10μg/(kg·min)为血管收缩剂量,血管强烈收缩,血压升高。但临床上患者反应存在个体差异,不能一概而论。

②去甲肾上腺素:为血管收缩药,感染性休克首选,常用剂量为 0.1~2.0μg/

(kg·min),极其危重的情况下用量可继续增加。

③间羟胺:血管收缩药,可将间羟胺10~100mg加入生理盐水或5%葡萄糖溶液中静点,根据血压调整滴速。成人极量一次100mg(0.3~0.4mg/min)。

④多巴酚丁胺:正性肌力药物可改善心脏泵血功能,常用剂量为2.5~10μg/(kg·min),剂量过大时可增加心率或造成心律失常。

⑤肾上腺素:可增加心肌收缩力改善心脏泵血功能。过敏性休克时首选皮下注射或肌内注射0.5~1mg,也可0.1~0.5mg以生理盐水稀释到10ml缓慢静注。

⑥硝普钠:主要用于难治性心源性休克,用药目的在于降低心脏前后负荷,改善微循环,常用药物为硝普钠,用法:在5%葡萄糖液250ml中加入硝普钠25mg,静脉滴注,从10μg/min开始,每5~10分钟增加5~10μg,直到疗效满意或不良反应出现为止。其他血管扩张药如硝酸甘油和酚妥拉明亦可选用。但临床需严密监测血压变化。

⑦正性肌力药物:还包括强心苷类(毛花苷C、毒毛花苷K),磷酸二酯酶抑制药(氨力农、米力农)。此类药物应在输液量已充足、血压仍低,而中心静脉压高时适当选用。临床上应用较多的还是毛花苷C(西地兰),0.2~0.4mg缓慢静脉注射。

血管活性药的使用应遵照的原则:休克早期往往经扩容治疗后病情好转者可不需要血管活性药;也可在扩容过程中适当应用血管活性药,但剂量不宜大;扩容完成血溶量基本正常而末梢循环无改善时,可使用血管活性药;还应考虑是什么类型休克,根据不同类型的休克及血流动力学特点选择合适的血管活性药物。临床上有时把血管收缩药和血管扩张药联合应用,推荐方案为:硝普钠70μg/min和多巴胺6μg/(kg·min)。

(5)治疗弥散性血管内凝血(DIC):休克病因不能去除,休克时间长时可造成DIC,此时可积极补充凝血因子以改善凝血,肝素应用临床存在争议和一定顾虑。

(6)皮质类固醇:用于严重休克,怀疑存在相对肾上腺皮质功能不全的患者,临床常用氢化可的松200mg/d。

(7)其他措施:控制创伤,止血,控制感染,抗过敏,改善心肌供血,解除心脏压塞、张力性气胸等梗阻因素等,营养支持及对症治疗,防治并发症,休克常见的并发症有急性肾衰竭、急性呼吸窘迫综合征(ARDS)等。

【抗休克有效指标】

(1)神志清楚,平卧安静。

(2)四肢温暖,口唇及指甲转红。

(3)尿量大于0.5ml/(kg·h)。

(4)血压、脉搏恢复正常,脉压≥30mmHg。

二、晕厥

晕厥是指各种原因导致的突发性、一过性广泛性脑供血不足所致的短暂意识丧失和身体失控,随即又自行恢复的一组临床表现。其特点是突然发作(少数患者有前驱症状)、意识丧失时间短(1～2分钟)、常晕倒在地、短时苏醒和少有后遗症,发作时间超过10～20秒,患者可发生抽搐。

【病因及分类】　晕厥的共同发病机制是脑供血或供氧不足,其病因和分类如下。

(1)心源性晕厥:如重度主动脉瓣狭窄、二尖瓣狭窄、肺动脉瓣狭窄;阵发性心动过速、心动过缓、心室停搏;急性心肌梗死、急性心肌炎、肺栓塞等。

(2)血管反射性晕厥:包括血管迷走性晕厥、直立性低血压性晕厥、迷走反射性晕厥(排尿、排便、咳嗽所致)、颈动脉窦过敏性晕厥。

(3)脑源性晕厥:包括癫痫、脑病、癔症、重度抑郁症。

(4)血源性晕厥:低血糖晕厥、中度贫血性晕厥、低氧性晕厥。

(5)药源性晕厥:心血管药物及抗精神失常药物所致。

【临床表现及诊断】　晕厥发生时表现为突然发生的,历时数秒至数分钟的短暂意识丧失状态,多无手足抽搐及大小便失禁。清醒后无特殊不适。其发病特点和病因密切相关。

(1)晕厥的诱发因素:低血糖晕厥常在空腹时发生,血管迷走性晕厥常在疼痛、紧张时发生。

(2)晕厥发作时体位:直立性低血压晕厥在卧位起立时发生;迷走反射性晕厥在排尿、排便、咳嗽时发生。

(3)晕厥发生时症状:心源性晕厥多伴有呼吸困难、发绀、胸闷、胸痛;血管迷走性晕厥和低血糖性晕厥多伴有面色苍白、出汗、恶心等症状。

(4)晕厥发作时体征

①血压改变:血管反射性晕厥和心源性晕厥常有血压的下降;高血压脑病性晕厥常有血压的升高。

②心脏体征:心源性晕厥常有心脏增大,心脏器质性杂音,异常心音(如开瓣音、奔马律等),心律失常等。

③神经系统体征:神经源性晕厥可有一时性偏瘫、偏盲、肢体感觉异常、言语障碍或病理反射征阳性。血管迷走性晕厥占晕厥病例的60%～75%,倾斜试验是确定血管迷走性晕厥的有效方法。

【急救治疗】

(1)晕厥发作时治疗

①晕厥发作时放置患者于平卧位,头偏向一侧,监测心率、血压、呼吸、意识等

生命体征,并开通静脉液路。

②对血压明显下降者应快速补液扩容。酌情使用多巴胺、间羟胺、去甲肾上腺素等升压药物。对心率明显过缓者选用阿托品、异丙肾上腺素等药物,必要时行心脏起搏治疗。

(2)病因治疗:如心源性晕厥应尽快解除和纠正心律失常、心脏压塞、泵衰竭等;血源性晕厥应解除低血糖、重度贫血等;药源性晕厥应停用相关药物。

(3)血管迷走性晕厥的治疗:因此类晕厥最常见,故提出以下治疗方法。

①β受体阻滞药:常用药物普萘洛尔、美托洛尔、阿替洛尔等。但该类药物禁用于伴二度Ⅱ型房室传导阻滞、心源性休克、支气管哮喘等。

②钙离子拮抗药:常用药物为维拉帕米(异搏定)。但该药物禁用于伴房室传导阻滞、心源性休克、病态窦房结综合征患者。

③丙吡胺:该药有效率高,但禁用于二度Ⅱ型房室传导阻滞、青光眼、前列腺肥大、心源性休克的患者和哺乳期的妇女。

④M受体拮抗药:常用药物为阿托品、东莨菪碱等。该药禁用于伴青光眼、幽门梗阻、前列腺肥大的患者及哺乳期的妇女。

三、高血压急症

血压短期内急剧增高,常为数小时或数天内升高至180/120mmHg,并伴靶器官损害,如高血压脑病、颅内出血、蛛网膜下隙出血、急性脑梗死、急性心肌梗死、不稳定型心绞痛、急性左心衰竭、肺水肿、急性主动脉夹层等。这种临床现象为高血压急症。

【诊断要点】

(1)有长期高血压病史,多由情绪激动、劳累、寒冷等诱发。

(2)突然出现剧烈头痛、头晕、心悸、胸痛、视物模糊等症状,甚至出现抽搐、瘫痪或一过性失语。

(3)血压急剧上升,舒张压超过120mmHg。

(4)可出现急性肾衰竭。

【急救治疗】

(1)祛除诱因:立即休息,吸氧。

(2)扩血管:硝苯地平10mg或卡托普利25mg,舌下含化。

(3)依据不同病症选择治疗方法

①高血压脑病:首选尼卡地平,其次是硝普钠。但应注意降血压不要过快,1小时内平均动脉压降低20%～25%,或舒张压降低至100mmHg为宜。

②蛛网膜下隙出血:收缩压超过180mmHg应降血压治疗,首选尼莫地平和尼卡地平,在6～12小时内将平均动脉压降低20%～25%,或达到目标水平170～

180/100mmHg。

③颅内出血:血压低于 160/105mmHg 者不需要降压;如血压在 180～230/105～120mmHg 范围内可静脉给予尼卡地平、拉贝洛尔;舒张压超过 140mmHg 者应使用硝普钠。把血压降至 180/110mmHg。

④脑梗死伴高血压:早起不主张积极降压,拟溶栓患者,需将收缩压将至 180mmHg 以下。

⑤急性主动脉夹层:首选硝普钠静脉滴注,应在 15～30 分钟内使收缩压降至 100～120mmHg,同时应用普萘洛尔或美托洛尔,使心率降至 60 次/分左右。

⑥急性左心衰竭和肺水肿:应用硝普钠使血压降至接近正常水平,也可选用硝酸甘油。

⑦不稳定型心绞痛和急性心肌梗死:选硝酸甘油静脉滴注,把舒张压降至 100mmHg 左右,如无效改为硝普钠。

四、急性冠状动脉综合征

1. 第 3 版心肌梗死全球定义　血清心肌标志物(主要是肌钙蛋白)升高(至少超过 99%参考值上限),并至少伴有以下 1 项临床指标。

(1)缺血症状。

(2)新发生的缺血性 ECG 改变(新的 ST-T 段改变或左束支传导阻滞)。

(3)ECG 病理性 Q 波形成。

(4)影像学证据显示有新的心肌活性丧失或新发的局部室壁运动异常。

(5)冠状动脉造影或尸检证实冠状动脉内有血栓。

2. 第 3 版心肌梗死全球定义中心肌梗死分以下 5 型

(1)1 型:自发性心肌梗死。由于动脉粥样硬化斑块破裂、溃疡、裂纹、糜烂或夹层,引起一支或多支冠状动脉血栓形成,导致心肌血流减少或远端血小板栓塞伴心肌坏死。患者大多有严重的冠状动脉病变,少数患者冠状动脉仅有轻度狭窄甚至正常。

(2)2 型:继发于心肌氧供需失衡的心肌梗死。除冠状动脉病变外的其他情形引起心肌需氧与供氧失衡,导致心肌损伤和坏死,如冠状动脉内皮功能异常、冠状动脉痉挛或栓塞、心动过速/过缓型心律失常、贫血、呼吸衰竭、低血压、高血压伴或不伴左心室肥厚。

(3)3 型:心脏性猝死。心脏性死亡伴有心肌缺血症状和新的缺血性心电图改变或左束支阻滞,以及心肌损伤标志物检测结果。

(4)4a 型:经皮冠状动脉介入治疗(PCI)相关心肌梗死。基线心脏肌钙蛋白正常的患者在 PCI 后肌钙蛋白升高超过正常高限 5 倍;或基线肌钙蛋白增高的患者,PCI 术后肌钙蛋白升高≥20%,然后稳定下降。同时发生:①心肌缺血症状;②心电图缺血性改变或新发左束支阻滞;③造影示冠状动脉主干或分支阻塞或持续性慢血流或无复流或栓塞;④新的存活心肌丧失或节段性室壁运动异常的影像学表现。

4b 型:支架血栓形成引起的心肌梗死。冠状动脉造影或尸检发现支架置入处血栓性阻塞,患者有心肌缺血症状和(或)至少 1 次心肌损伤标志物高于正常上限。

(5)5 型:外科冠状动脉旁路移植术(CABG)相关心肌梗死。基线肌钙蛋白正常患者,CABG 后肌钙蛋白升高超过正常高限 10 倍,同时发生:①新的病理性 Q 波或左束支阻滞;②血管造影提示新的桥血管或自身冠状动脉阻塞;③新的存活心肌丧失或节段性室壁运动异常的影像学证据。

急性冠状动脉综合征(ACS)涵盖急性 ST 段抬高型心肌梗死(STEMI)和非 ST 段抬高型心肌梗死(NSTEMI)和不稳定型心绞痛 3 种临床情况。

(一)不稳定型心绞痛和非 ST 段抬高型心肌梗死

【诊断要点】

(1)原有稳定型心绞痛,近一日来发作次数增多或时间延长或症状加重。

(2)1 个月内新发生的心绞痛,休息和夜间发生的心绞痛。

(3)部分不稳定型心绞痛发生心肌梗死而没有 ST 段抬高,称为非 ST 段抬高型心肌梗死。

(4)发作时心电图 ST 段压低。

(5)不稳定型心绞痛有以下危险分层

①低危:发作时 ST 段压低≤1mm,初发严重或恶化型心绞痛,持续时间<20 分钟。

②中危:发作时 ST 段压低>1mm,休息时发生或梗死后心绞痛,持续时间<20 分钟。

③高危:发作时 ST 段压低>1mm,48 小时内反复发作,梗死后心绞痛持续时间>20 分钟,同时肌钙蛋白 I 或 T 升高。

(6)约 30% 的不稳定型心绞痛患者在发作后 3 个月内可发生心肌梗死。

【急救治疗】

(1)一般治疗:戒烟,卧床休息 1～3 天,呼吸困难时吸氧及进一步呼吸支持。

(2)改善心肌供血

①硝酸酯类:硝酸甘油 0.3mg,含服,不能缓解时可 5 分钟 1 次,共用 4 次;并应用硝酸甘油静脉滴注,5μg/min 开始,不超过 80～100μg/min,24～48 小时即可;应用硝酸异山梨酯或 5-单硝酸异山梨酯。

②钙离子拮抗药:硝苯地平 10～20mg,每日 3 次,或用地尔硫䓬 30～60mg,每日 3 次,口服。

③β 受体阻滞药。美托洛尔 25～100mg,每日 2～3 次;阿替洛尔 12.5～

50mg,每日 1～2 次;普萘洛尔 10mg,每日 3～4 次。

(3)抗血栓

①阿司匹林:前 3 天日服 150～300mg,以后改为每日 75～150mg。

②肝素:适用于高危组患者,可应用肝素 5000U 静脉注射,后静脉滴注 1000U/min,监测部分凝血活酶时间(APTT)延长 1.5～2 倍。基层适合应用低分子肝素,皮下注射即可,且无须监测。

(4)调脂及稳定斑块:不论血脂水平如何,都应用他汀类药物调脂稳定斑块。

所谓 ABCDE 方案对于指导治疗是有帮助的:A. 阿司匹林和抗心绞痛;B. β受体阻滞药和控制血压;C. 胆固醇和吸烟;D. 饮食和糖尿病;E. 教育和运动。

(二)急性 ST 段抬高型心肌梗死(STEMI)

急性 ST 段抬高型心肌梗死是指 1 型心肌梗死,即缺血相关的自发性急性 STEMI。

【诊断要点】

(1)病史采集:典型症状为持续的胸骨后和心前区剧烈疼痛,呈压榨样、濒死感,持续时间在 10～20 分钟以上,可向左上臂、下颌、颈部、背或肩部放射;常伴有恶心、呕吐、大汗和呼吸困难等;休息或含服硝酸甘油不能缓解。应注意不典型疼痛部位和表现及无痛性心肌梗死(特别是女性、老年人、糖尿病及高血压患者)。既往史包括冠心病史(心绞痛、心肌梗死、CABG 或 PCI),高血压,糖尿病,外科手术或拔牙史,出血性疾病(包括消化性溃疡、脑血管意外、大出血、不明原因贫血或黑粪),脑血管疾病(缺血性脑卒中、颅内出血或蛛网膜下腔出血)及抗血小板,抗凝和溶栓药物应用史。

(2)体格检查:应注意密切监测生命体征。观察患者的一般状态,有无皮肤湿冷、面色苍白、烦躁不安、颈静脉怒张等;听诊有无肺部啰音、心律失常、心脏杂音和奔马律;评估神经系统体征。建议采用 KillIP 分级法评估新功能,见表 7-2。

表 7-2　KillIP 分级法

分级	特点
Ⅰ级	无明显的心力衰竭
Ⅱ级	有左心衰竭,肺部啰音＜50％肺野,奔马律、窦性心动过速或其他心律失常,静脉压升高,有肺淤血的 X 线表现
Ⅲ级	肺部啰音＞50％肺野,可出现急性肺水肿
Ⅳ级	心源性休克,有不同阶段和程度的血流动力学障碍

(3)心电图:出现典型病理性 Q 波;ST 段弓背样抬高;或 T 波倒置,宽而深,首次心电图不能明确诊断时,需在 10～30 分钟后复查。

(4)血清心肌标志物

①磷酸肌酸激酶同工酶(CK-MB):急性心肌梗死时超过上限并有动态变化，临床特异性较高，在心肌梗死 4～6 小时升高，24 小时达高峰，3～4 天恢复正常。溶栓治疗后梗死相关动脉开通时峰值提前(14 小时以内)。也适于诊断再发心肌梗死。

②肌钙蛋白 T 和 I:在 2～4 小时开始升高，10～24 小时达到峰值，可持续升高 7～14 天，是心肌损伤最特异和最敏感指标。

③肌红蛋白测定:有助于 STEMI 的早期诊断，但特异性较差。

(5)影像学检查:超声心动图等影像学检查有助于对急性胸痛患者的鉴别诊断和危险分层。

需注意的是，症状和心电图能够明确诊断 STEMI 的患者不需等待心肌损伤标志物和(或)影像学检查结果，而应尽早给予再灌注及其他相关治疗。

【危险分层】危险分层是一个连续的过程，需根据临床情况不断更新最初的评估。

(1)高龄、女性、KillIP 分级 Ⅱ～Ⅳ级、既往心肌梗死病史、心房颤动、前壁心肌梗死、肺部啰音、收缩压＜100mmHg、心率＞100 次/分、糖尿病、肌钙蛋白明显升高等是 STEMI 患者死亡风险增加的独立危险因素。

(2)溶栓治疗失败、伴有右心室梗死和血流动力学异常的下壁 STEMI 患者死亡率增高。

(3)合并机械性并发症的 STEMI 患者死亡风险增大。

(4)冠状动脉造影可为 STEMI 风险分层提供重要信息。

【急救治疗】

(1)院前急救:早期、快速和完全地开通梗死相关动脉是改善 STEMI 患者预后的关键。

①缩短自发病至首次医疗接触(FMC)时间:教育患者在发生疑似心肌梗死症状(胸痛)后尽早呼叫"120"急救中心、及时就医，避免因自行用药或长时间多次评估症状而延误治疗。缩短发病至 FMC 的时间，在医疗保护下到达医院可明显改善 STEMI 的预后。

②缩短自 FMC 至开通梗死相关动脉的时间:有条件时应尽可能在 FMC 后 10 分钟内完成首份心电图记录，并提前电话通知或经远程无线系统将心电图传输到相关医院。确诊后迅速分诊，优先将发病 12 小时内的 STEMI 患者送至可行直接 PCI 的医院(特别是 FMC 后 90 分钟内能实施直接 PCI 者)，并尽可能绕过急诊室和冠心病监护病房或普通心脏病房直接将患者送入心导管室行直接 PCI。也可请有资质的医生到有 PCI 设备但不能独立进行 PCI 的医院行直接 PCI。

(2)院内一般处理

①停止活动，休息。

②吸氧和心电、血压和血氧饱和度监测，及时发现和处理心律失常、血流动力学异常和低氧血症。合并左心衰竭（肺水肿）和（或）机械并发症的患者常伴严重低氧血症，需面罩加压给氧或气管插管机械通气。剧烈胸痛患者应迅速给予有效镇痛药，如静脉注射吗啡 3mg，必要时间隔 5 分钟重复 1 次，总量不宜超过 15mg。但吗啡可引起低血压和呼吸抑制，并降低 P_2Y_{12} 受体拮抗药的抗血小板作用。注意保持大便通畅，必要时使用缓泻药，避免用力排便导致心脏破裂、心律失常或心力衰竭。

（3）再灌注治疗

①溶栓治疗

a. 适应证：发病 12 小时内，预期 FMC 至 PCI 时间大于 120 分钟，无溶栓禁忌。发病 12～24 小时仍有进行性胸痛和至少两个相邻导联有 ST 段抬高＞0.1mV，或血流动力学不稳定的患者，若无直接 PCI 条件，溶栓治疗是合理的。计划直接 PCI 前不推荐溶栓治疗。ST 段压低的患者不应采取溶栓治疗。STEMI 发病超过 12 小时，症状已缓解或消失的患者不应给予溶栓治疗。

b. 禁忌证：既往脑出血史或不明原因的卒中；已知脑血管结构异常；颅内恶性肿瘤；3 个月内缺血性脑卒中（不包括 4.5 小时内缺血性脑卒中）；可疑主动脉夹层；活动性出血或出血素质（不包括月经来潮）；3 个月内严重头部闭合伤或面部创伤；2 个月内颅内或脊柱内外科手术；严重未控制的高血压［收缩压＞180mmHg 和（或）舒张压＞110mmHg，对紧急治疗无反应］。

c. 相对禁忌证：年龄≥75 岁；3 个月前有缺血性脑卒中；3 周内创伤或持续＞10 分钟心肺复苏；3 周内接受过大手术；4 周内有内脏出血；2 周内不能压迫止血部位的大血管穿刺；妊娠；不符合绝对禁忌证的已知其他颅内病变；活动性消化性溃疡；正在使用抗凝药物（国际化标准比值 INR 水平越高，出血风险越大）。

d. 溶栓方案：阿替普酶，全量 90 分钟加速给药法。首先静脉推注阿替普酶 15mg，随后 0.75mg/kg 在 30 分钟内持续静脉滴注（最大剂量不超过 50mg），继之 0.5mg/kg 于 60 分钟持续静脉滴注（最大剂量不超过 35mg）。阿替普酶半量给药法。阿替普酶 50mg 溶于 50ml 专用溶剂，首先静脉推注 8mg，其余 42mg 于 90 分钟内滴完。瑞替普酶 30～50mg 溶于 10ml 生理盐水中静脉推注。如体重＜60kg，剂量为 30mg；如体重每增加 10kg，剂量增加 5mg，最大剂量为 50mg。尿激酶 150 万 U 溶于 100ml 生理盐水，30 分钟内静脉滴注。溶栓结束后 12 小时皮下注射普通肝素 7500U 或低分子肝素，共 3～5 天。重组人尿激酶原 20mg 溶于 10ml 生理盐水，3 分钟内静脉推注，继以 30mg 溶于 90ml 生理盐水，30 分钟内静脉滴完。

e. 疗效评估：溶栓开始后 60～180 分钟内应密切监测临床症状、心电图 ST 段变化及心律失常。

血管再通的间接判定标准:60～90分钟内心电图抬高的ST段至少回落50%;肌钙蛋白峰值提前至发病12小时内,CK-MB酶峰值提前到14小时内;2小时内胸痛症状明显缓解;2～3小时内出现再灌注心律失常,如加速性室性自主心律,房室传导阻滞,束支阻滞突然改善或消失,或下壁心肌梗死患者出现一过性心动过缓、窦房传导阻滞,伴或不伴低血压。

上述4项中,心电图变化和心肌损伤标志物峰值前移最重要。

冠状动脉造影判断标准:心肌梗死溶栓(TIMI)2级或3级血流表示血管再通,TIMI 3级为完全性再通,溶栓失败则梗死相关血管持续闭塞(TIMI 0～1级)。

f. 溶栓后处理:对于溶栓后患者,无论临床判断是否再通,均应早期(3～24小时内)进行旨在介入治疗的冠状动脉造影,无冠状动脉造影和(或)PCI条件的医院,在溶栓治疗后应将患者转运到有PCI条件的医院。

g. 出血并发症及其处理:溶栓治疗的主要风险是出血,尤其是颅内出血。高龄、低体质量女性、既往脑血管疾病史、入院时血压升高是颅内出血的主要危险因素。一旦发生颅内出血,应立即停止溶栓和抗栓治疗。进行急诊CT或磁共振检查,测定血细胞比容、血红蛋白、凝血酶原、活化部分凝血活酶时间、血小板计数和纤维蛋白原、D-二聚体,并检测血型及交叉配血。治疗措施包括降低颅内压;4小时内使用过普通肝素的患者,建议用鱼精蛋白中和(1mg鱼精蛋白中和100U普通肝素);出血时间延长可酌情输入6～8U血小板。

②紧急经皮冠状动脉介入术:或称直接PCI术,可在发病数小时内进行,被公认为是完全、有效的恢复心肌再灌注的手段。但该技术只能在有设备和技术条件的大医院进行。基层医生在紧急处理后应尽早送有条件的医院治疗。

③外科冠状动脉旁路移植术(CABG):当STEMI患者出现持续或反复缺血、心源性休克、严重心力衰竭,而冠状动脉解剖特点不适合型PCI或出现心肌梗死机械并发症需外科修复时可选择急诊CABG。不能进行CABG的医院可转运至有条件行CABG的医院。

(4)抗栓治疗

①抗血小板治疗

a. 阿司匹林:所有无禁忌证的STEMI患者均应立即口服水溶性阿司匹林或嚼服肠溶阿司匹林300mg,继以75～100mg长期维持。

b. P_2Y_{12}受体抑制药:包括氯吡格雷、替格瑞洛和普拉格雷。STEMI直接PCI患者,应给予负荷量替格瑞洛180mg,以后每次90mg,每日2次,至少12个月;或氯吡格雷600mg负荷量,以后每次75mg,每日1次,至少12个月。肾功能不全患者无需调整P_2Y_{12}受体抑制药用量。

c. 血小板糖蛋白Ⅱb/Ⅲa受体拮抗药:不推荐常规使用,高危患者或造影提示血栓负荷重、未给予适当负荷量P_2Y_{12}受体抑制药的患者可静脉使用替罗非班或依替巴肽直接 PCI 时,冠状动脉内注射替罗非班有助于减少无复流,改善心肌微循环灌注。

②抗凝治疗

a. 直接 PCI 患者:静脉推注普通肝素(70～100U/kg)维持活化凝血时间(ACT)250～300 秒。联合使用Ⅱb/Ⅲa 受体拮抗药时,静脉推注普通肝素(50～70U/kg),维持 ACT200～250 秒。或者静脉推注比伐卢定 0.75mg/kg,继而 1.75mg/(kg·h)静脉滴注(合用或不合用替罗非班),并维持至 PCI 后 3～4 小时,以减低急性支架血栓形成的风险。

b. 静脉溶栓患者:应至少接受 48 小时抗凝治疗(最多 8 天或至血供重建)。

静脉推注普通肝素 4000U,继以 1000U/h 滴注,维持 APTT 1.5～2.0 倍(50～70 秒);根据年龄、体质量、肌酐清除率给予依诺肝素。年龄<75 岁的患者,静脉推注 30mg,继以每 12 小时皮下注射 0.75mg/kg(前两次最大剂量 75mg)。如肌酐清除率<30ml/min,则不论年龄,每 24 小时皮下注射 1mg/kg。

静脉推注磺达肝癸钠 2.5mg,之后每天皮下注射 2.5mg。如果肌酐清除率<30ml/min,不用磺达肝癸钠。

c. 溶栓后 PCI 患者:可继续静脉应用普通肝素,根据 ACT 结果及是否使用 GPⅡb/Ⅲa 受体拮抗药调整剂量。

d. 发病 12 小时内未行再灌注治疗或发病>12 小时的患者:必须尽快给予抗凝治疗,磺达肝癸钠有利于降低死亡和再梗死,而不增加出血并发症。

e. 预防血栓栓塞:CHA2DS2-VAS2 评分>2 的房颤患者、心脏机械瓣膜置换术后或静脉血栓栓塞患者应给予华法林治疗,但需注意出血风险。合并无症状左心室附壁血栓患者应用华法林抗凝治疗是合理的。DES 后接受双联抗血小板治疗的患者如加用华法林时应控制 INR 在 2.0～2.5。出血风险大的患者可应用华法林加氯吡格雷治疗。

(5)抗心肌缺血

①β受体阻滞药:有利于缩小心肌梗死面积,减少复发性心肌缺血、再梗死、心室颤动及其他恶性心律失常,对降低急性期病死率有肯定的疗效。无禁忌证的 STEMI 患者应在发病后 24 小时内常规口服β受体阻滞药建议口服美托洛尔,从低剂量开始,逐渐加量。若患者耐受良好,2～3 天后换用相应剂量的长效控释剂型。

以下情况需暂缓或减量应用β受体阻滞药:心力衰竭或低心排血量;心源性休克高危患者(年龄>70 岁、收缩压<120mmHg、窦性心率>110 次/分);其他相对禁忌证;P-R 间期>0.24 秒、二度或三度房室传导阻滞、活动性哮喘或反应性气道疾病。

发病早期有β受体阻滞药使用禁忌证的 STEMI 患者,应在 24 小时后重新评价并尽早使用；STEMI 合并持续性房颤、心房扑动并出现心绞痛，但血流动力学稳定时，可使用 β 受体阻滞药；STEMI 合并顽固性多形性室性心动过速，同时伴交感兴奋电风暴表现者可选择静脉 β 受体阻滞药治疗。

②硝酸酯类药物：静脉滴注硝酸酯类药物用于缓解缺血性胸痛、控制高血压或减轻肺水肿。收缩压＜90mmHg 或较基础血压降低＞30%，严重心动过缓（＜50次/分）或心动过速（＞100 次/分），拟诊右心室梗死的 STEMI 患者不应使用硝酸酯类药物。

静脉滴注硝酸甘油应从低剂量（5～10μg/min）开始，酌情逐渐增加剂量（每5～10 分钟增加 5～10μg），直至症状控制、收缩压降低 10mmHg（血压正常者）或30mmHg（高血压患者）的有效治疗剂量。静脉滴注硝酸甘油的过程中应密切监测血压，如出现心率明显加快或收缩压＜90mmHg，应减低剂量或暂停使用。静脉用药后可过渡到口服药物维持。口服硝酸异山梨酯 10～20mg，每日 3 次。5-单硝酸异山梨酯 20～40mg，每日 2 次。

③钙离子拮抗药：不推荐 STEMI 患者使用短效二氢吡啶类钙拮抗药；对无左心室收缩功能不全或房室传导阻滞的患者，为缓解心肌缺血、控制房颤或心房扑动的快速心室率，如果 β 受体阻滞药无效或禁忌使用（如支气管哮喘）则可应用非二氢吡啶类钙拮抗药。STEMI 后合并难以控制的心绞痛时，在使用 β 受体阻滞药的基础上可应用地尔硫䓬。STEMI 合并难以控制的高血压患者，可在血管紧张素转化酶抑制药（ACEI）或血管紧张素受体阻滞药（ARB）和 β 受体阻滞药的基础上应用长效二氢吡啶类钙拮抗药。

(6)其他治疗

①ACEI 和 ARB：主要通过影响心肌重构、减轻心室过度扩张而减少慢性心力衰竭的发生，降低死亡率。

所有无禁忌证的 STEMI 患者均应给予 ACEI 长期治疗。剂量和时限应视病情而定。不能耐受 ACEI 者用 ARB 代替。卡托普利开始应用 6.25mg，每日 3 次。第 2 天 12.5～25mg，每日 2～3 次，应用 4～6 周。有高血压或心功能不全者长期应用。

ACEI 的禁忌证包括：STEMI 急性期收缩压＜90mmHg、严重肾衰竭（血肌酐＞265μmol/L）、双侧肾动脉狭窄、移植肾或孤立肾伴肾功能不全、对 ACEI 过敏或导致严重咳嗽者、妊娠及哺乳期妇女。

②醛固酮受体拮抗药：通常在 ACEI 治疗的基础上使用。对 STEMI 后 LVEF≤0.40、有心功能不全或糖尿病，无明显肾功能不全（血肌酐男性≤221μmol/L，女性≤177μmol/L，血钾≤5.0mmol/L）的患者，应给予醛固酮受体拮抗药。

③他汀类药物：除调脂作用外，他汀类药物还具有抗炎、改善内皮功能、抑制血小板聚集的多效性，因此，所有无禁忌证的 STEMI 患者入院后应尽早开始他汀类

药物治疗,且无须考虑血脂水平。此类药物包括辛伐他汀、洛伐他汀、氟伐他汀、阿托伐他汀等,可供选择。

【右心室梗死】 右心室梗死大多与下壁心肌梗死同时发生,也可单独出现。右胸前导联(尤其 V_{4R})导联 ST 段抬高≥0.1mV 高度提示右心室梗死,所有下壁 STEMI 的患者均应记录右胸前导联心电图。超声心动图检查可能有助于诊断。右心室梗死易出现低血压,但很少伴心源性休克。预防和治疗原则是维持有效的右心室前负荷,避免使用利尿药和血管扩张药。若补液 500~1000ml 后血压仍不回升,应静脉滴注血管活性药物(多巴胺或多巴酚丁胺)。合并房颤及房室传导阻滞时应尽早治疗,维持窦性心律和房室同步十分重要。右心室梗死患者应尽早施行再灌注治疗。

五、急性中毒

急性中毒是指在短时间内大量毒物作用于人体所发生的病变。因发病急骤,症状严重,应积极抢救,挽救生命。

根据毒物来源和用途分为:①工业毒物;②药物;③农药;④有毒动植物。

急性中毒的途径有:①呼吸道吸入,如有毒气体、粉尘等;②经口误服或蓄意中毒;③皮肤黏膜吸收。

【诊断要点】

(1)病史:仔细询问与毒物接触的量、时间、途径和环境。了解毒物接触时间与症状、体征的关系,检查发病现场有无药瓶及盛放毒物的容器等。

(2)症状与体征:急性中毒患者常于数分钟或 1 小时内出现症状和体征,大部分中毒并无特异性症状和体征,可以累及多个器官或系统,如神经、呼吸、循环、消化、血液、泌尿系统和眼、耳及皮肤等。只有一部分中毒可出现特殊的中毒综合征,见表 7-3。

表 7-3 急性中毒综合征中毒药物、中毒综合征、症状和体征

中毒药物	中毒综合征	症状和体征
阿托品、东莨菪碱、抗组胺药、抗帕金森药、金刚烷胺、安定药、抗抑郁药、抗痉挛药、扩瞳药、骨骼肌松弛药或某些有毒植物	抗胆碱能综合征	高热、谵妄、言语不清、皮肤干燥及发红、瞳孔扩大、血压升高、心率增快、肠鸣音减少和尿潴留
可卡因、苯丙胺、甲基苯丙胺及其衍生物、苯丙醇胺或麻黄碱	拟交感综合征	体温和血压降低、昏迷、瞳孔缩小、心率减慢、呼吸抑制、肺水肿、肠鸣音减弱和腱反射亢进

(续 表)

中毒药物	中毒综合征	症状和体征
镇痛药、巴比妥类、苯二氮䓬类、乙氯维诺、格鲁米特、甲乙哌酮、甲喹酮、眠尔通或乙醇	阿片、镇静药或乙醇中毒综合征	体温和血压降低、昏迷、瞳孔缩小、心率减慢、呼吸抑制、肺水肿、肠鸣音减少和腱反射减低
有机磷或氨基甲酸酯杀虫药、毒扁豆碱、腾喜龙或毒蕈碱	胆碱能综合征	出汗、流泪、流涎、痰多、惊厥、意识状态改变、瞳孔缩小、腹痛、呕吐、二便失禁、心律失常、肺水肿和肌无力或震颤
阿司匹林、冬青油	水杨酸中毒综合征	意识状态改变、呼吸性碱中毒和代谢性酸中毒、耳鸣、呼吸深快、心率增快、恶心、呕吐和出汗
磺脲类、胰岛素	低血糖综合征	意识状态改变、出汗、心率增快、血压升高
哌替啶	血清素综合征	高热、意识状态改变、肌张力增高和腱反射增强

此表选自 8 年制《内科学》教材

(3)实验室及辅助检查:收集剩余毒物和血液、胃内容物及原液进行实验室分析最具诊断价值。做心电图、X 线检查也可辅助诊断。

【急救治疗】

(1)呼吸支持:应保证气道通畅,清除口腔内呕吐物或气道分泌物,昏迷伴低氧血症者立即气管插管,呼吸机辅助呼吸。

(2)循环支持:中毒患者出现低血压或循环衰竭,应快速输注晶体液、血浆或血浆代用品,无效时静脉应用多巴胺、间羟胺等。

(3)昏迷治疗:要区别具体情况,低血糖昏迷者静脉注射 50％葡萄糖 60ml;麻醉药中毒昏迷者静脉注射纳洛酮 0.01mg/kg,并可重复给药;地西泮中毒昏迷者静脉应用氟马西尼。

(4)惊厥治疗:地西泮 5～10mg 静脉注射,无效时可用苯妥英钠 50mg/min 静脉滴注,或苯巴比妥 100～200mg 肌内或静脉注射。

(5)清除毒物

①清洗皮肤。脱去被污染衣服,用清水、盐水或肥皂水反复清洗皮肤。

②冲洗眼。毒物溅入眼内,用生理盐水或清水冲洗至少 10 分钟。

③撤离污染环境,终止继续接触毒物。有毒气体中毒时,迅速转移到空气流通处。

④催吐。目前不常规应用,神志清楚合作者可应用催吐方法排出毒物。

a. 反射刺激催吐法:用手指、筷子或压舌板刺激咽部诱发呕吐。不易吐出时可饮 200～300ml 温水催吐,可反复进行,直到胃液清亮为止。

b. 药物催吐法:吐根糖浆 15～20ml 加水 200ml,口服 20 分钟后如无呕吐,可重复进行一次。

⑤洗胃

a. 适应证:凡是经口中毒者,应及时洗胃,服毒 6 小时内者效果最好,但超过 6 小时仍可洗胃。

b. 禁忌证:摄入腐蚀性较强的毒物;有消化道出血或穿孔危险者;严重食管静脉曲张者。

c. 选择洗胃液:常用洗胃液用温水即可,已明确某一毒物可选择洗胃液或注入物:一是胃黏膜保护药(牛奶、蛋清、米汤等),用于吞服腐蚀性毒物者,如煤皂酚液(来苏)。二是溶剂,当吸入汽油或煤油,通过胃管向胃内注入液状石蜡 150～200ml,然后洗胃。三是解毒药,如高锰酸钾液(1:5000),能使生物碱、毒蕈碱类毒物氧化解毒。四是中和剂,吞服强酸时选弱碱(氢氧化铝凝胶、镁乳);吞服强碱时用弱酸(稀醋、果汁等)。五是沉淀剂,如乳酸钙或葡萄糖酸钙可作用沉淀氟化钙或草酸盐,2%～5%硫酸钠可与钡盐作用生成不溶性硫酸钡。

(6)对症处理及预防并发症:①积极强化利尿,排出已吸收毒物。先行快速大量补液,每小时静脉补液 500～1000ml,同时静脉注射呋塞米 20～80mg。②绝大多数毒物中毒无特殊解毒药,只有严密观察、监测生命体征,卧床休息,注意保暖。③静脉补液或鼻饲以营养,保障热能。④维持循环血容量、纠正电解质和酸碱平衡失调。⑤防止感染和其他并发症(如心力衰竭、急性肾衰竭或呼吸衰竭等)。

(7)解毒药物:对明确具体毒物中毒者,及时应用特效解毒药物(表 7-4)。

表 7-4　特效解毒药物

毒物	解毒药
有机磷农药	碘解磷定、阿托品
苯二氮䓬类	氟马西尼
β 受体阻滞药	高血糖素
钙通道阻滞药	钙剂
抗胆碱药	毒扁豆碱
毒物	解毒药
镇静药	纳洛酮
对乙酰氨基酚	乙酰半胱氨酸
异烟肼	维生素 B_6
硫化氢	亚硝酸钠
氰化物	亚硝酸钠、硫代硫酸钠
亚硝酸盐	亚甲蓝(美兰)
重金属	螯合剂

六、一氧化碳中毒

一氧化碳(煤气)是一种无色、无味、无刺激性气体,比空气轻。一氧化碳经呼吸道吸入与血红蛋白形成碳氧血红蛋白,使红细胞失去携氧能力而中毒。

【判断要点】

(1)轻度中毒:表现为头痛、头晕、恶心、呕吐、乏力、耳鸣、心悸等。

(2)中度中毒:除上述症状外,还可出现兴奋、幻觉、运动失调,后可嗜睡、意识模糊,面色口唇呈樱桃红色。

(3)重度中毒:深昏迷、抽搐、低血压、心律失常和呼吸衰竭。

(4)急性一氧化碳中毒迟发性脑病(神经精神后发症)急性一氧化碳中毒患者在意识障碍恢复后,经过2～60天的"假愈期",可出现下列临床表现之一:①精神意识障碍,呈痴呆木僵、谵妄状态或去大脑皮质状态;②锥体外系神经障碍,震颤麻痹综合征(表情淡漠、四肢肌张力增强、静止性震颤、前冲步态);③锥体系神经损害,如偏瘫、病理反射阳性或小便失禁;④大脑皮质局灶型功能障碍,如失语、失明、不能站立及继发性癫痫;⑤周围神经炎,皮肤感觉障碍或缺失、皮肤色素减退、水肿及球后视神经炎和脑神经麻痹。

【鉴别诊断】 昏迷患者应与氰化物中毒、安眠药中毒、脑炎、脑卒中、糖尿病酮症等鉴别。

【急救治疗】

(1)立即打开门窗通风,把中毒者尽快转移至通风处。

(2)昏迷者要松开衣领,畅通呼吸道,并注意保暖。

(3)尽快吸氧,病情严重且生命体征允许者尽快高压氧治疗。

(4)脑水肿治疗。

①脱水治疗:50％葡萄糖 50ml 静脉滴注;20％甘露醇 125～250ml 静脉注射(10ml/min),6～8 小时 1 次;呋塞米 20～40mg 静脉注射,8～12 小时 1 次。

②糖皮质激素治疗:地塞米松 10～30mg/d,疗程为 3～5 天。

③抽搐治疗:地西泮 10～20mg 静脉注射。病情反复时可重复使用。

④促进脑细胞功能恢复:应用三磷腺苷、辅酶 A、细胞色素 C、大剂量维生素 C 和 γ-氨酪酸等。

(5)防治并发症和后发症:保持呼吸道通畅,必要时气管插管或气管切开。定时翻身拍背防止发生压疮及肺炎。控制体温,防止加重脑损伤。警惕继发心肌缺血、脑梗死等并发症。

七、重症哮喘

支气管哮喘(简称哮喘)是多种细胞及细胞组分参与的慢性气道炎症。表现为反复发作性喘息、胸闷和咳嗽症状。常常出现广泛多变的可逆性气流受限。哮喘可分为急性期和缓解期。哮喘急性发作时应对其严重程度进行评价。而重症哮喘发作24小时以上,常规疗法不能缓解,称为哮喘持续状态,包括重度哮喘和危重哮喘。

【基本类型】

①缓发持续型(致死哮喘Ⅰ型):多见于女性,症状控制不理想,常反复发作,或长时间处于哮喘持续状态不能缓解,常规治疗效果不佳,病情进行性加重,在几天或几周内恶化,以迟发性炎症反应为主,病理改变为气道上皮剥脱、黏膜水肿、肥厚,黏膜下嗜酸粒细胞浸润,黏液栓堵塞。

②突发急进型(致死哮喘Ⅱ型):此型较少见,主要发生在青壮年,尤其男性病人。病情突然发作或加重,若治疗不及时,可于短时间内(几小时甚至几分钟)内迅速死亡,故也称急性窒息性哮喘。以速发性炎症反应为主,主要表现为严重气道痉挛,病理变化为气道黏膜下以中性粒细胞浸润为主,而气道内无黏液栓。若治疗及时,病情可迅速缓解。

【诊断要点】

(1)哮喘持续较久,呈端坐位,常不能说话,焦虑、嗜睡或意识模糊,大汗淋漓。

(2)呼吸次数>30次/分,心率>120次/分,有奇脉,哮鸣音响亮或听不到。

(3)血气分析示氧分压(PaO_2)<60mmHg;二氧化碳分压($PaCO_2$)>45mmHg;血氧饱和度(SaO_2)<90%。

【急救治疗】

(1)开放静脉,充分补液并保持气道湿化。根据失水和心脏情况,静脉给予等渗液体,用量为2000～3000ml/d。

(2)心电监护、记出入量,行血气分析、血电解质检测、胸部X线检查除外气胸。

(3)高流量给氧:如缺氧严重者可采用面罩吸氧,保持血氧饱和度92%以上。

(4)β肾上腺素受体激动药:应用沙丁胺醇以氧气或压缩气为动力持续雾化吸入。

(5)抗胆碱药:溴化异丙托品气雾剂每次4喷,每日4次或用溴化异丙托品溶液与沙丁胺醇同时雾化吸入。

(6)糖皮质激素:甲泼尼龙40～120mg,4～8小时后可重复注射。原则是足量、短程、经静脉给药。

(7)平喘:静脉应用氨茶碱。

(8)纠正酸中毒:可用5%碳酸氢钠静脉滴注,剂量可用下列公式计算:所需5%碳酸氢钠毫升数=[正常BE(mmol/L)－测定BE(mmol/L)]×体重(kg)×0.4。无条件者也可依经验补充,并及时纠正低钾、低钠等电解质紊乱。

(9)抗生素:应选择广谱抗生素静脉滴注,并可采用联合用药,控制肺部感染。

（10）并发症的处理：①并发张力性气胸者应及时行胸腔闭式引流。②呼吸衰竭者先试用无创呼吸机通气，无效时应气管插管，呼吸机辅助通气治疗。

八、缺血性脑卒中

突发脑血液循环障碍引起的脑灌注不足导致神经功能缺损，症状体征持续时间超过 24 小时。

【院前处理】

1. 院前脑卒中的识别　若患者出现以下任一症状时，应考虑脑卒中的可能。

①一侧肢体（伴或不伴面部）无力或麻木。

②一侧面部麻木或口角歪斜。

③说话不清或语言理解困难。

④双眼向一侧凝视。

⑤一侧或双眼视力丧失或模糊。

⑥眩晕伴呕吐。

⑦既往少见的严重头痛、呕吐。

⑧意识障碍或抽搐。

2. 现场处理及运送　现场需尽快简要的评估和急救处理。

①处理气道、呼吸和循环问题。

②心脏监护。

③建立静脉通路。

④吸氧。

⑤评估有无低血糖。

【急诊室处理】　急诊室的诊断和处理按下述步骤对疑似脑卒中患者进行快速诊断，尽可能在到达急诊室 60 分钟内完成脑 CT 等基本评估，并做出治疗决定。

1. 诊断

（1）病史采集和体格检查。

（2）诊断步骤

①是否为卒中？

②是缺血性还是出血性卒中？

③是否适合溶栓治疗？

2. 处理　密切监测生命体征，如气道和呼吸、心脏监测、血压和体温调控。

需紧急处理的情况：颅内压增高，严重血压异常，血糖异常和体温异常，癫痫等。

【急性期的诊断与治疗】　指急性期住院期间开展的诊断和综合治疗工作，应重视早期处理和其后的病因/发病急诊分型和管理。

(一)评估和诊断

1. 病史和体征

(1)病史采集

①症状出现的时间,若于睡眠中起病,应以最后表现正常的时间作为起病时间。

②神经症状发生及进展特征。

③血管及心脏病危险因素。

④用药史、药物滥用、偏头痛、痫性发作。

⑤感染、创伤、妊娠史。

(2)一般体格检查与神经系统检查:评估气道呼吸和循环功能后,立即进行一般体格检查和神经系统检查。

(3)用卒中量表评估病情严重程度:美国国立卫生研究院卒中量表(NIHSS)是目前国际上最常用量表。

2. 脑病变和血管病变检查

(1)脑病变检查:CT 平扫,灌注 CT,标准 MRI,多模式 MRI(包括 DWI、PWI、SWI)。

(2)血管病变检查:颈动脉双功能超声,经颅多普勒(TCD),磁共振脑血管造影(MRA),CT 血管造影(CTA)和数字减影血管造影(DSA)。DSA 是血管病变检查的"金标准"。

3. 实验室检查

(1)所有患者都应做的检查

①血糖、肝肾功能及电解质。

②心电图和心肌缺血标志物。

③全血计数,包括血小板计数。

④凝血酶原时间/INR,活化部分凝血活酶时间。

⑤氧饱和度。

(2)部分患者必要时可选择的检查

①毒理学检查。

②血液酒精水平。

③妊娠试验。

④动脉血气分析(若怀疑缺氧)。

⑤腰椎穿刺(若怀疑蛛网膜下腔出血而 CT 未显示或怀疑卒中继发于感染性疾病)。

⑥脑电图(怀疑痫性发作)。

⑦胸部 X 线检查。

4. 急性缺血性脑卒中的诊断标准

(1)急性起病。

（2）局灶性神经功能缺损（一侧面部或肢体无力或麻木，语言障碍等），少数为全面神经功能缺损。

（3）症状或体征持续时间不限（当影像学显示有责任缺血病灶时），或持续24小时以上（当缺乏影像学责任病灶时）。

（4）排除非血管性病因。

（5）脑CT/MRI排除脑出血。

5. 病因分型　当前广泛使用TOAST分型：大动脉粥样硬化型、心源性栓塞型、小动脉闭塞型、其他明确病因型和不明原因型。

6. 诊断流程

（1）是否为脑卒中？排除非血管性疾病。

（2）是否为缺血性脑卒中？CT或MRI。

（3）卒中严重程度？根据神经功能缺损量表评估。

（4）能否进行溶栓治疗？核对适应证和禁忌证。

（5）病因分型？目前国际上多用TOAST分型。

（二）一般处理

1. 呼吸与吸氧　维持SpO_2 94%以上，必要时气道及呼吸支持。

2. 心脏监测与心脏病变处理

3. 体温控制　对体温＞38.0℃的患者给予退热处理，寻找和处理发热原因。

4. 血压控制

（1）准备溶栓患者血压应控制收缩压＜180mmHg，舒张压＜100mmHg。

（2）缺血性脑卒中后24小时内血压升高应慎重处理，若血压持续升高，收缩压≥200mmHg或舒张压≥110mmHg，或伴有严重心功能不全、主动脉夹层、高血压脑病的患者可予降压治疗，并密切监测血压变化。

（3）卒中后若病情稳定，血压持续＞140/90mmHg，无禁忌证，可于起病数天后恢复使用发病前服用的降压药物或开始启动降压治疗。

（4）卒中后低血压的患者应积极寻找和处理原因，必要时可采用扩容升压措施。

5. 血糖控制

（1）血糖＞10mmol/L，可给予胰岛素治疗，控制血糖在7.7～10mmol/L。

（2）避免或纠正低血糖。

6. 营养支持　正常进食者无须额外补充营养，不能正常经口进食者可鼻饲，持续时间长者可行胃造口管饲补充营养。

（三）特异性治疗

1. 改善脑循环

（1）溶栓：溶栓治疗是目前最重要的恢复血流措施，重组组织型纤溶酶原激活药（rtPA）和尿激酶是我国目前使用的主要溶栓药。目前认为有效抢救半暗带卒中的时间窗为 4.5 小时内或 6 小时内。

①静脉溶栓

a. 对缺血性脑卒中发病 3 小时内和 3～4.5 小时的患者,应按照适应证和禁忌证(表 7-5,表 7-6)严格筛选患者,尽快静脉给予 rtPA 溶栓治疗。使用方法:rtPA 0.9mg/kg(最大剂量为 90mg)静脉滴注,其中 10% 在最初 1 分钟内静脉推注,其余持续滴注 1 小时,用药期间及用药 24 小时内应严密监护患者(表 7-8)。

b. 如没有条件使用 rtPA,且发病在 6 小时内,可参照表 7-7 适应证和禁忌证严格选择患者考虑静脉给予尿激酶。使用方法:尿激酶 100 万～150 万 U,溶于生理盐水 100～200ml,持续静脉滴注 30 分钟,用药期间应如表 7-8 严密监护患者(不推荐在临床试验以外使用其他溶栓药物)。

c. 溶栓患者的抗血小板或特殊情况下溶栓后还需抗凝治疗者,应推迟到溶栓 24 小时后开始。

表 7-5 3 小时内 rtPA 静脉溶栓的适应证、禁忌证、相对禁忌证

适应证

1. 有缺血性卒中导致的神经功能缺损症状

2. 症状出现＜3 小时

3. 年龄≥18 岁

4. 患者或家属签署知情同意书

禁忌证

1. 近 3 个月有重大头颅外伤史或卒中史

2. 可疑蛛网膜下腔出血

3. 近 1 周内有在不易压迫止血部位的动脉穿刺

4. 既往有颅内出血

5. 颅内肿瘤,动静脉畸形,动脉瘤

6. 近期有颅内或椎管内手术

7. 血压升高,收缩压≥180mmHg,或舒张压≥100mmHg

8. 活动性内出血

9. 急性出血倾向,包括血小板计数低于 $100×10^9$/L

或其他情况

10. 48 小时内接受过肝素治疗(APTT 超出正常范围上限)

11. 已口服抗凝药者 INR＞17 或 PT＞15 秒

12. 目前正在使用凝血酶抑制药或 Ⅹa 因子抑制药,各种敏感的实验室检查异常(如 APTT,INR,血小板计数、ECT;TT 或恰当的 Ⅹa 因子活性测定等)

13. 血糖＜2.7mmol/L

14. CT 提示多脑叶梗死(低密度影＞1/3 的大脑半球)

相对禁忌证

下列情况需谨慎考虑和权衡溶栓的风险与获益（即虽然存在一项或多项相对禁忌证，但并非绝对不能溶栓）：

1. 轻型卒中或症状快速改善的卒中

2. 妊娠

3. 痫性发作后出现的神经功能损害症状

4. 近 2 周内有大型外科手术或严重外伤

5. 近 3 周内有胃肠或泌尿系统出血

6. 近 3 个月内有心肌梗死病史

rtPA. 重组组织型纤溶酶原激活药,同表 7-3；INR. 国际标准化比值；ECT. 蛇静脉酶凝结时间；TT. 凝血酶时间

表 7-6　3～4.5 小时内 rtPA 静脉溶栓的适应证、禁忌证和相对禁忌证

适应证

1. 缺血性卒中导致的神经功能缺损

2. 症状持续 3～4.5 小时

3. 年龄≥18 岁

4. 患者或家属签署知情同意书

禁忌证
同表 7-5

相对禁忌证（在表 7-6 的基础上另行补充如下）

1. 年龄＞80 岁

2. 严重卒中（NIHSS 评分＞25 分）

3. 口服抗凝药（不考虑 INR 水平）

4. 有糖尿病和缺血性卒中病史者

NIHSS. 美国国立卫生研究院卒中量表；INR. 国际标准化比值

表 7-7　6 小时内尿激酶静脉溶栓的适应证及禁忌证

适应证

1. 有缺血性卒中导致的神经功能缺损症状

2. 症状出现＜6 小时

3. 年龄 18～80 岁

4. 意识清楚或嗜睡

5. 脑 CT 无明显早期脑梗死低密度改变

6. 患者或家属签署知情同意书

禁忌证
同表 7-4

表 7-8　静脉溶栓的监护及处理

1. 患者收入重症监护病房或卒中单元进行监护
2. 定期进行血压和神经功能检查,静脉溶栓治疗中及结束后 2 小时内,每 15 分钟进行 1 次血压测量和神经功能评估;然后每 30 分钟 1 次,持续 6 小时;以后每小时 1 次直至治疗 24 小时
3. 如出现严重头痛、高血压、恶心或呕吐,或神经症状体征恶化,应立即停用溶栓药物并行脑 CT 检查
4. 如收缩压≥180mmHg 或舒张压≥100mmHg,应增加血压监测次数,并给予降压药物
5. 鼻饲管、导尿管及动脉内测压管在病情许可的情况下应延迟安置
6. 溶栓 24 小时后,给予抗凝药或抗血小板药物前应复查颅脑 CT/MRI

②血管内介入治疗:包括动脉溶栓、桥接、机械取栓、血管成形和支架术。

(2)抗血小板

①不符合溶栓适应证且无禁忌证的缺血性脑卒中患者,应在发病后尽早给予口服阿司匹林 150～300mg/d。急性期后可改为预防剂量(50～325mg/d)。

②溶栓治疗者,阿司匹林等抗血小板药物应在溶栓 24 小时后开始使用。

③对不能耐受阿司匹林者,可考虑选用氯吡格雷等抗血小板药治疗。

(3)抗凝

①对大多数急性缺血性脑卒中患者,不推荐无选择地早期进行抗凝治疗。

②关于少数特殊患者的抗凝治疗,可在谨慎评估风险/效益比后慎重选择。

③特殊情况下溶栓后还需抗凝治疗的患者,应在 24 小时后使用抗凝药。

(4)降纤:降纤药物包括巴曲酶、降纤酶、安克洛和蚓激酶等,巴曲酶首剂 10BU,以后每日 5BU,静脉注射,共用 3～4 次。

(5)扩容

①对一般缺血性脑卒中患者,不推荐扩容。

②对于低血压或脑血流低灌注所致的急性脑梗死,如分水岭区脑梗死可考虑扩容治疗,但应注意可能加重脑水肿、心功能衰竭等并发症,此类患者不推荐使用扩血管治疗。

(6)其他改善脑血循环药物:如丁基苯酞、中药等。

2. 神经保护　药物可选用胞二磷胆碱、新型自由基清除剂依达拉奉、阿片受体阻滞药纳洛酮、钙通道阻滞药等。

3. 急性期并发症的处理

(1)脑水肿与颅内压增高:严重的脑水肿和颅内压增高是急性重症脑梗死的常见并发症,是死亡的主要原因之一。

①卧床,床头抬高 20°～45°。避免和处理引起颅内高压的因素,如头颈部过度扭曲、激动、用力、发热、癫痫、呼吸道不通畅、咳嗽、便秘等。

②可使用甘露醇静脉滴注或呋塞米、甘油果糖等。

③对于发病 48 小时内、60 岁以下的恶性大脑中动脉梗死伴严重颅内压增高患者,可请脑外科会诊考虑是否可行减压术。60 岁以上患者手术减压可降低死亡率和严重残疾,但独立生活能力并未显著改善,可根据患者年龄及患者/家属对可能结局的价值观来选择是否手术。

④对压迫脑干的大面积小脑梗死患者可请神经外科会诊协助处理。

(2)梗死后出血(出血转化)

①症状性出血转化,停用抗栓(抗血小板、抗凝)治疗等致出血药物。

②对需要抗栓治疗的患者,可于症状性出血转化稳定后 10 天至数周权衡利弊后开始抗栓治疗。

③对于再发血栓风险相对较低或全身情况较差者,可用抗血小板药物代替华法林。

(3)癫痫

①不推荐预防性应用抗癫痫药物。

②孤立性发作一次或急性期癫痫发作控制后,不建议长期使用抗癫痫药物。

③卒中后 2~3 个月再发的癫痫,按癫痫常规治疗进行长期药物治疗。

④卒中后癫痫持续状态,按癫痫持续状态治疗原则处理。

(4)吞咽困难

①采用饮水试验进行吞咽功能评估。

②吞咽困难短期不能恢复者可早期置入鼻胃管进食。

③吞咽困难长期不能恢复者,可行胃造口进食。

(5)肺炎

①早期评估和处理吞咽困难和误吸问题,对意识障碍患者应特别注意预防肺炎。

②疑有肺炎的发热患者给予抗生素治疗,但不应预防性应用抗生素。

(6)排尿障碍与尿路感染

①对排尿障碍进行早期评估和康复治疗,记录排尿日记。

②尿失禁者应尽量避免留置尿管,可定时使用便盆或便壶。

③尿潴留者应测定膀胱残余尿,排尿时可在耻骨上试压加强排尿。必要时间歇性导尿或留置导尿。

④有尿路感染者给予抗生素,保证尿液引流通畅,不应预防性使用抗生素。

(7)深静脉血栓形成(DVT)和肺栓塞

①尽早活动、抬高下肢、尽量避免下肢(尤其是瘫痪侧)静脉输液。

②已发生 DVT 和肺栓塞高风险且无禁忌者,给予低分子肝素或普通肝素抗凝,有抗凝禁忌者给予阿司匹林治疗。

③可联合加压(长筒袜或交替式压迫装置)和药物预防治疗。

九、脑出血

脑出血通常是指原发性非外伤性脑实质内出血,也称自发性脑出血。高血压性脑出血是最常见的病因。是长期的高血压伴发脑小动脉病变,血压骤升引发动脉破裂所致。

【诊断要点】

(1)多发于中老年人,冬春季易发。常在活动和情绪激动时发病。

(2)发病时常有剧烈的头痛、呕吐及神经功能缺损,意识障碍,重症者迅速进入昏迷,双侧瞳孔不等大或缩小,大小便失禁或潴留。

(3)多有高血压病史,脑出血后血压明显升高。

(4)出血部位和程度决定了不同的临床类型和特点,见表7-9。

表7-9 脑出血诊断鉴别

出血部位	昏迷	瞳孔	眼球运动	运动感觉障碍	偏盲	癫痫发作
壳核	较常见	正常	向病灶侧偏斜	主要为轻偏瘫	常见	不常见
丘脑	常见	小,光反射存在	向下内偏斜	主要为偏身感觉障碍	可短暂出现	不常见
脑叶	少见	正常	正常或向病灶侧偏斜	轻偏瘫或偏身感觉障碍	常见	常见
脑桥	早期出现	针尖样	水平侧视麻痹	四肢瘫	无	无
小脑	延迟出现	小,光反射存在	晚期受损	共济失调步态	无	无

(5)辅助检查

①CT:发病时即显示出出血部位呈高密度影,并可估算出血量及是否破入脑室。

②磁共振成像(MRI):可以发现CT不能确定的脑干或小脑小量出血,并可判断出血时间。

③脑脊液检查:基层无CT等检查条件,并且无明显颅内压增高表现时进行,可发现颅内压增高,脑脊液呈洗肉水样。

【急救治疗】

(1)患者卧位、保持安静,保持呼吸道通畅;注意生命体征变化。昏迷或消化道出血者禁食1～2天,后可放置胃管。

(2)控制过高血压:降血压可影响脑血流量,但持续高血压会使脑水肿加重,应在监测血压的情况下予以降压药物,使血压维持在略高于发病前水平或 180/100mmHg 左右水平是合理的。

(3)降低颅内压:首选 20%甘露醇 250ml,快速静脉滴注,每日 2～4 次;并可选用呋塞米针剂,或应用 10%白蛋白;病情严重者应用地塞米松,20～30mg/d。

(4)止血药和凝血药的应用:通常无须应用,必要时可在早期(<3 小时)给予抗纤溶药物如 6-氨基己酸、止血环酸等。立止血也可应用。

(5)并发症防治

①感染:老年患者合并意识障碍易并发肺部感染、尿路感染,可选用抗生素治疗。

②应激性溃疡:可引起消化道出血,可选用 H_2 受体阻滞药西咪替丁静脉滴注,并口服雷尼替丁和奥美拉唑(洛赛克)。

③癫痫发作:可应用地西泮 10～20mg 静脉缓慢推注。

④中枢性高热:宜物理降温。

(6)外科治疗:手术宜在发病后 6～24 小时内进行,可挽救重症患者生命及促进神经功能尽早恢复。常用手术方法分为小脑减压术、开颅血肿清除术、钻孔扩大骨窗血肿清除术、钻孔微创颅压血肿清除术。应由专科医师认真掌握适应证和禁忌证。

十、自发性蛛网膜下腔出血

【定义】 蛛网膜下腔出血(SAH)是指脑表面或脑底血管破裂后,血液流入蛛网膜和脑软膜之间的蛛网膜下腔,可伴或不伴颅内或椎管内其他部位出血。

【病因】 引起蛛网膜下腔出血的最常见原因是先天性颅内动脉瘤和血管畸形。

【诊断要点】

(1)临床表现主要以剧烈头痛、呕吐和脑膜刺激征、血液脑脊液为其特征。

(2)辅助检查

①头颅 CT:大脑裂池等脑池及蛛网膜下腔可见高密度出血征象,并可确定脑室或脑内出血、脑积水、脑梗死等情况。

②CT:可发现多数动静脉畸形和较大的动脉瘤。

③CTA 或 MRA:可显示动脉瘤和动静脉畸形。

④数字剪影血管造影(DSA):为诊断血管异常的金标准。

⑤腰椎穿刺:多见于无 CT 检查条件、CT 检查正常或需与各种脑膜炎鉴别的患者;发病 6 小时后阳性率高。其特点为颅内压明显增高;肉眼可见均匀一致的血性脑脊液;镜下可见红细胞,随病程延长,脑脊液细胞学检查可见吞噬细胞及含铁血黄素。

⑥心电图：可显示 T 波高尖或明显倒置，P-R 间期缩短，出现高 U 波，急性心肌梗死样改变等。

【急救治疗】

(1)控制血压：控制收缩压在 130～160mmHg，但要防止血压过度下降，引起短暂神经功能缺损造成血管痉挛及继发性出血。

(2)降低颅内压：预防脑疝，防止蛛网膜粘连，可给予 20％甘露醇 125～250ml，快速静脉滴注，每 6～8 小时 1 次，视病情用药 1～2 周。注意维持水电解质平衡和心肾功能状态。

(3)止血药物：常用抗纤溶药物 6-氨基己酸，一般每日 24g，连用 7 天，7 天后改为每日 8g，维持 2～3 周或手术前。

(4)对抗脑血管痉挛：钙离子拮抗药尼莫地平可解除动脉痉挛，减少蛛网膜下腔出血相关的神经功能缺损，对临床状况良好的患者应尽早用药，40～60mg，每日 4～6 次，口服，连续用 21 天。必要时静脉使用，应注意其低血压等不良反应。

(5)对症处理：头痛剧烈、烦躁不安，可肌内注射或口服常规用量的地西泮、苯巴比妥、罗通定或布桂嗪，或视病情酌定。必要时用亚冬眠疗法，或腰椎穿刺释放脑脊液，以减轻症状。

(6)手术治疗：目前认为由脑动脉瘤和动静脉畸形所致的蛛网膜下腔出血，一旦诊断确立，应早期手术治疗，以避免再出血。

十一、中暑

中暑是指在高温、高湿环境下，以体温调节功能紊乱所致的一种内科急症。据发病机制和临床表现将中暑分为热痉挛、热衰竭和热射病。此 3 种类型可发生于同一患者。

【诊断要点】

(1)热痉挛：在高温环境下强体力劳动后出现痛性肌痉挛，常见于腓肠肌或腹部肌群，持续数分钟可缓解，体温可不高。

(2)热衰竭：是热痉挛的继续和发展。表现疲乏、无力、恶心、呕吐、眩晕、头痛、心动过速、低血压、多汗、晕厥。体温轻度升高。

(3)热射病：长时间热衰竭所致，患者可有高热、无汗、呼吸快而弱，心率可达 140 次/分，出现行为异常，重者可昏迷。抢救不及时可出现多器官衰竭。

在高温环境下，有以上临床表现则诊断不难。但应注意和脑血管意外、糖尿病酮症酸中毒、严重感染等疾病鉴别。

【急救治疗】

(1)降温

①体外降温：将患者衣服脱去，转移至通风低温处，用冷水反复擦拭皮肤，同时

应用电风扇。也可将患者置于冷水中(27～30℃)。

②体内降温:进行胃或直肠冷盐水灌洗。

③药物降温:当物理降温方法无效时,应用氯丙嗪 25～50mg 加入 500ml 葡萄糖溶液或生理盐水中,静脉滴注 1～2 小时。

(2)并发症治疗:昏迷者应进行气管内插管,保持呼吸道通畅;脑水肿时常规应用甘露醇 1～2g/kg,30～60 分钟输注完毕;抽搐者静脉推注地西泮;有低血压时静脉补充生理盐水或乳酸钠林格液;早期处理心、肝、肾等多器官衰竭。

十二、淹溺

淹溺是指人淹没于水中,呼吸道被水堵塞或喉痉挛引起的窒息缺氧而处于的临床死亡状态。

【诊断要点】

(1)有淹溺史。

(2)轻症淹溺者可有头痛、剧烈咳嗽、呼吸困难、咳粉红色泡沫痰。海水淹溺者口渴明显。

(3)严重淹溺者皮肤发绀,面部青紫及肿胀,肢体冰冷,胃内积水而上腹膨胀,不省人事,呼吸、心搏停止,处于临床死亡状态。

(4)轻者肺部可听到干湿啰音、心音微弱。重者呼吸音及心音均听不到,大动脉搏动消失。

(5)心电图检查可出现心律失常。非特异性 ST-T 段改变,心搏停止时呈直线或室颤。

【急救治疗】

(1)现场急救

①立即将淹水者从水中救出,清除口鼻内污物,保持呼吸道通畅;尽快采取头低俯卧位,拍打背部促使肺内、胃内积水排出。

②对于呼吸和心搏停止者,立即行心肺复苏术。

③呼叫"120",安全转运至医院,转运途中不应停止心肺复苏。

(2)院内救治

①评估气道、呼吸及循环状态,呼吸心搏停止者,立即心肺复苏。

②有自主呼吸及心跳的患者,保持呼吸道通畅,必要时气管插管开放气道;吸氧(酒精湿化),必要时呼吸机通气,尽快纠正低氧状态。

③建立静脉通路,优化循环,纠正酸碱平衡紊乱,维持电解质平衡。

④脑复苏,应用甘露醇降低脑水肿和颅内压。

⑤淹溺可出现严重心律失常、低血压、肺水肿、急性呼吸窘迫综合征(ARDS)、应激性溃疡合并出血等并合症。要给予相应治疗,有吸入性肺感染时应用抗生素。

十三、电击伤

电击伤是指电流通过人体引起的组织损伤或器官功能障碍甚至死亡,或称为触电。通常是由于不慎触电或雷击造成的。

【诊断要点】

(1)病史:有触电或雷击史。

(2)心搏和呼吸停止:高压电击或雷击时,常立即引起心搏、呼吸骤停和神志丧失。心电图显示直线、室颤及其他心律失常,并可出现心肌梗死、心肌缺血等心电图改变,抢救不及时则迅速死亡。

(3)电热灼伤:高压电击处至少有两处皮肤损伤。电击部位可出现点状或大片状严重烧伤。

(4)电击伤:严重者可导致多器官功能衰竭,出现无尿、少尿,并可导致高血钾;可出现脊髓损伤,运动神经、感觉神经均可受累;消化道出血、DIC,并可出现骨折、鼓膜破裂及视力障碍。

【急救治疗】

(1)立即切断电源,用绝缘物把触电者与电源分开。不要用手直接接触触电者。

(2)迅速进行心肺复苏,及时监测心电图,处理各种心律失常。室颤发生时,可行电除颤。

(3)拨打当地急救电话,紧急救援。

(4)复苏后进一步给予生命支持。①建立静脉通道,保持有效循环血容量,监测血压、呼吸等生命体征。②应用碳酸氢钠碱化尿液,防治急性肾衰竭。必要时利尿,有指征者可进行血液透析治疗。③应用甘露醇等治疗脑水肿。

(5)外科情况处理。确定有无颈椎等处骨折,及时固定;广泛组织烧伤者要及时清创,并注射破伤风抗毒素(3000U)。

第五节 创伤现场救护技术

一、创伤止血

失血的速度和数量是影响伤病员健康和生命的重要因素。当外伤导致失血量达到全身总血量的 20% 时,则可出现明显的休克表现;当失血量达到全身总血量的 40% 时,则可造成重度休克而危及生命。如颈动脉、锁骨下动脉、腹主动脉、股动脉等大动脉出血时,可于 2～5 分钟死亡。因此,现场立即采取有效的止血是防止因大出血引起休克,甚至死亡的最有效措施。

1. 出血的类别

（1）按损伤的血管分

①动脉出血：颜色鲜红，血液从伤口喷射而出，出血速度快，短时间内出血量大，可危及生命。

②静脉出血：颜色暗红，血液从伤口持续涌出，出血速度稍缓慢，危险性较大。

③毛细血管出血：颜色鲜红，血液从创面渗出，多能自行凝固止血，危险性小。

（2）按出血的部位分

①外出血：是指人体受到外伤后，血液从伤口流出体外。

②内出血：深部组织或内脏损伤，血液从破裂的血管流入组织、脏器或体腔内，从体表看不到血液，只能根据伤病员的全身或局部症状来判断。内出血对伤病员的健康和生命威胁很大，必须密切观察。

2. **失血的表现**

（1）局部表现：可见到损伤部位流出的血液。

（2）全身表现：当突然失血达到全身总血量的 20％～40％时，则表现为表情淡漠、面色口唇苍白、四肢湿冷、烦躁不安、呼吸急促、神志不清或昏迷、血压下降、脉搏细弱至摸不清等失血性休克的表现，甚至数分钟内伤病员死亡。

3. **止血方法**　常用的方法有 5 种。

（1）指压止血法：适用于头部、颈部，以及四肢较大动脉干出血的临时止血。方法是用手指或手掌在受伤部位的近心端，把动脉血管用力按压于骨骼上，临时阻断其供应血管的血流，以达到止血的目的。常用的指压止血法有以下 9 种。

①颞动脉指压止血法：用一手拇指压迫耳屏前上方凹陷处，可感觉到动脉搏动，其余四指托住下颌；另一手固定头部（图 7-17）。用于头部及颞部出血。

②颌外动脉指压止血法：用一手拇指在下颌角前约 1.5cm 处，向下颌骨上压迫，其余四指托住下颌；另一手固定头部（图 7-18）。用于颌部及颜面部出血。

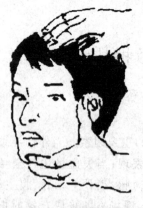

图 7-17　颞动脉指压止血法

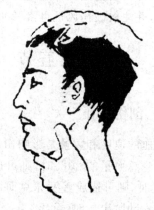

图 7-18　颌外动脉指压止血法

③颈总动脉指压止血法:用拇指或其他四指在甲状软骨、环状软骨外侧与胸锁乳突肌前缘之间的沟内搏动处,向颈椎方向压迫,其余四指或拇指固定在颈后部。用于头、颈、面部大出血,且压迫其他部位无效时。非紧急情况勿用此法。此外,不得同时压迫两侧颈总动脉(图7-19)。

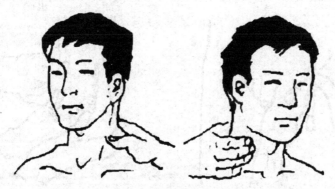

图 7-19　指压颈总动脉止血法

④锁骨下动脉指压止血法:用拇指在锁骨上窝搏动处向下压迫,其余四指固定肩部(图7-20)。用于肩部、腋窝及上肢出血。

⑤尺桡动脉指压止血法:用双手拇指分别在腕横纹内侧上方两侧搏动处压迫(图7-21)。用于手部出血。

⑥肱动脉指压止血法:一手握住伤员腕部,将上肢外展外旋。屈肘抬高上肢,另一手拇指或四指在上臂肱二头肌内侧沟搏动处,向肱骨上压迫(图7-22)。用于手、前臂及上臂下部出血。

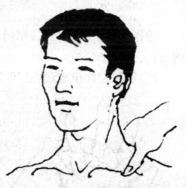

图 7-20　指压锁骨下动脉止血法

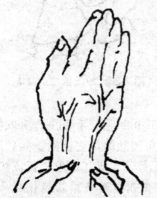

图 7-21　指压尺桡动脉止血法

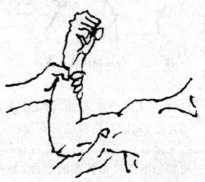

图 7-22　指压肱动脉止血法

⑦股动脉指压止血法:用两手拇指重叠或一手掌根放在腹股沟韧带中点稍下方、大腿根部搏动处用力垂直向下压迫(图7-23)。用于大腿、小腿及足部的出血。

⑧足背动脉与胫后动脉指压止血法:用两手拇指分别压迫足背中间近足踝处(足背动脉),以及足跟内侧与内踝之间处(胫后动脉)。用于足部出血(图7-24)。

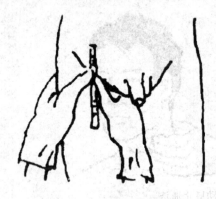

图7-23 指压股动脉止血法

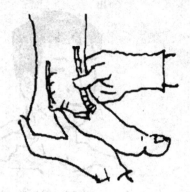

图7-24 指压足背动脉、胫后动脉止血法

⑨指动脉指压止血法:用拇指与示指分别压迫指根部两侧(图7-25)。用于手指出血。

(2)加压包扎止血法:适用于小动脉、小静脉和毛细血管出血(图7-26)。

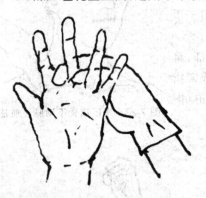

图7-25 指压指动脉止血法

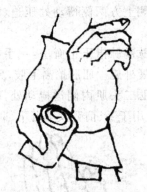

图7-26 加压包扎止血法

①材料:灭菌纱布、棉垫、棉花团或其他代用品(干净的毛巾、手绢、被单和衣物)。

②方法:先检查伤口是否有异物,如有异物且可清除的可先清除。然后用大于创面的无菌纱布或其他敷料放置在创面上,再用无菌纱布或其他敷料折成垫子,放置于覆盖创面的灭菌纱布的表面,并用三角巾、绷带或宽布条紧紧包扎起来,以停止出血为度。伤口内有碎骨片或其他异物且无法清除的,禁用此方法。

(3)加垫屈肢止血法:适用于四肢动脉外伤的临时止血。若伴有骨折或伴关节受伤者,不宜用此法。

①前臂或小腿止血法:可在肘窝或腘窝放置纱布卷、棉花团、毛巾或衣物等。然后,屈曲肘或膝关节,并用三角巾或绷带将前臂与上臂,或小腿与大腿,紧紧缠绑起来可达到止血目的(图7-27)。

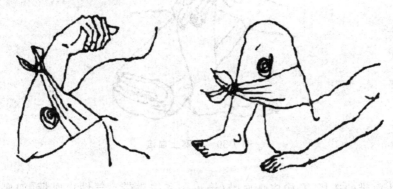

图7-27 前臂或小腿止血法

②上臂止血法:在腋窝加垫,使前臂屈曲于胸前,用三角巾或绷带将上臂紧紧固定在胸前(图7-28)。

③大腿止血法:在大腿根部加垫,屈曲髋关节与膝关节,用三角巾或长布带将大腿紧紧固定在躯干上(图7-29)。

(4)填塞止血法:适用于伤口较深、较大,出血多,组织损伤严重的现场紧急止血。用消毒纱布、敷料式替代品(如干净的布料)填塞在伤口内,再用加压包扎法包扎(图7-30)。

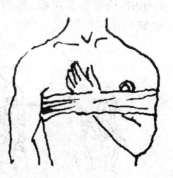

图7-28 上臂止血法

(5)止血带止血法:只适用于四肢较大动脉出血,或用其他止血法仍不能止血时才用此法。

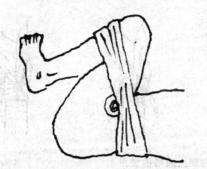
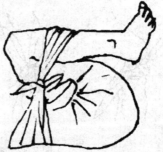

图7-29 大腿止血法

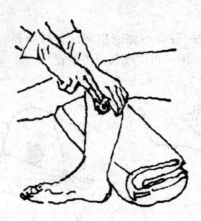

图 7-30　填塞止血法

①止血带的选择：有橡皮止血带（橡皮条和橡皮带）、气性止血带（如血压计袖带）和布制止血带。现场多采用橡皮条和布制止血带。如果现场无上述物品可供选用时，应就便选用棉、麻布条，但不可选用电线、漆包线、铁丝和绳索等（图 7-31和图 7-32）。

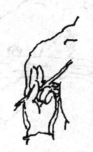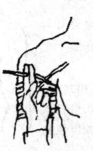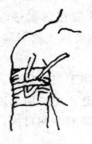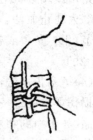

图 7-31　橡皮止血带的使用

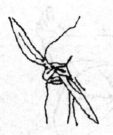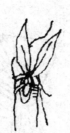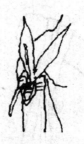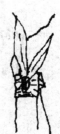

图 7-32　布制止血带的使用

②使用注意事项

a. 部位:止血带应绑在伤口的近心端。上肢出血时,止血带应绑在上臂的上 1/3 处,切不可绑在中 1/3,以免损伤斜行于上臂后面中部的桡神经,导致上肢背侧肌肉的运动障碍和皮肤的感觉障碍。下肢的止血带应缚在大腿中、下 1/3 交界处附近,因为这个部位的血管较邻近于骨骼,所以较易于达到止血的目的。

b. 衬垫:使用止血带的部位应该有衬垫,止血带不可直接接触皮肤,其间必须垫以衣服、三角巾或毛巾等,否则会损伤皮肤。垫物应平整、不可皱褶。止血带可扎在衣服外面,用衣服当衬垫。

c. 松紧度:止血带绑的松紧要适度。应以出血停止、远端摸不到脉搏为合适。过松达不到止血目的,过紧会损伤皮肤和神经。有时由于绑得不够紧,未能阻断动脉的血流,只压迫静脉,使静脉血液回流受阻,反而加重出血。

d. 标记:使用止血带者应有明显标记,贴在绑止血带的附近、前额或胸前易发现部位,标志上注明上止血带的时间。

e. 时间:上止血带的持续时间一般不超过 2～3 小时,寒冷季节可延长到 4～5 小时,原则上每小时要放松 1 次,放松时间为 1～2 分钟。这是为了使受绑肢体远端的组织暂时恢复血液供应,不至于因长期缺血而坏死,也不至于因松解时间太长而失血过多。

f. 松解:动作要轻、慢,松解时或松解后如有出血,可用指压法临时止血。如果出血停止,可改用加压包扎止血法,但仍应把止血带留置原处,并密切观察,再出血时立即绑上。

g. 再次上止血带的部位:松解后再上止血带时,应缚在较高位的平面。

只有在特殊情况下,肢体已严重损伤,如断肢已压烂丢失,止血带可以不必松开,直接到医院做残端处理。

二、现场包扎

1. 包扎的目的　①保护伤口,免受再次污染。②固定敷料和夹板。③起到止血的作用。④减轻伤员的痛苦。

2. 包扎的要求　①迅速暴露伤口,判断病情。②妥善处理伤口,防止再次受污染。③所用包扎材料应保持无菌,至少要干净。④包扎的松紧要适度,过紧会影响血液循环,过松则敷料易脱落或移动。⑤包扎后打结或用别针固定的部位,应放在肢体的外侧面或前面,不可安排在伤口处或会影响坐卧的部位。⑥包扎动作要敏捷、谨慎,不要碰撞或污染伤口,以免引起疼痛、出血和感染。

3. 包扎的材料　最常用的是绷带和三角巾,也可就便选用毛巾、手绢、被单、布块或衣服等物品。

4. 常用的包扎法

(1)绷带包扎法

①环形包扎法:绷带的起始端稍斜放于伤口处,做2～3周缠绕后,将第1周斜出的一角反折,再继续缠绕第3、4周,将斜角压住,然后继续进行缠绕,每1周压住前1周。此法是各种绷带包法中最基本的一种,主要用于腕部、踝骨部、颈部及额部等粗细相等的部位(图7-33)。

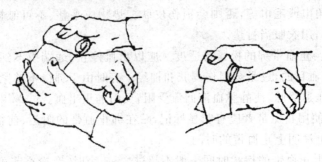

图7-33　环形包扎法

②螺旋包扎法:包扎时先按环形包扎法包扎缠绕数周后,再斜行向上进行缠绕,每周压住前1周的1/2～2/3(图7-34)。主要用于上下肢等部位的包扎。

③螺旋反折包扎法:先按环形包扎法固定始端,再按照螺旋包扎法,但每周将绷带反折1次。反折时,以左手拇指按住绷带正中处,右手将绷带反折,向后缠绕、拉紧。反折处避开伤口或骨隆起处(图7-35)。此法用于小腿、前臂等粗细不等的部位。

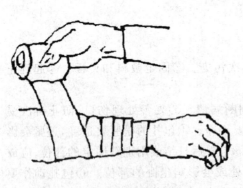

图7-34　螺旋包扎法

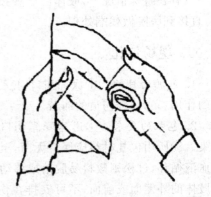

图7-35　螺旋反折包扎法

④"8"字形包扎法:在关节弯曲的上下两方,先将绷带由下向上缠绕,再由下而上的"8"字来回缠绕。多用于肘、膝、腕、踝、肩、髋等关节处。

⑤回反包扎法:此法先做环形包扎,再将绷带反复来回反折,第1道先在中央,然后每道分别向左右,直至伤口全部包扎后,最后再进行环形包扎,以压住所有的绷带反折处(图7-36)。用于头部及断肢残端的包扎。

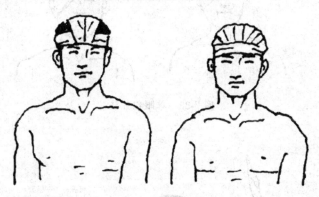

图7-36 回反包扎法

(2)三角巾包扎法

①头顶帽式包扎法:将三角巾的底边折叠约两指宽,置于前额齐眉处;顶角向后正中盖住头部,三角巾的两底角分别经两耳上方拉向枕部交叉,兜住枕骨粗隆并压住顶角再绕回前额相遇打结;然后拉紧顶角塞入枕部交叉处内,或翻到顶部用别针别好(图7-37)。

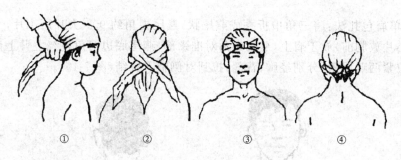

① ② ③ ④

图7-37 头顶帽式包扎法

②单眼包扎法:将三角巾折叠成约四指宽的条带状,以2/3向下斜放于伤侧眼部,下端从伤侧耳下绕头后部经健侧耳上至前额,压住另一端绕行,然后另一端于健侧眉上向外反折后,于耳上拉向枕部,两端相遇打结(图7-38)。

③双眼包扎法:将三角巾折叠成约四指宽的条带状,其中点放在枕部下方,两端从耳下绕至面部,在两眼处交叉并遮盖双眼,两端再经两耳上方拉向枕部打结(图7-39)。

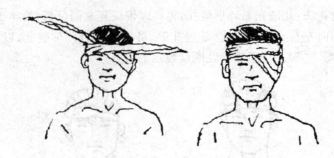

图 7-38　单眼包扎法

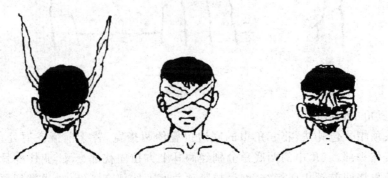

图 7-39　双眼包扎法

④单肩包扎法：将三角巾折叠成燕尾状，燕尾夹角约 90°（大片压小片，大片放背后，小片放胸前）放于肩上，燕尾夹角对准颈部，燕尾底边两角包绕上臂上部并打结；再拉紧两燕尾角，分别经胸、背部，拉到对侧腋下打结（图 7-40）。

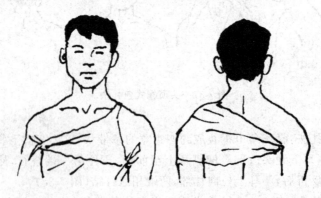

图 7-40　单肩包扎法

⑤双肩包扎法：将三角巾折叠成燕尾状，使两燕尾角等大，燕尾夹角约120°，夹角向上对准颈后正中，燕尾分别披在两肩上，两燕尾角过肩，由前向后包住肩部，至腋下与燕尾底边相遇打结（图7-41）。

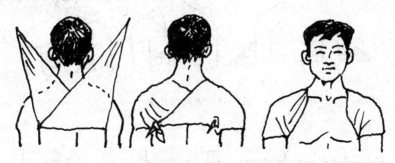

图7-41 双肩包扎法

⑥胸（背）部包扎法：把燕尾巾放在胸前，夹角约100°，对准胸骨上窝，两燕尾角过肩过背后，再将燕尾底边角系带，围胸在背后相遇打结；然后将一燕尾角系带并拉紧绕横带后上提，与另一燕尾角打结（图7-42）。背部包扎时，将燕尾巾放置在背部即可，其他参考胸部包扎法。

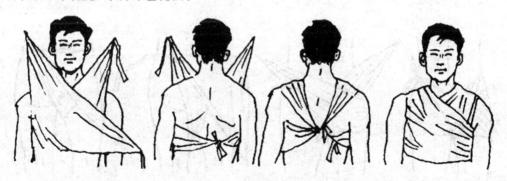

图7-42 胸（背）部包扎法

⑦侧胸包扎法：将三角巾盖在伤侧胸部，顶角绕过伤侧肩部到背部，底边围胸到背后，两底边角相遇打结，再与顶角相遇打结（图7-43）。

⑧腹部包扎法：将三角巾底边向上，顶角向下，两底角围绕到腰后，相遇打结；顶角由两腿间拉向后上方与两底角结再打一结（图7-44）。

⑨单侧臀部包扎法：燕尾巾底边包绕伤侧大腿根部，在大腿根部内侧打结；两燕尾角分别通过腰腹部至对侧腰间打结，后片应大于前片并压住前片。亦可将燕尾底边围绕腰腹部，后片大于前片，并在对侧腰间打结；然后两燕尾角在伤侧大腿内侧打结（图7-45）。

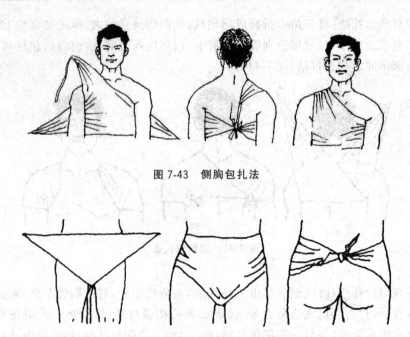

图 7-43　侧胸包扎法

图 7-44　腹部包扎法

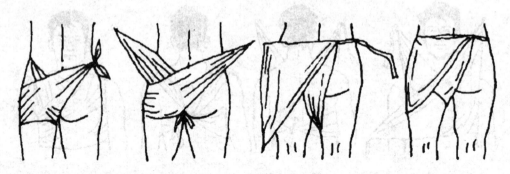

图 7-45　单侧臀部包扎法

⑩上肢包扎法:将三角巾一侧底角打结套在伤侧手上;另一底角通过背部拉至对侧肩部后上方;顶角向上,由外向内用顶角包绕伤肢,并用顶角带子系好;最后再将前臂屈曲至胸前,两底角相遇打结(图7-46)。

⑪膝、肘部带式包扎法:根据情况将三角巾折叠成适当宽度的条带状,将条带的中部斜放于伤部,两端分别压住上下两边,包绕肢体1周打结(图7-47)。

⑫手、足部包扎法:手指(足趾)朝向三角巾顶角,将手(足)平放于三角巾中央,底边横放于腕部(踝部),将顶角折回,盖于手(足)背部,两底角分别围绕到手(足)背部交叉,再围绕腕部一周后在手(足)背部打结(图7-48)。

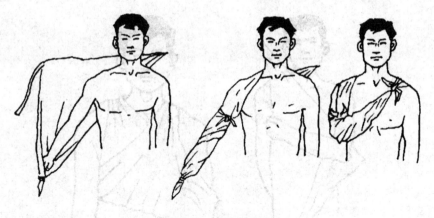

图 7-46　上肢包扎法

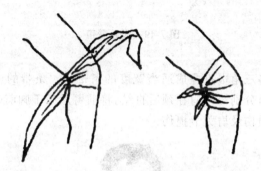

图 7-47　膝、肘部带式包扎法

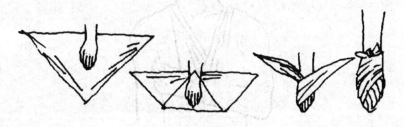

图 7-48　手、足部包扎法

（3）悬臂带的制作

①大悬臂带：将三角巾一底角放于健侧胸部通过肩部到背后，底边与身体平行，顶角朝向伤侧肘部，肘关节屈曲略小于 90°放在三角巾中部；另一底角包绕前臂反折，通过肩部，两底角在颈后打结，顶角向肘前反折，用别针固定，前臂则悬吊于胸前（图 7-49）。主要用于前臂外伤或骨折及肘关节损伤等。肱骨骨折禁用此法。

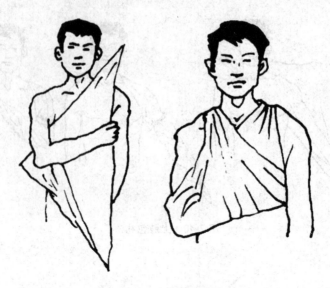

图 7-49　大悬臂带

②小悬臂带:将三角巾折叠成适当宽度的条带状。条带的中央放在伤侧前臂的下 1/3 处,两底角分别经两肩在颈后打结,将前臂悬吊于胸前(图 7-50)。主要用于肱骨骨折、上臂损伤及肩关节损伤。

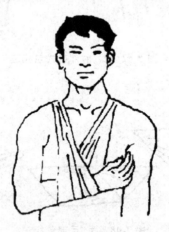

图 7-50　小悬臂带

三、特殊伤口的现场处理

1. 肢体断离伤处理　用布料一块包好断肢,外套一层塑料袋,放在另一装满冰块或冰棍的塑料袋或保温容器中保存(图 7-51)。

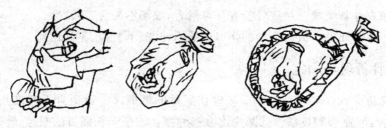

图 7-51　肢体断离伤处理

2. 内脏脱出处理　①盖敷料。②加圈、盖碗。③盖三角巾。④包扎(图 7-52)。

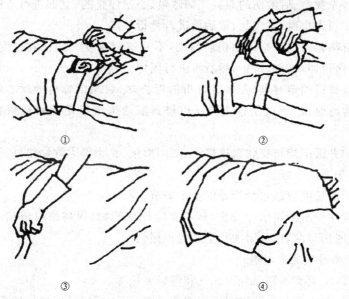

①

②

③

④

图 7-52　内脏脱出处理

3. 伤口异物处理　不拔除,固定异物并包扎(图 7-53)。

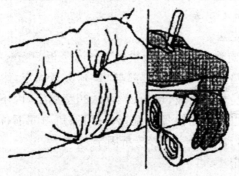

图 7-53　伤口异物处理

4. 颅底骨折处理　颅底骨折有耳鼻漏者,现场不冲洗、不堵塞。

5. 大伤口处理　大而复杂的伤口现场不冲洗、不复位、不乱用药。

四、骨折现场固定

1. 现场骨折固定的目的　①减轻伤病员的疼痛。②避免骨折断端损伤周围的组织、神经、血管和皮肤。③减少出血和肿胀。④便于伤病员的搬运、转送。

2. 骨折的临床表现　疼痛、肿胀、畸形和功能障碍。

3. 骨折临时固定的注意事项

(1)坚持先救命、后治伤的原则。如呼吸、心搏停止的,立即进行心肺复苏。如外伤出血,必须先止血,再包扎,最后再进行骨折固定。

(2)骨折临时固定只是限制伤肢活动,不要试图整复。如伤肢过度畸形,可沿伤肢长轴方向稍加牵引和矫正,然后再进行固定。

(3)四肢骨折固定时,应先固定骨折的近心端,后固定骨折的远心端。固定伤肢时,上肢为屈肘位,下肢呈伸直位。应暴露肢体末端以便随时观察血液循环情况。

(4)固定夹板不能与皮肤直接接触,要用棉垫、衣物等柔软物垫好,尤其骨突部位及夹板两端更要垫好。

(5)夹板的长度应超过骨折处的上下关节。

(6)开放性骨折禁用水冲洗伤口,不得涂任何药物,保持伤口清洁。严禁将外露的断端送回伤口内,以免增加污染和加重损伤。

4. 骨折临时固定的材料

(1)夹板:常见有木制、铝心、充气和塑料夹板等。

(2)敷料:在夹板与皮肤之间需用棉花、纱布、毛巾等软物衬垫,然后用三角巾、绷带或绳子绑缠夹板。

(3)其他材料:如颈部固定器(颈托),紧急时就地取材的竹棒、木棍、树枝等。

5. 几种常用的固定方法

(1)锁骨骨折固定法

①"T"形夹板固定法:"T"形夹板横板 55cm,竖板 50cm。用"T"形夹板贴于背后,两腋下与肩胛区垫上棉垫,再将腰部与"T"形夹板固定,然后分别固定两肩。

②前臂悬吊固定:如无夹板,现场可不做"8"字固定,因不了解骨折类型,尽量减少对骨折的刺激,以免损伤锁骨下血管,只用三角巾屈肘位悬吊上肢即可,如无三角巾可用围巾代替,或用自身衣襟反折固定。

(2)上臂骨折固定法

①夹板固定法:用两块夹板分别放在上臂内、外两侧(如果只有一块夹板,则放在上臂外侧),用绷带或三角巾等将上下两端固定。肘关节屈曲90°,前臂用小悬臂

带悬吊(图 7-54)。

②无夹板固定法:将三角巾折叠成 10～15cm 宽的条带(或将三角巾折叠成三折的宽条带),其中央对正骨折处,将上臂固定在躯干上,于对侧腋下打结。屈肘 90°,再用小悬臂带将前臂悬吊于胸前(图 7-55)。

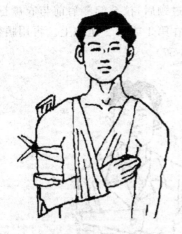
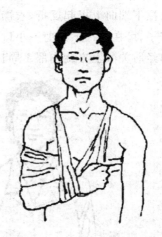

图 7-54　上臂骨折夹板固定法　　　　图 7-55　上臂骨折无夹板固定法

(3)前臂骨折固定法

①夹板固定法:用两块长度超过肘关节至手心的夹板分别放在前臂的内、外侧(只有一块夹板,则放在前臂外侧),并在手心放好衬垫,让伤员握好,以使腕关节稍向背屈,再固定夹板上下两端。屈肘 90°,用大悬臂带悬吊,手略高于肘(图 7-56)。

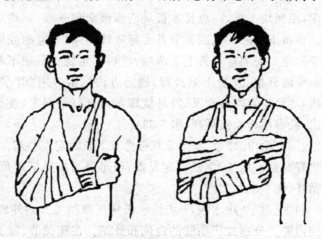

图 7-56　前臂骨折夹板固定

②无夹板固定法

a. 大悬臂带、三角巾固定：用大悬臂带将骨折的前臂悬吊于胸前，手略高于肘。再用一条三角巾将上臂与大悬臂带一起固定于胸部，在健侧腋下打结。

b. 利用伤员身穿的上衣固定法：将伤臂屈曲于胸前，把手放在第 3、4 纽扣间，再将衣襟下端向上提起反折，衣襟下角系带，通过颈后，拉至健侧肩前与衣襟打结。如无带子，可在衣襟下角剪一小口作为扣眼，扣在第 1 或第 2 纽扣上。再用腰带或三角巾经肘关节上方绕胸部 1 周打结固定（图 7-57）。

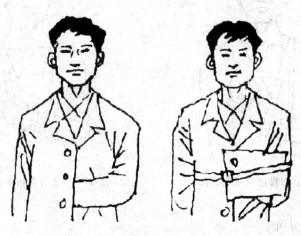

图 7-57　前臂骨折无夹板固定法

(4)大腿骨折固定法

①木板固定：用两块木板，一块长木板从伤侧腋窝到外踝，一块短木板从大腿根内侧到内踝。在腋下、膝关节、踝关节骨突部放棉垫保护，空隙处用柔软物品填实。用 7 条宽带固定。先固定骨折上下两端，然后固定膝、踝、腋下和腰部。如有一块夹板则放于伤腿外侧，从腋下到外踝，固定方法同上。用"8"字法固定足踝。将宽带置于足底，环绕足背两端交叉，再环绕踝部回反打结固定，使足部与小腿呈直角。趾端露出，检查甲床血液循环（图 7-58）。

②健肢固定：用三角巾、腰带、布带等宽带将双下肢固定在一起。两膝、两踝及两腿间隙之间垫好衬垫。用"8"字法固定足踝，使足部与小腿呈直角。趾端露出，检查甲床血液循环（图 7-59）。

(5)小腿骨折固定法：2 块木板，1 块长木板从伤侧髋关节到外踝，1 块短木板从大腿根内侧到内踝。分别放于伤肢的内侧和外侧。在膝关节、踝关节骨突部放棉垫保护，空隙处用柔软物品填实。用 5 条宽带固定。先固定骨折上下两端，然后固定膝、踝。用"8"字法固定足踝使足部与小腿呈直角。趾端露出，检查甲床血液循环。健肢固定与大腿固定相同。

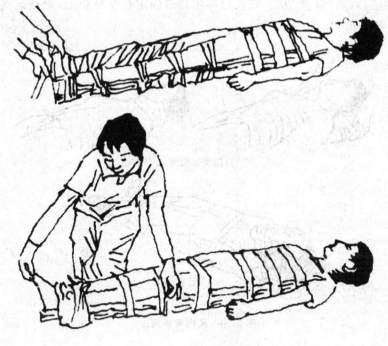

图 7-58 木板固定下肢

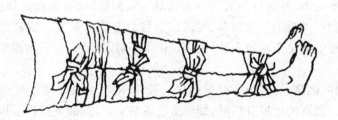

图 7-59 利用健肢固定

（6）肋骨骨折固定法：可用 3～5 条三角巾，均折叠为约四指宽的条带，分别围绕胸部紧紧包扎、固定胸壁，于伤病员呼气末时在健侧腋下打结，再用大悬臂带悬吊伤侧前臂。

（7）脊柱骨折固定法：脊柱骨折可发生在颈椎和胸腰椎。骨折部移位压迫脊髓可能造成瘫痪。

凡头部朝下摔伤或高速行车时突然刹车，受伤后颈部疼痛，四肢瘫痪，应考虑有颈椎损伤，要立即固定。

①脊柱板固定：双手牵引头部恢复颈椎轴线位，上颈托或自制颈套固定。保持伤病员身体长轴一致侧翻，放置脊柱固定板。伤病员平卧，保持身体平直。将伤病

员头部固定,双肩、骨盆、双下肢及足部用宽带固定在脊柱板上,以免运送途中颠簸、晃动(图7-60)。

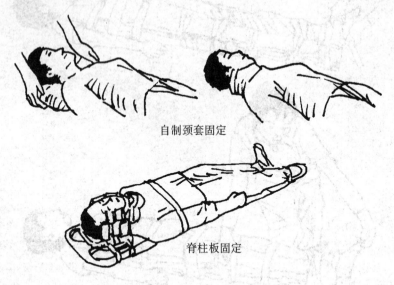

自制颈套固定

脊柱板固定

图 7-60　颈椎骨折固定

②木板固定:用一长、宽与伤病员身高、肩宽相仿的木板做固定物,并作为搬运工具。动作要轻柔,并保持伤病员身体长轴一致侧卧,放置木板。伤病员平卧,保持身体平直抬于木板上。头颈部、足踝部及腰后空虚处垫实。双肩、骨盆、双下肢及足部用宽绷带固定于木板上,以免运送途中颠簸、晃动。双手用绷带固定放于腹部。

凡坠落伤、砸伤、交通伤等严重创伤后腰背疼痛,尤其是双下肢瘫痪时应考虑胸腰椎骨折。疑有胸腰椎骨折时,禁止坐起或站立,以免加重损伤。固定方法同颈椎固定(图7-61)。

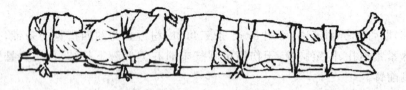

图 7-61　胸腰椎骨折木板固定

(8)骨盆骨折:骨盆受到强大的外力碰撞、挤压发生骨折。①伤病员为仰卧位,两膝下放置软垫,膝部屈曲以减轻骨盆骨折的疼痛。②用三角巾从臀后向前绕骨盆,捆扎紧。③两个底角相遇,在两腿间打结固定。④两膝之间加放衬垫,用宽绷带捆扎固定。⑤两踝间加放衬垫，用宽绷带"8"字法捆扎固定(图7-62)。

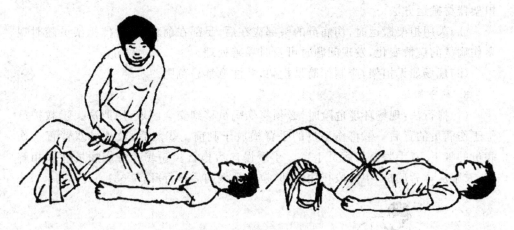

图 7-62　骨盆骨折固定

五、伤员搬运护送

危、重伤病员经现场救护后，要迅速而安全地运送到医院或救护站，以接受更完善的诊治。规范、科学的搬运技术对伤病员后续的抢救、治疗和预后都是至关重要的。由于每位伤病员受伤部位、性质、病情不同，因此应明确搬运的不同要求，选用相应的搬运方法，以免因搬运不当给伤病员增添痛苦，甚至造成终身残疾乃至丧命。

1. 搬运护送原则

(1)迅速观察受伤现场和判断伤情。

(2)做好伤病员现场的救护，先救命后治伤。

(3)应先止血、包扎、固定后再搬运。

(4)伤病员体位要适宜。

(5)不要无目的地移动伤病员。

(6)保持脊柱及肢体在一条轴线上，防止损伤加重。

(7)动作要轻巧、迅速，避免不必要的震动。

(8)注意伤情变化，并及时处理。

2. 搬运操作要点

(1)现场救护后，要根据伤病员的伤情轻重和特点分别采取搀扶、背运、双人搬运等措施。

(2)疑有脊柱、骨盆、双下肢骨折时不能让伤病员试行站立。

(3)疑有肋骨骨折的伤病员不能采取背运的方法。

（4）伤势较重，有昏迷，内脏损伤，脊柱、骨盆骨折，双下肢骨折的伤病员应采取担架器材搬运方法。

（5）采用担架搬运时，伤病员的头部应在后，足部在前，以便后位担架员随时观察伤病员的病情变化，发现问题时可及时妥善处理。

（6）现场如无担架，应制作简易担架，并注意禁忌范围。

3. 徒手搬运

（1）拖行法：现场环境危险时，必须将伤病员移到安全区域，用此法。①救护员位于伤病员的背后。②将伤病员的手臂横放于胸前。③然后，救护员双臂置于伤病员的腋下，双手紧抓伤病员手臂。④缓慢向后拖行。⑤或者将伤病员外衣扣解开，衣服从背后反折，中间段托住颈部，拉住缓慢向后拖行（图7-63）。

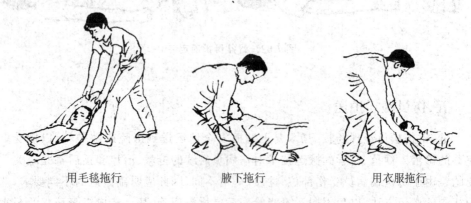

用毛毯拖行　　　　　　腋下拖行　　　　　　用衣服拖行

图 7-63　拖行搬运法

（2）扶行法：用来扶助伤势轻微并能自行的清醒伤病员。①救护员位于伤病员一侧，将伤病员靠近救护员一侧的手臂抬起，置救护员颈部。②救护员外侧的手紧握伤病员的手臂，另一手扶持其腰。③使伤病员身体略靠着救护员。

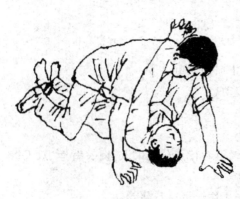

图 7-64　爬行搬运法

（3）爬行法：适用于在狭小的空间及火灾烟雾现场的伤病员的搬运。①将伤病员的双手用布带捆绑于胸前。②救护员骑跨跪于伤病员的胸部，将伤病员的双手套于自己颈部。③使伤病员的头、颈、肩部离开地面，救护员的双手着地。④救护员拖带爬行前进（图7-64）。

（4）抱持法：用于运送受伤儿童和体重较轻的伤病员。①救护员位于伤病员一侧。②一手臂托伤病员腰部，另一手臂托大腿。③将伤病员抱起。

(5)杠轿式:为两名救护员的搬运。①救护员两人对面站于伤病员的背后,呈蹲位。②各自用右手紧握左手腕,左手再紧握对方右手腕,组成手座杠轿。③伤病员将两手臂分别置于救护员颈后,坐在手座杠轿上。④救护员慢慢抬起,站立。用外侧足一同起步搬运(图7-65)。

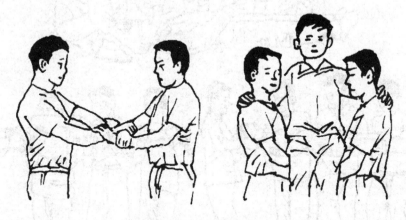

图 7-65 杠轿式搬运法

(6)3人徒手搬运法:救护员3人并排单腿跪在伤病员身体一侧,同时分别把手臂伸入到伤病员的肩背部、腰臀部、双下肢的下面,然后同时起立,始终使伤病员的身体保持水平位置,不得使身体扭曲,3人同时迈步,并同时将伤病员放在硬板担架上(图7-66)。

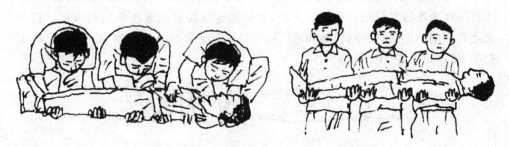

图 7-66 3人徒手搬运法

(7)4人徒手搬运法:方法与3人徒手搬运法相同,但必须再有1人专门负责牵引、固定头颈部,不得使伤病员头颈部前屈后伸、左右摇摆或旋转。4人动作必须一致,同时用力平托起伤病员,再同时放在硬板担架上。将伤病员的头部、双肩、双上肢、骨盆、双下肢及足部用宽带固定在硬板担架上(图7-67)。此法用于发生或怀疑颈椎损伤者。

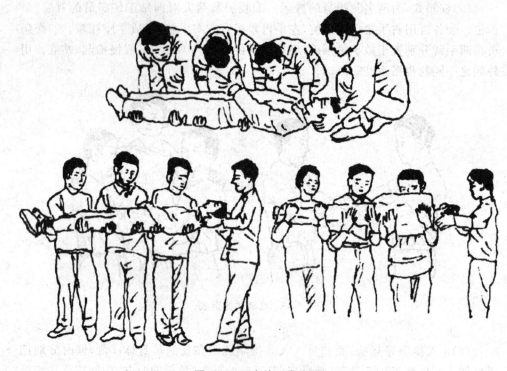

图 7-67 4 人徒手搬运法

4. 器材搬运 是指用担架等搬运器材或者因陋就简利用床单、被褥、竹木椅、木板等作为搬运工具的一种搬运方法,担架搬运是院前急救最常用的方法。目前最经常使用的担架有普通担架和轮式担架等。其他自制简易担架:被服担架、绳索担架、帆布担架等(图 7-68)。

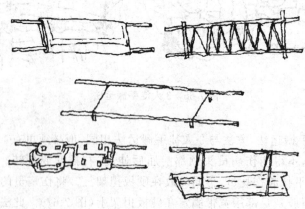

图 7-68 搬运器材

第八章

护 理 技 术

第一节　生命体征监测技术

一、体温的测量

【目的】　测量、记录患者体温。监测体温变化,分析热型及伴随症状。

【准备用物】　治疗盘 1 个,内备:①弯盘 1 个,弯盘内放已消毒的体温计 1 支,纱布 2 块(一块放入弯盘垫体温计,一块擦拭腋下)。②记录纸、笔、有秒针的表。③如需要测肛温,另备润滑油、棉签、卫生纸。

【操作方法】

(1)洗手,检查体温计是否完好,将水银柱甩至 35℃以下。

(2)根据患者病情、年龄等因素选择测量方法。

(3)测腋温时,应当擦干腋下的汗液,将体温计水银端放于患者腋窝深处并贴紧皮肤,防止脱落。测量 5～10 分钟后取出。

(4)测口腔温度时,应当将水银端斜放于患者舌下,闭口 3 分钟后取出。

(5)测肛温时,应当先在肛表前端涂润滑剂,将肛表的水银端轻轻插入肛门 3～4cm,3 分钟后取出。用消毒纱布擦拭体温计。

(6)读取体温数,消毒体温计。

【注意事项】

(1)婴幼儿、意识不清或者不合作的患者测体温时,医护人员应当守候在患者身旁。

(2)如有影响测量体温的因素时,应当推迟 30 分钟测量。

(3)发现体温和病情不符时,应当复测体温。

(4)极度消瘦的患者不宜测腋温。

(5)如患者不慎咬破含汞温度计,应当立即清除口腔内玻璃碎片,再口服蛋清或者牛奶延缓汞的吸收。若病情允许,服食富含纤维食物以促进汞的排泄。

二、脉搏的测量

【目的】 测量患者的脉搏,判断有无异常情况。监测脉搏变化,间接了解心脏的情况。

【准备用物】

记录纸、笔、有秒针的表。

【操作方法】

(1)协助患者采取舒适的姿势,手臂轻松置于床上或者桌面。

(2)以示指、中指、环指的指端按压桡动脉,力度适中,以能感觉到脉搏搏动为宜。

(3)一般患者可以测量 30 秒,脉搏异常的患者测量 1 分钟,核实后,报告医师。

【注意事项】

(1)如患者有紧张、剧烈运动、哭闹等情况,需稳定后测量。

(2)脉搏短绌的患者,按要求测量脉搏,即一名医生测脉搏,另一名医生听心率,同时测量 1 分钟。

三、呼吸的测量

【目的】 测量患者的呼吸频率,监测呼吸变化。

【准备用物】 记录纸、笔、有秒针的表。

【操作方法】

(1)观察患者的胸腹部,一起一伏为一次呼吸,测量 30 秒。

(2)危重患者呼吸不易观察时,用少许棉絮置于患者鼻孔前,观察棉花吹动情况,计数 1 分钟。

【注意事项】

(1)呼吸的速率会受到意识的影响,测量时不必告诉患者。

(2)如患者有紧张、剧烈运动、哭闹等,需稳定后测量。

(3)呼吸不规律的患者及婴儿应当测量 1 分钟。

四、血压的测量

【目的】 测量、记录患者的血压,判断有无异常情况,监测血压变化,间接了解循环系统的功能状况。

【准备用物】 血压计、听诊器、记录纸、笔、有秒针的表。

【操作方法】

(1)检查血压计。

(2)协助患者采取坐位或者卧位,保持血压计零点、肱动脉与心脏同一水平。

（3）驱尽袖带内空气，平整地缠于患者上臂中部，松紧以能放入一指为宜，下缘距肘窝 2～3cm。

（4）听诊器置于肱动脉位置。

（5）按照要求测量血压，正确判断收缩压与舒张压。

（6）测量完毕，排尽袖带余气，关闭血压计。

（7）记录血压数值。

【注意事项】

（1）保持测量者视线与血压计刻度平行。

（2）长期观察血压的患者要做到"四定"，即定时间、定部位、定体位、定血压计。

（3）按照要求选择合适袖带。

（4）若衣袖过紧或者太多时，应当脱掉衣服，以免影响测量结果。

第二节 无 菌 技 术

一、无菌持物钳使用法

取用或者传递无菌的敷料、器械等，均要用无菌钳按无菌操作常规执行。

【准备用物】 持物钳或持物镊、持物钳罐、消毒液。

【操作方法】

（1）检查无菌持物钳包有无破损、潮湿、消毒指示胶带是否变色及其有效期。

（2）打开无菌钳包，取出镊子罐置于治疗台面上。

（3）取放无菌钳时，钳端闭合向下，不可触及容器口边缘，用后立即放回容器内。

（4）标明打开日期及时间。

【注意事项】

（1）无菌持物钳不能夹取未灭菌的物品，也不能夹取油纱布。

（2）取远处物品时，应当连同容器一起搬移到物品旁使用。

（3）使用无菌钳时不能低于腰部。

（4）打开包后的干镊子罐、持物钳应当 4 小时更换一次。

二、戴无菌手套法

执行无菌操作或者接触无菌物品时须戴无菌手套，以保护患者，预防感染。

【准备用物】 无菌手套包。

【操作方法】

（1）选择尺码合适的无菌手套，检查有无破损、潮湿及其有效期。

(2)取下手表,洗手。

(3)按照无菌技术原则和方法戴无菌手套。

(4)双手对合交叉调整手套位置,将手套翻边扣套在工作服衣袖外面。

【注意事项】

(1)戴手套时应当注意未戴手套的手不可触及手套的外面,戴手套的手不可触及未戴手套的手或者另一手套的里面。

(2)戴手套后如发现有破洞,应当立即更换。

(3)脱手套时,应翻转脱下。

三、取用无菌溶液法

保持无菌溶液的无菌状态。

【准备用物】 无菌溶液、无菌持物钳及容器、无菌棉签、消毒剂、污物碗。

【操作方法】

(1)对所使用的无菌溶液进行检查、核对。

(2)按照无菌技术要求取出无菌液体。

(3)手握标签面,先倒少量溶液于弯盘内,再由原处倒所需液量于无菌容器内,盖好治疗巾。

(4)取用后立即塞上橡胶塞,消毒瓶塞边缘。

(5)记录开瓶日期、时间,已打开的溶液有效使用时间是 24 小时。

【注意事项】

(1)不可以将无菌物品或者非无菌物品伸入无菌溶液内蘸取或者直接接触瓶口倒液。

(2)已倒出的溶液不可再倒回瓶内。

四、无菌容器使用法

保持已经灭菌的物品处于无菌状态。

【准备用物】 无菌器械盒、无菌罐、贮槽等。

【操作方法】

(1)打开无菌容器时,应当将容器盖内面朝上置于稳妥处,或者拿在手中。

(2)用毕即将容器盖严。

(3)手持无菌容器时,应当托住底部。

(4)从中取物品时,应将盖子全部打开,避免物品触碰边缘而污染。

【注意事项】

(1)使用无菌容器时,不可污染盖内面、容器边缘及内面。

(2)无菌容器打开后,记录开启的日期、时间,有效使用时间为 24 小时。

五、铺无菌盘法

将无菌巾铺在清洁干燥的治疗盘内，形成无菌区，放置无菌物品，以供实施治疗时使用。

【准备用物】　治疗盘、无菌治疗巾、无菌持物钳及容器。

【操作方法】

(1)检查无菌包有无破损、潮湿、消毒指示胶带是否变色及其有效期。

(2)打开无菌包，用无菌钳取出 1 块治疗巾，放于治疗盘内。

(3)双手捏住无菌巾上层两角的外面，轻轻抖开，双折铺于治疗盘内，上层向远端呈扇形折叠，开口边向外。

(4)放入无菌物品后，将上层盖于物品上，上下层边缘对齐，开口处向上翻折 2 次，两侧边缘向下翻折 1 次。

【注意事项】

(1)铺无菌盘区域必须清洁干燥，无菌巾避免潮湿。

(2)非无菌物品不可触及无菌面。

(3)注明铺无菌盘的日期、时间，无菌盘有效期为 4 小时。

六、外科手消毒法

【目的】　①清除指甲、手、前臂的污物和暂居菌。②将常居菌减少到最低程度。③抑制微生物的快速再生。

【准备用物】　洗手设施，肥皂或皂液，擦手纸巾、毛巾或干手器，时钟。

【操作方法】

(1)修剪指甲、锉平甲缘，清除指甲下的污垢。

(2)流动水冲洗双手、前臂和上臂下 1/3。

(3)取适量皂液或者其他清洗剂清洗双手、前臂和上臂下 1/3，用无菌巾擦干。

(4)取适量手消毒剂按六步洗手法揉搓双手、前臂和上臂下 1/3，至消毒剂干燥。

【注意事项】

(1)冲洗双手时，避免水溅湿衣裤。

(2)保持手指朝上，将双手悬空举在胸前，使水由指尖流向肘部，避免倒流。

(3)使用后的海绵、刷子等，应当放到指定的容器中，一用一消毒。

(4)手部皮肤无破损。

(5)手部不佩戴戒指、手镯等饰物。

第三节 注射技术

一、皮内注射

用于药物的过敏试验、预防接种及局部麻醉的前驱步骤。

【准备用物】 基础消毒盘、1ml 注射器 1 支、4～5 号针头,按医嘱备好药液放无菌盘内。

【操作方法】

(1)核对医嘱,做好准备。

(2)携用物至患者旁,核对患者姓名后,帮助患者取舒适体位。

(3)按无菌操作原则抽取药液,选择适当注射部位,消毒注射部位皮肤,进行注射。

(4)对做皮试的患者,按规定时间由两名护士观察结果。

【注意事项】

(1)如患者对皮试药物有过敏史,禁止皮试。

(2)皮试药液要现用现配,剂量要准确,并备肾上腺素等抢救药品及物品。

(3)皮试结果阳性时,应告知医师、患者及家属,并予注明。

二、皮下注射

通过皮下注射给予药物,多用于局部麻醉和胰岛素治疗。

【准备用物】 基础消毒盘、1～2ml 注射器及 5～6 号针头,按医嘱备好药液放无菌盘内。

【操作方法】

(1)核对医嘱,做好准备。

(2)携用物至患者旁,核对患者姓名,帮助患者取舒适体位。

(3)选择并暴露合适的注射部位,按无菌操作原则抽取药液,消毒注射部位皮肤,实施注射。

(4)注射完毕以棉球轻压针刺处,快速拔针。

(5)观察患者用药反应。

【注意事项】

(1)尽量避免应用刺激性较强的药物做皮下注射。

(2)选择注射部位时应当避开炎症、破溃或者有肿块的部位。

(3)经常注射者应每次更换注射部位。

三、肌内注射

通过肌内注射给予患者实施药物治疗。

【准备用物】 基础消毒盘、2～5ml 无菌注射器及 6～7 号针头,按医嘱备药放在无菌盘内。

【操作方法】

(1)核对医嘱,做好准备。

(2)携用物至患者旁,帮助患者做好准备,取合适体位,为患者进行遮挡,暴露注射部位。

(3)按照无菌操作原则抽取药液,排尽空气,消毒注射部位皮肤,进行注射。

(4)推注药液时观察患者反应。

【注意事项】

(1)需要两种药物同时注射时,应注意配伍禁忌。

(2)选择合适的注射部位,避免刺伤神经和血管,无回血时方可注射。

(3)注射应当避开炎症、硬结、瘢痕等部位。

(4)对经常注射的患者,应当更换注射部位。

(5)注射时切勿将针头全部刺入,以防针头从根部折断。

四、静脉注射

不宜口服及肌内注射的药物,通过静脉注射迅速发挥药效,通过静脉注入用于诊断性检查的药物。

【准备用物】 基础消毒盘、无菌注射器(根据药液量选用不同规格)、7～9 号针头或头皮针、止血带、治疗巾,按医嘱备药液放在无菌盘内。

【操作方法】

(1)核对医嘱,做好准备。

(2)携用物至患者旁,帮助患者做好准备,取舒适体位。

(3)按无菌操作原则抽取药液,排尽空气。

(4)选择患者合适的血管,扎紧止血带,按照无菌技术原则穿刺成功后,松止血带,缓慢注入药液。

(5)注射过程中,观察患者局部和全身反应。

(6)注射完毕迅速拔针,按压穿刺点。

【注意事项】

(1)对需要长期静脉给药的患者,应当保护血管,由远心端至近心端选择血管穿刺。

(2)注射过程中随时观察患者的反应。

(3)静脉注射有强烈刺激性的药物时,应当防止因药物外渗而发生组织坏死。

第四节　氧气吸入技术

【目的】　提高患者血氧含量及动脉血氧饱和度,纠正缺氧。促进组织新陈代谢,维持机体生命活动。

【准备用物】

(1)氧气流量表 1 套。

(2)无菌吸氧包(内备治疗碗 2 个,1 个盛生理盐水,另 1 个盛镊子 1 把、纱布 2 块)。

(3)一次性鼻塞(鼻导管)1～2 个、弯盘 1 个、棉签、灭菌蒸馏水、治疗单。

(4)必要时备玻璃接管、胶布。

【操作方法】

(1)核对医嘱,做好准备。

(2)携用物至患者旁,协助患者取舒适体位。

(3)用棉签清洁患者鼻孔。

(4)将氧气装置与供氧装置接通后,连接鼻导管,根据医嘱调节氧流量。

(5)检查导管是否通畅,然后将鼻导管轻轻插入患者鼻孔,并进行固定。

【注意事项】

(1)患者吸氧过程中,需要调节氧流量时,应当先将患者鼻导管取下,调节好氧流量后,再予患者连接。停止吸氧时,先取下鼻导管,再关流量表。

(2)持续吸氧的患者,应当保持管道通畅,必要时进行更换。

(3)观察、评估患者吸氧效果。

第五节　静脉采血技术

【目的】　是为患者采集、留取静脉血标本。

【准备用物】　基础消毒盘、无菌注射器(根据药液量选用规格)、7～9 号针头或头皮针、标本容器、止血带、垫巾。

【操作方法】

(1)核对医嘱,做好准备。

(2)协助患者做好准备,取舒适体位。

(3)选择患者适宜的穿刺部位,按照无菌技术原则进行穿刺。

(4)采集适量血液后,松止血带。

(5)按要求正确处理血标本。

【注意事项】

(1)若患者正在进行静脉输液、输血,不宜在同侧手臂采血。

(2)在采血过程中,应当避免导致溶血的因素。

(3)需要抗凝的血标本,应将血液与抗凝药混匀。

第六节　静脉输液技术

静脉输液是临床上非常常用的一项操作技术。

【目的】 ①纠正水和电解质失调,维持酸碱平衡。②补充营养,维持热量。③输入药物,达到治疗疾病的目的。④抢救休克,增加循环血量,维持血压。⑤输入脱水药,提高血液渗透压,以减轻脑水肿。⑥降低颅内压,改善中枢神经系统功能。

【准备用物】

(1)输液器、无菌持物钳、皮肤消毒液、棉签、弯盘、开瓶器、无菌纱布罐、止血带、胶布、瓶套、止血钳、药液、输液卡。

(2)必要时备夹板、绷带、输液架和垫枕等。常见输液器与袋装、瓶装药液。

【操作方法】

(1)洗手戴口罩,用一潮湿的纱布擦干净灰尘,再次校对、检查药液(药名、剂量、浓度、有效期),检查药品有无裂缝,将瓶上下摇动,对光检查药物有否变混、沉淀或有无絮状物出现。

(2)将铝盖中心部分打开,套上网套,消毒皮塞,如需加药即可加入,将输液管及通气管同时插入瓶塞至针头根部。

(3)备胶布3条,贴于治疗盘上。

(4)持输液卡并携输液架于床旁,对床号、姓名,向病员说明目的,嘱患者排空大小便。

(5)挂输液瓶于输液架上,一手折叠茂菲管下段输液管,另一手挤压茂菲管,使产生负压,随即放松折叠输液管并横持茂菲管,待液体进入茂菲管1/3时,直立茂菲管,排尽输液管内气体,夹紧调节器。

(6)在预定穿刺点上部约6cm处扎止血带,选择静脉,然后放松止血带,用2.5%碘酊消毒穿刺部位皮肤,待干,扎止血带,75%酒精脱碘,并嘱患者握拳。

(7)取下针头帽,使针尖向下,再次排净气体,进行穿刺,见回血后平行推进少许,然后三松(松拳、松止血带、松调节器)。

(8)胶布固定。一条固定针柄,一条在针柄上方按压棉絮固定,另一条盘缠硅胶管后固定(盖无菌纱布于针眼处)。

(9)根据病情调节好滴速。使病员卧于舒适部位,并注意保暖。

(10)整理用物回治疗室。

(11)输液完毕,拔针时用干棉签按压,嘱患者按压 5 分钟左右,将输液瓶及输液器撤回治疗室,将针头与输液器分离,进行垃圾分类处理。

【注意事项】

(1)严格执行无菌操作及查对制度。注意药物的配伍禁忌。

(2)输液过程中及时更换溶液瓶或添加溶液,输液完毕及时拔针。

(3)输液过程中加强巡视,观察有无输液反应,并及时排除输液故障。

(4)对长期输液者,应注意保护和合理使用静脉。

(5)需连续输液者,应每天更换输液器。

第七节　密闭式静脉输血技术

【目的】　①为患者补充血容量,改善血液循环。②为患者补充红细胞,纠正贫血。③为患者补充各种凝血因子、血小板,改善凝血功能。④为患者输入新鲜血液,补充抗体及白细胞,增强机体抵抗力。

【准备用物】

一次性输血器、0.9％氯化钠注射液、同型血液及配血单,其余用物同"密闭式静脉输液法"。

【操作方法】

(1)核对医嘱,根据医嘱采血样送血库做交叉配血试验。

(2)仔细核对配血报告单上的各项信息。

(3)输血前再次由两人核对血袋包装、血液性质,配血报告单上的各项信息,核实血型检验报告单,确定无误方可实施输血。

(4)携输血用物至患者床旁,由两名医务人员共同核对患者姓名及血型。

(5)选择患者适宜的穿刺部位,按照无菌技术原则进行穿刺。

(6)根据患者情况及输入血液成分调节滴速。

(7)协助患者取舒适体位,将呼叫器放于患者可触及位置。

(8)再次核对血型,观察患者有无输血反应。

【注意事项】

(1)输血前必须经两人核对无误方可输入。

(2)血液取回勿振荡、加温,避免血液成分破坏引起不良反应。

(3)输入两个以上供血者的血液时,在两份血液之间输注 0.9％氯化钠溶液,防止发生反应。

(4)开始输血时速度宜慢,观察 15 分钟,无不良反应后,将流速调节至要求速度。

(5)输血袋用后需低温保存 24 小时。

第八节 静脉留置针技术

【目的】 为患者建立静脉通路,便于抢救。适用于长期输液患者。

【准备用物】 基础消毒盘、一次性无菌注射器及输液针头、药液、垫巾、止血带、胶布、瓶套、输液架,必要时备夹板及绷带。另备不同规格的留置针、肝素帽、透明贴膜。

【操作方法】

(1)核对医嘱,做好准备。

(2)携用物至患者床旁,协助患者做好准备,取舒适体位。

(3)选择患者适宜的穿刺部位进行穿刺,穿刺成功后,松开止血带,并压住导管前端处的静脉,抽出针芯,连接肝素帽或者正压接头,用无菌透明贴膜做封闭式固定。

(4)将输液器与肝素帽或者正压接头连接。

(5)根据患者病情调节滴速。

(6)在无菌透明膜上注明穿刺日期和时间。

(7)协助患者取舒适卧位,将呼叫器放置于患者可及位置。

(8)观察患者情况。

(9)封管时消毒肝素帽或者正压接头,用5～10ml肝素盐水正压封管。

【注意事项】

(1)更换透明贴膜后,也要记录当时穿刺日期和时间。

(2)静脉套管针保留时间可参照使用说明。

(3)每次输液前后应当检查患者穿刺部位及静脉走向有无红、肿,询问患者有关情况,发现异常时及时拔除导管,给予处理。

第九节 口腔护理技术

【目的】 保持口腔清洁,预防感染等并发症。观察口腔内的变化,提供病情变化的信息。

【准备用物】

(1)治疗盘内放治疗碗(内备有若干个含漱口液的棉球)、弯血管钳、压舌板。

(2)大毛巾、吸管、润滑油、棉签、水杯。

(3)根据患者需要选用适宜的药液、开口器、手电筒、舌钳、吸痰器等。

【操作方法】

(1)将用物携至患者床旁,向患者及家属解释目的与过程,以取得合作,有义齿者取下义齿。

(2)协助患者侧卧,面向医生,取治疗巾围于颌下,置弯盘于口角旁,清醒患者用温开水漱口。

(3)口唇干裂者先予以湿润,嘱清醒患者尽量张口,便于观察口腔黏膜情况,用压舌板撑开颊部,用手电光观察口腔黏膜、牙龈有无病变。

(4)嘱患者咬合上下齿,用压舌板轻轻撑开左侧颊部,以弯血管钳夹住湿棉球,纵向擦洗左侧牙齿外侧面,按顺序由内洗向门齿,同法擦洗右外侧面。

(5)患者张开上下齿,先擦洗牙齿左上内侧、左上咬合面、左下内侧、左上咬合面,以弧形擦洗左侧颊部。同法擦洗右侧。然后擦洗硬腭部(勿触及咽部,以免引起恶心)、舌面及舌下。

(6)每擦一处应更换棉球并注意观察,认真清理齿缝间的污垢。昏迷患者需用开口器及牙垫,按上法进行操作。

(7)擦洗完毕用手电光观察口腔内有无遗漏的棉球,帮助患者用吸水管漱口后,用纱布擦干口角,口腔有炎症、溃疡者,可涂药,口唇干裂者,涂以甘油或液状石蜡。撤去治疗巾,清理用物,协助患者取舒适卧位,询问患者感受及卧位是否舒适。

【注意事项】

(1)操作动作应当轻柔,避免金属钳端碰到牙齿,损伤黏膜及牙龈,对凝血功能差的患者应当特别注意。

(2)对昏迷患者应当注意棉球干湿度,禁止漱口。

(3)使用开口器时,应从臼齿处放入。

(4)擦洗时须用止血钳夹紧棉球,每次一个,防止棉球遗留在口腔内。

(5)如患者有活动的义齿,应先取下再进行操作。

(6)医生操作前后应当清点棉球数量。

第十节　吸痰技术

【目的】　清除患者呼吸道分泌物,保持呼吸道通畅。

【准备用物】　负压吸引器或中心负压装置,无菌治疗盘内置适当型号的吸痰管、治疗碗、生理盐水、5%碳酸氢钠、纱布、注射器、无菌钳、无菌手套,必要时备压舌板、舌钳、开口器。

【操作方法】

(1)做好准备,携物品至患者床旁,核对姓名后帮助患者取合适体位。

(2)连接导管,接通电源,打开开关,检查吸引器性能,调节合适的负压。

(3)检查患者口腔,取下活动义齿。

(4)连接吸痰管,滑润冲洗吸痰管。

（5）插管深度适宜，吸痰时轻轻左右旋转吸痰管上提吸痰。

（6）如果经口腔吸痰，告诉患者张口。对昏迷患者可以使用压舌板或者口咽气道帮助其张口，吸痰方法同清醒患者，吸痰毕，取出压舌板或者口咽气道。

（7）清洁患者的口鼻，帮助患者恢复舒适体位。

【注意事项】

（1）按照无菌操作原则，插管动作轻柔，敏捷。

（2）吸痰前后应当给予高流量吸氧，吸痰时间不宜超过 15 秒，如痰液较多，需要再次吸引，应间隔 3～5 分钟，患者耐受后再进行。一根吸痰管只能使用一次。

（3）如患者痰稠，可以配合翻身扣背、雾化吸入；若患者出现发绀、心率减慢等缺氧症状时，应当立即停止吸痰，休息后再吸。

（4）观察患者痰液性状、颜色、量。

第十一节 鼻 饲 技 术

【目的】 通过胃管供给昏迷及不能由口腔进食患者的营养、药物及水分。

【准备物品】

（1）鼻饲包 1 个：内有弯盘、治疗碗、持物钳、小药杯、纱布、液状石蜡，以及胃管 1 根、50ml 注射器 1 个、10ml 注射器 1 个、棉签数根、温度计 1 支、垫巾 1 块、橡皮筋 1 个、听诊器 1 个、手套 1 副、胶布 1 卷。

（2）鼻饲盘的准备

①操作者洗手，戴口罩。

②检查鼻饲包的有效使用期，打开外层包布，取出内包放托盘上。

③左右展开内包治疗巾，再向下展开双层治疗巾。

④双手分别捏住上层治疗巾两个角的外面，向上做扇形折叠 2～3 层，开口边缘朝外，暴露包内物品（图 8-1）。

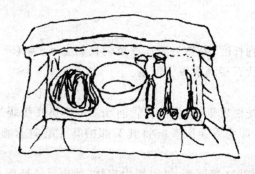

图 8-1 鼻饲盘内物品位置

⑤将弯盘及其内物品移至鼻饲盘左侧竖放。

⑥将治疗碗翻至弯盘右侧。

⑦持物钳放于鼻饲盘的右侧。

⑧小药杯及液状石蜡瓶放于治疗碗的上方。

⑨取 10ml 注射器,检查有效使用期,打开放在治疗碗的右侧。

⑩检查、打开胃管包装袋,取出胃管放弯盘内。

⑪倒温开水 100ml 于治疗碗内。

⑫需服药者,将药物碾碎置于小药杯内,并倒入 20ml 温水溶解混匀。

⑬覆盖鼻饲盘。

【操作方法】 向患者解释操作目的,以取得合作。协助患者取坐位、半坐位或平卧头后仰位。取垫巾放患者胸前,弯盘放颌下垫巾上(坐位时由患者或他人协助持盘)。

(1)检查鼻腔并进行消毒:右手示指分别按压两侧鼻翼查看鼻腔是否通畅(图8-2)。取棉签蘸水,清洁双鼻腔(图8-3)。

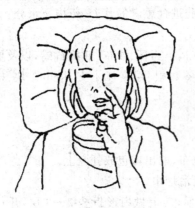
图 8-2　检查鼻腔

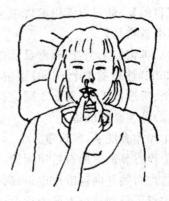
图 8-3　清洁鼻腔

(2)插胃管

①测量插入胃管长度,由鼻尖经耳垂至胸骨剑突下,为 45～55cm(图 8-4)。

②取棉签蘸液状石蜡润滑胃管前端。

③戴清洁手套。

④左手取纱布托住胃管,右手持胃管前端沿一侧鼻孔缓缓插入,插至鼻咽部时嘱患者做吞咽动作(如为昏迷患者应将其头部抬高并略向前倾),将胃管送下至所需长度(图 8-5)。

⑤取 10ml 注射器连接胃管,抽吸胃内容物,抽出胃液证明在胃中,也可将听诊器放在剑突下,用注射器向胃内注入 10ml 空气,如能听到气过水声,也可证明胃管在胃中(图 8-6)。插管即完成(图 8-7)。

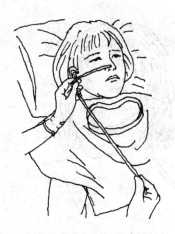

图 8-4 测量插入胃管长度

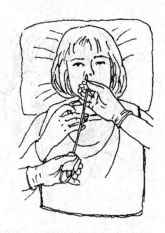

图 8-5 插入胃管

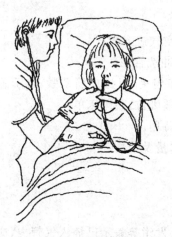

图 8-6 听注气声

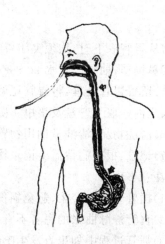

图 8-7 插入胃管的位置

（3）固定胃管

①取 5cm 长胶布 1 条，将胶布一端从中间剪开 3cm 交叉固定于胃管上，另一端胶布固定于鼻尖部（图 8-8）。

②取 2cm 长胶布 1 条，贴于鼻尖胶布上，再取 2 条 5cm 长胶布固定于耳背及贴于耳垂上。

（4）鼻饲

①取 50 ml 注射器抽吸 20～30ml 温开水，连接胃管注入，注入后以持物钳夹闭胃管外口。

②再抽取定量的鼻饲饮食或药物缓慢注入，注入后以持物钳夹闭胃管外口（当

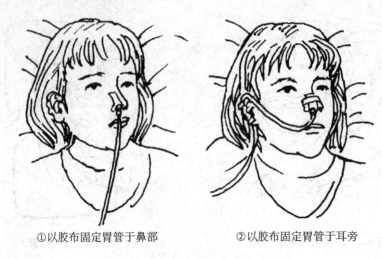

①以胶布固定胃管于鼻部　　②以胶布固定胃管于耳旁

图 8-8　固定胃管

注射器从胃管取下时,均须夹闭胃管外口,以防空气进入胃内)。

③鼻饲毕,抽吸温开水 20～30ml 注入胃管冲洗管腔。

(5)留置胃管处理:将胃管尾端反折,用纱布包裹,以橡皮筋系紧,置于患者枕旁或衣袋内。取下弯盘及垫巾。协助患者取舒适卧位,整理床单。

(6)清洗物品:清洗鼻饲用物置于盘内覆盖待用。

(7)记录:根据病情需要记录饮食量、注入水量及药物。

【注意事项】

(1)插管动作应轻柔,避免损伤食管黏膜。

(2)食管静脉曲张的患者不宜插胃管。

(3)插管过程中如患者发生呛咳、呼吸困难、发绀等表示已插入气管内,应立即将胃管拔出,待患者休息片刻后再重新插入。

(4)鼻饲盘内用物每餐用后清洗,每日消毒。长期鼻饲的患者,每月更换胃管1 次。

(5)留置胃管患者,鼻饲前先判断胃管确实在胃内方可注食。注食前抽吸少许胃内容物,观察食物消化情况,鼻饲后注入 20～30ml 温开水,防止管内残留食物。

第十二节　胃肠减压技术

【目的】　①解除或者缓解肠梗阻所致的症状。②进行胃肠道手术的术前准备,以减少胃肠胀气。③术后吸出胃肠内气体和胃内容物,减轻腹胀,减少缝线张力和伤口疼痛,促进伤口愈合,改善胃肠壁血液循环,促进消化功能的恢复。④通过对胃肠减压吸出物的判断,可观察病情变化和协助诊断。

【准备用物】 治疗盘、治疗碗内盛生理盐水或凉开水、治疗巾、12~14 号胃管、20ml 注射器、液状石蜡、纱布、棉签、胶布、镊子、止血钳、弯盘、压舌板、听诊器、胃肠减压器。

【操作方法】

(1)核对患者姓名,准备用物。

(2)携物品至患者床旁,为患者选择适当体位。

(3)检查胃管是否通畅,测量胃管放置长度。

(4)插入适当深度并检查胃管是否在胃内。

(5)调整减压装置,将胃管与负压装置连接,妥善固定于床旁。

【注意事项】

(1)妥善固定胃肠减压装置,防止变换体位时加重对咽部的刺激,以及受压、脱出影响减压效果。

(2)观察引流物的颜色、性质、量,并记录 24 小时引流总量。

(3)留置胃管期间应当加强患者的口腔护理。

(4)胃肠减压期间,注意观察患者水电解质及胃肠功能恢复情况。

第十三节 导尿技术

【目的】 ①采集尿液标本做细菌培养;测定膀胱容量、压力及残余尿量;注入造影剂或气体膀胱造影等以协助诊断。②为尿潴留患者引流尿液,减轻痛苦。③用于术前膀胱减压,以及下腹、盆腔器官手术中持续排空膀胱,避免术中误伤。④尿道损伤早期或手术后作为支架引流或经导尿管对膀胱进行药物灌注治疗。⑤昏迷、尿失禁或会阴部有损伤时,留置导尿管以保持局部干燥、清洁,避免尿液的刺激。⑥抢救休克或危重患者,正确记录尿量、尿比重,为病情变化提供依据。

一、女患者导尿技术

【用物准备】

(1)治疗盘内置一次性无菌导尿包,内有弯盘 2 个,10 号及 12 号导尿管各 1 根、血管钳 2 把、小药杯、棉球数个、孔巾、消毒液、液状石蜡、有盖标本瓶或试管、无菌手套、无菌持物钳及浸泡容器。

(2)清洗外阴用物同会阴冲洗用物。

(3)橡胶单、垫巾。

【操作方法】

(1)将用物携至患者处,核对患者姓名并解释导尿目的以取得合作。关闭门窗,屏风遮挡。

(2)操作者站在患者一侧,协助患者脱去对侧裤腿盖在近侧腿上,对侧腿和上身用被遮盖。协助患者取仰卧屈膝位,双腿略外展,露出外阴。

(3)将橡胶单、垫巾垫于臀下,弯盘置于患者外阴旁,进行初步消毒,顺序是大腿内侧 1/3 处、阴阜、大阴唇、小阴唇、尿道口至肛门,由外向内,自上而下。每个消毒棉球只用 1 次。

(4)在患者两腿之间打开导尿包,按无菌技术操作打开内层治疗巾,倒消毒液于弯盘内,倒液状石蜡于小药杯内。润滑尿管前端。

(5)戴无菌手套,铺孔巾,使之形成一无菌区。

(6)将弯盘移近外阴处,以左手分开并固定小阴唇,再次消毒,顺序是尿道口、小阴唇、尿道口,自上而下,由内向外分别消毒。每个棉球限用 1 次。

(7)左手继续固定小阴唇,右手用血管钳持导尿管插入尿道内 4～6cm,见尿液后,再插入 1～2cm,松开固定小阴唇的手,固定导尿管。如需做尿培养,用无菌标本瓶接取中段尿液 5ml,盖好瓶盖。

(8)导尿毕,拔除尿管,撤去孔巾,擦净外阴,脱手套。

(9)整理床单位及用物,按消毒原则处理用物。将尿标本贴好标签后送检。做好记录。

【注意事项】

(1)严格无菌技术操作,以防止尿路感染。

(2)注意保护患者自尊,耐心解释;操作环境要遮挡。

(3)导尿时如尿管误入阴道,应更换导尿管重新插入。

(4)尿潴留患者一次放出尿液不应超过 1000ml,以防出现虚脱和血尿。

二、男患者导尿技术

【用物准备】 同"女患者导尿法",另备纱布 2 块。

【操作方法】

(1)携用物至患者床旁,核对患者姓名并解释导尿目的以取得合作。关闭门窗,屏风遮挡。能自理的患者,嘱其自行洗净会阴,不能自理者,应给予协助。

(2)操作者站在患者一侧,协助患者脱去对侧裤子盖在近侧腿上,对侧腿和上身用盖被遮盖。协助患者取仰卧屈膝位,双腿略外展,露出外阴,垫巾垫于臀下。

(3)清洁会阴,用肥皂水棉球依次擦洗左右腹股沟、阴阜、阴茎、阴囊。用无菌纱布裹住阴茎,将包皮向后推以暴露尿道口,自尿道口向外旋转擦拭数次,每个棉球只用 1 次。垫无菌纱布于阴囊与阴茎之间。

(4)将橡胶单、垫巾垫于臀下,弯盘置于患者外阴旁,进行初步消毒,顺序是阴阜、阴茎、阴囊,用纱布裹住阴茎将包皮向后推,从尿道口螺旋擦拭龟头至冠状沟数次,由外向内,自上而下。每个消毒棉球只用1次。

(5)在患者两腿之间打开导尿包,按无菌技术操作打开内层治疗巾,倒消毒液于弯盘内,倒液状石蜡于小药杯内。润滑尿管前端。

(6)戴无菌手套,铺孔巾,使之形成一无菌区。

(7)将弯盘移近外阴处,左手用纱布包裹阴茎,提起阴茎使与腹壁呈60°,将包皮后推露出尿道口,以血管钳夹消毒棉球螺旋擦拭尿道口、龟头至冠状沟。

(8)右手持镊子夹导尿管,对准尿道口插入20～22cm,见尿液后,再继续插入1～2cm,固定尿管。按医嘱留取标本送检(方法同"女患者导尿法")。

(9)导尿毕,拔除尿管,撤去孔巾,擦净外阴,脱手套。

(10)整理床铺及用物,按消毒原则处理用物。将尿标本贴好标签后送检。做好记录。

【注意事项】

(1)严格无菌技术操作,以防泌尿系感染。

(2)保护患者,注意遮挡。

(3)消毒时要注意包皮和冠状沟的擦拭。

(4)插管遇有阻力时,嘱患者缓慢深呼吸,慢慢插入尿管。

(5)尿潴留患者一次放出尿液量不应超过1000ml,以防出现虚脱和血尿。

三、留置导尿技术

留置导尿适用于:①抢救危重、休克患者时,为准确记录尿量,测尿比重。②盆腔内器官手术前,排空膀胱,避免术中误伤。③某些泌尿系疾病,术后留置尿管,便于持续引流和冲洗,并可减轻手术切口的张力,有利于愈合。④昏迷、截瘫或会阴部有伤口者,可保持会阴部清洁、干燥。

【用物准备】 同"导尿法用物"。无菌引流袋、胶布、别针、普通导尿管,另备宽胶布一段和剪刀。

【操作方法】

(1)插管:按导尿术操作插入尿管。

(2)普通导尿管固定法

①女性患者导尿固定法:取宽4cm、长12cm胶布1块,将长度2/3处撕成3条,另1/3完整部分贴在阴阜上,撕开的3条中居中的一条螺旋形缠贴在导尿管上,其余两条分别交叉贴在对侧大阴唇上。再用一条胶布将尿管固定于一侧大腿内侧。

②男性患者导尿管固定法:取长12cm、宽2cm的胶布,在一端的1/3处两侧各剪一个小口,折叠成无胶面,制成单翼蝶形胶布。将两条蝶形胶布分别固定在阴茎两侧,再用细长胶布螺旋形固定在阴茎上,开口向上,勿使两端重叠,以免影响血液

循环致阴茎水肿,在距尿道口 1cm 处用胶布将折叠的两条胶布贴在导尿管上。再用一条胶布将尿管固定于大腿内侧。

(3)双腔气囊导尿管固定法

①插入导尿管见尿后,再插入 5～7cm。

②向气囊内注入适量无菌生理盐水,轻拉导尿管有阻力感,即证实导尿管已固定于膀胱内。

连接尿袋:将引流管与导尿管尿袋相接,固定于床边。

【注意事项】

(1)保持尿液引流通畅:①防止管道受压、扭曲、堵塞。②鼓励患者多饮水、勤翻身,以利排尿,避免感染与结石。③经常观察尿液有无异常。如发现尿液浑浊、沉淀或结晶,应及时送检并行膀胱冲洗。

(2)防止逆行感染:①定时排放引流袋尿液,测量尿量并记录。倾倒时尿管末端须低于耻骨联合高度。如为一次性贮尿袋,可打开袋下端的调节器放出尿液。②每日更换引流管及引流袋,每 1～2 周更换尿管。③每日清洁消毒尿道口及外阴 1 或 2 次,保持局部干燥、清洁。

(3)恢复膀胱张力:长期留置导尿管者,在拔管前应先锻炼膀胱的反射功能。可定期开放尿管引流,训练膀胱充盈和排空。

(4)合理固定尿管:如用普通导尿管,应剃去阴毛,以便于粘贴胶布固定导尿管;如用双腔气囊导尿管,插入前检查气囊有无漏气;固定时,膨胀的气囊不宜卡在尿道内,避免损伤尿道黏膜。

第十四节　膀胱冲洗技术

【目的】　①使尿液引流通畅。②治疗某些膀胱疾病。③清除膀胱内的血凝块、黏液、细菌等异物,预防膀胱感染。④前列腺及膀胱手术后预防血块形成。

【准备用物】　治疗盘内备消毒物品(2%碘酊、75%酒精、无菌棉签)1 套,无菌膀胱冲洗装置 1 套或输液器 1 个,冲洗溶液,弯盘 1 个、血管钳 1 把,治疗卡、笔。必要时备导尿用物、三腔导尿管 1 个、输液架、屏风。

【操作方法】

(1)洗手,戴口罩。

(2)将膀胱冲洗液悬挂在输液架上,将冲洗管与冲洗液连接,"Y"形管一头连接冲洗管、另外两头分别连接导尿管和尿袋。连接前对各个连接部进行消毒。

(3)打开冲洗管,夹闭尿袋,根据医嘱调节冲洗速度。

(4)夹闭冲洗管,打开尿袋,排出冲洗液。如此反复进行。

(5)在持续冲洗过程中,观察患者的反应及冲洗液的量及颜色。评估冲洗液入量和出量,膀胱有无憋胀感。

(6)冲洗完毕,取下冲洗管,消毒导尿管口后接尿袋,妥善固定,位置低于膀胱,以利引流尿液。

【注意事项】

(1)严格执行无菌操作,防止医源性感染。

(2)冲洗时若患者感觉不适,应当减缓冲洗速度及量,必要时停止冲洗,密切观察,若患者感到剧痛或者引流液中有鲜血时,应当停止冲洗,通知医师处理。

(3)冲洗时,冲洗液瓶内液面距床面约60cm,以便产生一定的压力,利于液体流入,冲洗速度根据流出液的颜色进行调节,一般为80~100滴/分;如果滴入药液,需在膀胱内保留15~30分钟后再引流出体外,或者根据需要延长保留时间。

(4)寒冷气候,冲洗液应加温至35℃左右,以防冷水刺激膀胱,引起膀胱痉挛。

(5)冲洗过程中注意观察引流管是否通畅。

第十五节 灌 肠 技 术

一、保留灌肠

保留灌肠是指将药物自肛门灌入,保留在肠道内,通过肠黏膜吸收,达到治疗的目的。用于镇静、催眠及治疗肠道感染。

【用物准备】

(1)治疗盘内置注洗器或小容量灌肠筒、肛管(14号或16号)、量杯、温开水5~10ml,弯盘、卫生纸、尿垫、润滑油、棉签、血管钳,另备便盆、屏风。

(2)常用溶液为2%小檗碱、0.5%~1%新霉素、10%水合氯醛及其他抗生素,药液量不超过200ml,温度39~41℃。

【操作方法】

(1)备齐用物携至患者床旁,做好解释以取得配合。嘱患者先排便,以利于药物吸收。

(2)根据病情协助患者取合适卧位(慢性菌痢患者宜取左侧卧位,阿米巴痢疾患者宜取右侧卧位),抬高臀部10cm,有利于药物吸收。

(3)润滑肛管,自肛门插入肛管15~20cm,液面距肛门<30cm,缓慢注入药液,便于药物保留。

(4)药液注入完毕,反折肛管,用卫生纸包裹肛管前端,拔出肛管。用卫生纸在肛门处轻轻按揉,嘱患者尽可能忍耐,使药液保留1小时以上,便于药物吸收。(整理用物,用物按消毒原则处理,做好记录。

【注意事项】

(1)根据灌肠目的和病变部位,采取合适的卧位。

(2)肠道疾病患者在晚间睡眠前灌入药液为宜;肛门、直肠、结肠手术后及大便失禁者不宜做保留灌肠。

(3)灌肠前应将药液摇匀。

二、大量不保留灌肠

【目的】 ①刺激肠蠕动,软化粪便,解除便秘,排出肠内积气,减轻腹胀。②手术、检查或分娩前保持肠道清洁。③稀释和清除肠道内有害物质,减轻中毒。④为高热患者降温。

【用物准备】

(1)治疗盘内放灌肠筒或一次性灌肠器,肛管(24～26号)置于弯盘中,另备量筒、水温计、凡士林油、血管钳、棉签、卫生纸、尿垫、治疗巾。

(2)便盆,输液架,屏风。

(3)常用灌肠液为生理盐水或 0.2%～0.5%肥皂水 500～1000ml,水温 39～41℃,降温时用 32℃温水或 4℃冰盐水。

【操作方法】

(1)备齐用物携至患者床边,向患者说明治疗目的,以取得配合并嘱患者排尿。关闭门窗,用屏风遮挡。

(2)协助患者取侧卧位,脱裤至膝部,移臀部靠近床沿,将尿垫垫于臀下,弯盘置臀旁。

(3)灌肠筒挂于输液架上,液面距肛门 40～60cm。润滑肛管前端,排尽管内气体,夹紧橡胶管。

(4)分开患者臀部,暴露肛门,将肛管轻轻插入直肠内 7～10cm 后固定肛管。

(5)松开血管钳,使溶液缓慢流入,并观察反应。如溶液流入受阻,可移动或挤压肛管,检查有无粪块阻塞。如患者有便意,嘱其做深呼吸,同时适当调低灌肠筒,减慢流速。

(6)待溶液将要灌完时,夹紧橡胶管,拔出肛管放入弯盘内。擦净肛门,嘱患者平卧,尽可能忍耐 10 分钟后再排便,以利粪便软化。对不能下床者,应给予协助。

(7)整理床单、清理用物,肛管按消毒原则处理,做好记录。

【注意事项】

(1)注意患者保暖,防止受凉。

(2)掌握好灌肠溶液的量、水温、浓度、流速和压力。

(3)禁忌证为急腹症、妊娠早期、消化道出血。肝性脑病患者禁用肥皂水灌肠,以减少氨的产生和吸收;伤寒患者灌肠溶液量不得超过 500ml,液面距肛门不得超过 30cm。

(4)降温灌肠后保留 30 分钟再排便,排便后 30 分钟测体温并记录。

三、小量不保留灌肠

【目的】 ①排出肠道积气,减轻腹胀。②为腹部或盆腔手术后患者及老、幼患者解除腹胀和便秘。

【用物准备】

(1)治疗盘内置注洗器或小容量灌肠筒,肛管(20～22 号)置于弯盘内,另备量杯、温开水 5～10ml、卫生纸、尿垫、润滑油、血管钳、棉签、水温计、便盆、屏风。

(2)常用灌肠液有"1、2、3"溶液(50%硫酸镁 30ml、甘油 60ml,温开水 90ml,水温 39℃)和油剂(甘油与温开水各 60～90ml)。

【操作方法】

(1)备齐用物携至患者床边,向患者说明治疗目的,以取得配合。关闭门窗,用屏风遮挡。

(2)协助患者取侧卧位,脱裤至膝部,移臀部靠近床沿,将尿垫垫于臀下,弯盘置臀旁。

(3)润滑肛管前端,注洗器吸取溶液连接肛管排气后,以血管钳夹紧肛管。

(4)分开患者臀部暴露肛门,将肛管轻轻插入直肠 7～10cm,松开血管钳,注入溶液,注液完毕,抬高肛管末端,使溶液全部注入后,反折肛管,用卫生纸包裹肛管前端,轻轻拔出置于弯盘内。嘱患者忍耐 10～20 分钟以利粪便软化。不能自理者可协助其排便。

(5)整理床单、清理用物,记录。

【注意事项】

(1)注意患者保暖,防止受凉。

(2)掌握好灌肠溶液的量、温度、浓度、流速和压力。

(3)禁忌证为急腹症、妊娠早期、消化道出血。肝性脑病患者禁用肥皂水灌肠,以减少氨的产生和吸收;伤寒患者灌肠溶液量不得超过 500ml,液面距肛门不得超过 30cm。

(4)降温灌肠后保留 30 分钟再排便,排便后 30 分钟测体温并记录。

第十六节 物理降温技术

【目的】 ①为高热患者降温。②局部消肿,减轻充血和出血,限制炎症扩散,减轻疼痛。③头部降温,防止脑水肿,并可降低脑细胞的代谢,减少其需氧量,提高脑细胞对缺氧的耐受性。

【准备用物】

(1)水盆 1 个(温水擦浴时内盛 32～34℃温水 2/3 满,酒精擦浴时盆内盛 25％～30％酒精 300ml)。

(2)热水袋及套各 1 个、冰袋及套各 1 个、小毛巾 2 块、浴巾 1 块、衣裤 1 套。

【操作方法】

(1)降温前准备:核对医嘱,核对患者姓名后,进行环境准备,关闭门窗,保证室内温度适宜,为患者进行遮挡。

(2)实施冰袋降温操作要点:取去冰棱角的冰块适量装入冰袋,放置于患者所需部位,观察局部血液循环和体温变化情况。

(3)实施冰帽降温操作要点:取去冰棱角的冰块适量装入冰帽,放置于患者头部,观察局部血液循环和体温变化情况。

(4)实施冷湿敷降温操作要点:将敷布按正确方法敷于所需部位,按要求更换敷布,并观察局部皮肤颜色和体温变化。

(5)实施温水或酒精擦浴降温操作要点:帮助患者暴露擦浴部位,按正确方法及顺序擦浴,擦拭完毕半小时后测量体温。

【注意事项】

(1)随时观察患者病情变化及体温变化情况。

(2)随时检查冰袋、冰囊、化学制冷袋有无破损漏水现象,布套潮湿后应当立即更换。冰融化后应当立即更换。

(3)在物理降温的全过程要仔细观察患者皮肤状况,严格交接班制度,如患者发生局部皮肤苍白、青紫或者有麻木感时,应立即停止使用,防止冻伤发生。

(4)物理降温时,应当避开患者的枕后、耳郭、心前区、腹部、阴囊及足底部位。

(5)用冰帽时,应当保护患者耳部,防止发生冻伤。

第十七节　听胎心音技术

【目的】　了解胎心音是否正常及胎儿在子宫内情况。

【准备用物】　多普勒胎心仪或胎心听筒。

【操作方法】

(1)帮助取合适体位,注意遮挡,保护孕妇隐私。

(2)合理暴露腹部,判断胎背的位置(用多普勒胎心仪或者用胎心听筒在其上方听诊)听到如钟表的“滴答”双音后,计数 1 分钟。

(3)选择宫缩后间歇期听诊。

(4)操作过程中注意观察孕妇有无异常情况,及时处理。

【注意事项】

(1)保持环境安静。

(2)听胎心音时,需与子宫杂音、腹主动脉音,胎动音及脐带杂音相鉴别。

(3)若孕妇的胎心音<120 次/分或者>160 次/分,应当立即触诊孕妇脉搏作对比鉴别,必要时吸氧,改变孕妇体位,进行胎心监护,通知医师。

(4)听胎心音过程要注意孕妇腹部的保温,避免受凉。

第十八节　新生儿脐部护理技术

【目的】　保持脐部清洁,预防新生儿脐炎的发生。

【准备用物】　治疗盘内放消毒物品及棉签。

【操作方法】

(1)暴露脐部,环形消毒脐带根部。

(2)一般情况不宜包裹,保持干燥使其易于脱落。

(3)发现异常,遵医嘱给予处理。

【注意事项】

(1)为患儿进行脐部护理时,应当严密观察脐带有无特殊气味及脓性分泌物,发现异常及时报告医师。

(2)脐带未脱落前,勿强行剥落,结扎线如有脱落应当重新结扎。

(3)脐带应每日护理 1 次,直至脱落。

第十九节　轴线翻身法

【目的】　①协助颅骨牵引、脊椎损伤、脊椎手术、髋关节术后的患者在床上翻身。②预防脊椎再损伤及关节脱位。③预防压疮,增加患者舒适感。

【准备用物】　大单、翻身枕。

【操作方法】

(1)3 位操作者站于患者同侧,移去枕头,松开被尾。将患者平移至操作者同侧床旁。

(2)患者有颈椎损伤时,第 1 操作者固定患者头部,沿纵轴向上略加牵引,使头、颈随躯干一起缓慢移动;第 2 操作者将双手分别置于肩部、腰部;第 3 操作者将双手分别置于腰部、臀部,使头、颈、肩、腰、髋保持在同一水平线上,翻转至侧卧位。患者无颈椎损伤时,可由两位操作者完成轴线翻身。

(3)将一软枕放于患者背部支撑身体,另一软枕放于两膝之间并使双膝呈自然弯曲状。

【注意事项】

(1)翻转患者时,应注意保持脊椎平直,以维持脊柱的正确生理弯度,避免由于躯干扭曲,加重脊柱骨折、脊髓损伤和关节脱位。翻身角度不可超过 60°,避免由于脊柱负重增大而引起关节突骨折。

(2)患者有颈椎损伤时,勿扭曲或者旋转患者的头部,以免加重神经损伤引起呼吸肌麻痹而死亡。

(3)翻身时注意为患者保暖并防止坠床。

(4)翻身操作中,护理人员动作要协调一致。

(5)准确记录翻身时间。

第二十节　患者约束法

【目的】　①对自伤、可能伤及他人的患者限制其身体或者肢体活动,确保患者安全,保证治疗、护理顺利进行。②防止患儿过度活动,以利于诊疗操作顺利进行或者防止损伤肢体。

【准备用物】　约束带 2~4 条。

【操作方法】

(1)肢体约束:暴露患者腕部或者踝部;用棉垫包裹腕部或者踝部;将保护带打成双套结套在棉垫外,稍拉紧,使之不松脱;将保护带系于两侧床缘;为患者盖好被,整理床单及用物。

(2)肩部约束:暴露患者双肩;将患者双侧腋下垫棉垫;将保护带置于患者双肩下,双侧分别穿过患者腋下,在背部交叉后分别固定于床头;为患者盖好被,整理床单及用物。

(3)全身约束:多用于患者的约束。具体方法是:将大单折成自患者肩部至踝部的长度,将患者放于中间;用靠近医生一侧的大单紧紧包裹患者同侧的手足至对侧,自患者腋窝下掖于身下,再将大单的另一侧包裹手臂及身体后,紧掖于靠医生一侧身下;如患者过分活动,可用绷带系好。

【注意事项】

(1)实施约束时,将患者肢体处于功能位,约束带松紧适宜,以能伸进 1~2 个手指为原则。

(2)密切观察约束部位的皮肤状况,注意肢端血液循环。

(3)保护性约束属制动措施,使用时间不宜过长,病情稳定或者治疗结束后,应及时解除约束。需较长时间约束者,每 2 小时松解约束带 1 次并活动肢体,并协助患者翻身。

(4)在约束过程不可给患者带来机体的伤害和痛苦。

(5)准确记录并交接班,包括约束的原因、时间,约束带的数目,约束部位,约束部位皮肤状况,解除约束时间等。

第二十一节 换药技术

【目的】 ①更换伤口敷料,观察伤口情况。②保持伤口清洁和引流通畅,清除或引流伤口分泌物,去除坏死组织,控制感染。③保护伤口肉芽组织和新生上皮,促进伤口愈合。

【准备用物】

(1)清洗伤口:①无菌换药包,内备治疗碗2个、无齿镊子2把、弯盘1个、无菌纱布数块(视伤口大小定);②胶布、绷带;③必要时备松节油、甲紫、剪刀等;④碘伏、酒精。

(2)感染伤口:除上述物品外,尚需准备干棉球、血管钳、探针、各种引流物及换药所需的抗菌纱条等。

【操作方法】

(1)携用物至患者床旁,核对床号、姓名,向患者及家属解释换药的目的、方法,告诉患者操作过程中的配合要点。

(2)对暴露多的伤口,换药前应关好门窗,屏风遮挡,协助患者取得合适体位。

(3)换药三步骤

去除敷料:①先用手取下胶布/绷带及外层敷料(用手压住胶布一端,缓慢拉起另一端);②伤口内层敷料与引流物用无菌镊子取下,揭下时沿伤口长轴方向进行;③取下污染敷料应放在弯盘内,不得随意丢弃,以防污染和交叉感染。

创面周围皮肤处理:去除敷料后,用75%酒精/碘伏棉球在伤口周围消毒2次(清洗伤口由内向外,污染伤口由外向内,消毒范围为伤口周围5cm,切勿使酒精进入伤口,伤口创面处如脓性分泌物过多时,周围可用干棉球或盐水棉球擦拭,切勿用力过大。

创面和伤口的处理:①双手持镊子操作时,应注意一只镊子直接接触伤口,另一只则专用于从换药碗内夹取无菌物品,且两个镊子不能相碰;②创面和伤口用生理盐水轻拭不得用力,不得用擦拭创面周围和伤口周围的棉球再擦拭创面和伤口;③过深伤口,注意使用棉球数量"进一出一";④去除异物(线头、死骨及坏死组织),伤口内有乳白色或黄白色的纤维蛋白膜时应用剪刀去除;⑤最后再用酒精/碘伏擦拭伤口周围皮肤;⑥根据伤口情况选择凡士林纱布、药物或盐水纱布覆盖。

包扎固定:创面与伤口处理完毕后,表面覆盖无菌纱布,最后用胶布(绷带)固定。

(4)收拾用物,协助患者取舒适卧位,整理床单位;感谢患者的配合。

【注意事项】

(1)严格执行无菌操作原则,换药动作轻柔,尤其应保护肉芽创面,减少患者的痛苦,减少创面损伤。

(2)包扎创口时要保持良好的血液循环,不可固定太紧,包扎肢体时应从身体远端到近端,促进静脉回流。

第二十二节 口服给药技术

【目的】 ①按照医嘱正确为患者实施口服给药,并且观察药物作用。②药物口服后经胃肠黏膜吸收而产生疗效,达到治疗疾病的目的。

【准备用物】 发药盘1个或发药车1辆、药杯及小药牌数个、服药单(本)、小药袋数个、水壶(内盛温开水)、小毛巾、笔,必要时备量杯、滴管、治疗巾等。

【操作方法】

(1)按服药单(本)填写小药牌:患者床号、姓名,核对无误后依床号顺序插好小药牌。

(2)根据服药单(本)上患者床号、姓名、药名、浓度、剂量、时间、用法进行配药。

(3)根据不同药物剂型采用相应的取药方法:①固体药片、胶囊应使用药匙取药;药粉或含片应用药袋包好;婴幼儿、鼻饲或上消化道出血患者所用药物,发药前需将药片研碎;②水剂药应用量杯取药,先将药液摇匀,左手持量杯,拇指置于所需刻度,使之与视线在同一水平,右手持药瓶,握于标签面,以免药液污染瓶签;若同时服几种药液,应将药液分别倒入不同杯内;药液不足1ml时用滴管吸取,以15滴为1ml计算。

(4)全部药物配备完毕,经双人核对无误后,用治疗巾盖好药盘待发。

(5)发药时告知患者药物名称、基本药理作用及注意事项,然后协助患者服下,方可离开;年老、体弱、小儿、危重患者应喂药;鼻饲患者应将研碎药物溶解后由胃管注入(灌入药物前应检查胃管是否在胃中,灌注后应注入少量温开水,冲净胃管)。

(6)对物品进行分类处理:将发药盘、药杯用清水冲洗、消毒擦干;擦药杯的小毛巾应每日消毒;患者用的一次性服药杯,出院后放入医疗垃圾桶内。

【注意事项】

(1)严格执行查对制度。

(2)需吞服的药物通常用40~60℃温开水送下,不要用茶水服药。

(3)掌握患者所服药物的作用、不良反应及某些药物服用的特殊要求。

(4)对牙齿有腐蚀作用或易致牙齿变色的药物,如酸类、铁剂,应用吸管吸服后漱口,以保护牙齿。

(5)缓释片、肠溶片、胶囊吞服时不可嚼碎。

(6)吞下含片应放于舌下或两颊黏膜与牙齿之间待其融化。

(7)在一般情况下,健胃药及一般降糖药宜在饭前服,助消化药及对胃黏膜有刺激性的药物宜在饭后服。催眠药在睡前服,驱虫药宜在空腹或半空腹时服用。

(8)抗生素及磺胺类药物应准时服药,以保证有效的血药浓度。某些磺胺类药物因由肾排出,尿少时易析出结晶引起肾小管堵塞,故服药后要鼓励患者多饮水。

(9)对呼吸道起安抚作用的止咳糖浆及口服含药,服用后不宜饮水以免冲淡药物、降低疗效,若同时服用多种药物时,则最后服止咳糖浆。

(10)对服用强心苷类药物的患者,服药前应当先测脉搏、心率,注意其节律变化,如脉率低于 60 次/分或节律不齐时,不用服用。服药期间应认真监测心率、节律等。

第二十三节　外周穿刺中心静脉技术

【目的】 ①为患者提供中、长期的静脉输液治疗。②静脉输注高渗性、有刺激性的药物,如化疗、胃肠外营养(PN)等。

【准备用物】 同静脉输液物品、PICC 穿刺包 1 个、肝素帽 1 个、无菌手套 2 副、生理盐水 1 瓶、生理盐水或适量肝素溶液(生理盐水 250ml＋肝素钠 12 500U)。

【操作方法】

(1)携用物至患者床旁,核对床号、姓名、年龄、药液等,做好解释并协助患者取平卧位。

(2)选择合适静脉:在预穿刺部位以上扎止血带,评估患者血管状况,选择贵要静脉为最佳穿刺血管,松开止血带。

(3)测量定位:测量导管尖端所在的位置,测量时使患者手臂外展 90°。①上腔静脉测量法,从预穿刺点沿静脉走向至右胸锁关节再向下至第三肋间;②锁骨下静脉测量法,从预穿刺点沿静脉走向至胸骨切迹,再减去 2cm;③测量上臂中段周径(臂围基础值),以供监测可能发生的并发症;新生儿及小儿应测量双臂围。

(4)建立无菌区:①打开 PICC 无菌包,戴手套;②应用无菌技术,准备肝素帽、抽吸生理盐水;③将第 1 块治疗巾垫在患者手臂下。

(5)消毒穿刺点:①按照无菌技术原则消毒穿刺点,范围为穿刺点上下 10cm 至两侧臂缘;②先用酒精清洁脱脂,再用碘酊消毒,等待两种消毒剂自然干燥;③穿无菌手术衣,更换手套;④铺孔巾及治疗巾,扩大无菌区。

(6)预冲导管

(7)扎止血带,实施静脉穿刺:穿刺进针角度为 15°～30°,直刺血管,一旦有回血立即降低穿刺角度,推入导入针,确保导入鞘管的尖端也处于静脉内,再送套管。

(8)从导引套管内取出穿刺针:①松开止血带;②左手示指固定导入鞘避免移位;③中指轻压在套管尖端所处的血管上,减少血液流出;④从导入鞘管中抽出穿刺针。

(9)置入 PICC 导管:将导管逐渐送入静脉,用力要均匀缓慢。

(10)退出导引套管:①当导管置入预计长度时,即可退出导入鞘;②指压套管端静脉稳定导管,从静脉内退出套管,使其远离穿刺部位。

(11)撤出导引钢丝:一手固定导管,一手移去导丝,移去导丝时,动作要轻柔。

(12)确定回血和封管:①用生理盐水注射器抽吸回血,并注入生理盐水,确定是否通畅;②连接肝素帽或者正压接头;③用肝素盐水正压封管。

(13)清理穿刺点,固定导管,覆盖无菌敷料:①将体外导管放置呈"S"状弯曲;②在穿刺点上方放置一小块纱布吸收渗血,并注意不要盖住穿刺点;③覆盖透明贴膜在导管及穿刺部位,加压粘贴;④在衬纸上表明穿刺日期。

【注意事项】

(1)穿刺时注意事项

①穿刺前应当了解患者静脉情况,避免在瘢痕及静脉瓣处穿刺。

②注意避免穿刺过深而损伤神经,避免穿刺进入动脉,避免损伤静脉内膜、外膜。

③对有出血倾向的患者要进行加压止血。

④穿刺过程中,注意沟通,指导患者配合。

(2)穿刺后护理注意事项

①输入全血、血浆、人血白蛋白等黏性较大的液体后,应当以等渗液体冲管,防止管腔阻塞。输入化疗药物前后均应使用无菌生理盐水冲管。

②可以使用 PICC 导管进行常规加压输液或输液泵给药,但是不能用于高压注射泵给药,推注造影剂等。

③严重使用小于 10ml 注射器进行冲管、封管,否则如遇导管阻塞可以导致导管破裂。

④为 PICC 置管患者进行操作时,应洗手并严格进行无菌操作技术。

⑤尽量避免在置管侧肢体测量血压。

第二十四节　心电监测技术

【目的】　监测患者心率、心律变化。

【准备用物】　综合心电监护仪 1 台、导线;治疗碗内备:75% 酒精纱布;电极片、综合心电监护记录单、笔;手部消毒剂、必要时备电源插座 1 个、医用垃圾桶。

【操作方法】

(1)携用物至患者床旁,核对患者床号、姓名等;协助患者取平卧位或半卧位

(2)连接电源,打开监护仪开关,检查监护仪功能及导线连接是否正常;告知患者和家属避免在病室内使用手机,以免干扰监测效果。

(3)用酒精纱布清洁患者皮肤,保证电极与皮肤表面接触良好,必要时剃去局部的毛发。

(4)将电极片连接至监护仪导联线上,按照检测仪标识要求贴于患者胸部正确位置,避开伤口,必要时应避开除颤部位。

(5)根据病情选择导联,保证监测波形清晰、无干扰,设置相应合理的报警界限。

(6)停用心电监测时,先向患者说明原因,取得合作;先关机,断开电源,再取下电极片及导线;观察贴电极片处皮肤有无皮疹、水疱等现象;清洁局部皮肤,协助患者取舒适体位。

【注意事项】

(1)根据患者病情,协助患者取平卧位或半坐位。

(2)密切观察心电图波形,及时处理干扰和电极脱落。

(3)应选 P 波、QRS 波清晰的导联,观察患者的心率及心律;识别心律失常并及时记录。

(4)每日定时回顾患者 24 小时心电监测情况,必要时描记图形记录。

(5)正确设定报警界限,不能关闭报警声音。

(6)持续心电监测的患者,定期观察粘贴电极片处的皮肤,定时更换电极片和电极片位置。

(7)对躁动的患者,应当固定好电极和导线,避免电极脱落及导线打折缠绕。

(8)停机时,先向患者说明,取得合作后关机,断开电源。

(9)给予心电监测的患者当心搏、呼吸骤停需要除颤时,应当充分暴露心前区,监护电极片的安放必须避开除颤的部位;除颤时要避开监护导线。

附录 A　临床检验参考值

一、血液检查

检查项目	正常值

血红蛋白(HGB,Hb)　　　　　　男性　120～160g/L

女性　110～150g/L

新生儿　170～200g/L

红细胞计数(RBC)　　　　　　　男性　$(4.0～5.5)×10^{12}$/L

女性　$(3.5～5.0)×10^{12}$/L

新生儿　$(6.0～7.0)×10^{12}$/L

血细胞比容　　　　　　　　　　男性　42%～49%

女性　37%～48%

平均红细胞体积(MCV)　　　　82～95fL

平均红细胞血红蛋白量(MCH)　　27～31pg

平均红细胞血红蛋白浓度(MCHC)　320～360g/L

红细胞体积分布宽度(RDW)　　11.6%～14.8%

白细胞计数(WBC)　　　　　　成人:$(4～10)×10^9$/L

儿童:$(5～12)×10^9$/L

新生儿:$(15～20)×10^9$/L

白细胞分类：

　中性杆状核粒细胞　　　　　　0.01～0.05

　中性分叶核粒细胞　　　　　　0.50～0.70

　嗜酸粒细胞　　　　　　　　　0.005～0.05

　嗜碱粒细胞　　　　　　　　　0～0.01

　淋巴细胞　　　　　　　　　　0.20～0.40

　单核细胞　　　　　　　　　　0.03～0.08

血小板计数(PLT)　　　　　　　$(100～300)×10^9$/L

血小板平均体积(MPV)　　　　9.4～12.5fl

血小板比积(PCT)　　　　　　　男:0.108%～0.272%

女:0.114%～0.282%

血小板分布宽度(PDW)　　　　15.5%～18.0%

红细胞沉降率	男性 0~15mm/h 末
	女性 0~20mm/h 末
细胞内铁阳性细胞	19%~44%
血清铁	男性 11~30μmol/L
	女性 9~27μmol/L
血清总铁结合力	男性 40~70μmol/L
	女性 54~77μmol/L
血清转铁蛋白	2~4g/L
血清铁蛋白	男性 15~200μmol/L
	女性 12~150μmol/L
细胞内游离原卟啉	男性 0.56~1.0μmol/L
	女性 0.68~1.32μmol/L
铁卟啉	<0.6mg/L
血清叶酸	6~20ng/ml
维生素 B_{12}	200~900pg/ml
尿含铁血黄素试验	阴性
尿血红蛋白	阴性
血浆游离血红蛋白	<40mg/L
血清结合珠蛋白	0.5~2.2g/L
高铁血红蛋白还原率	>75%
变性珠蛋白小体生成试验	<30%
葡萄糖-6-磷酸脱氢酶荧光斑点试验	强荧光
葡萄糖-6-磷酸脱氢酶活性测定	4.97+1.43U/g Hb
丙酮酸激酶荧光筛选试验	荧光在 20 分钟内消失
丙酮酸激酶活性测定	15.1+4.99U/g Hb
血红蛋白 A_2 测定	1.1%~3.2%
HbF 酸洗脱试验	成人<1%
HbF 碱变性试验	成人<2%
血红蛋白电泳	HbA 95%
	HbF2%
	$HbA_2$3%
血红蛋白 H 包涵体数量	0~5%
热不稳定试验	沉淀 Hb<5%
冷凝集素试验	<1:40

白细胞参数(三分类血液分析仪):

| 淋巴细胞 | 18.7%~47% | (1.0~3.3)×10⁹/L |

淋巴细胞　18.7%~47%　　　(1.0~3.3)×10⁹/L

中间细胞　3.5%~7.9%　　　(0.2~0.7)×10⁹/L

粒细胞　46.0%~76.5%　　　(1.38~6.4)×10⁹/L

增生度　　　　　　　　　　增生活跃(即成熟红细胞与有核细胞之比
　　　　　　　　　　　　　　为 20:1)

二、骨髓细胞学检查

检查项目	正常值
原始血细胞	0~0.007
粒/红(M/E)	2:1~4:1
粒系细胞总数	0.40~0.60
粒细胞分类:	
原粒细胞	0~0.018
早幼粒细胞	0.004~0.039
中性中幼粒细胞	0.022~0.122
中性晚幼粒细胞	0.035~0.132
中性杆状核粒细胞	0.164~0.321
中性分叶核粒细胞	0.042~0.212
嗜酸性中幼粒细胞	0~0.014
嗜酸性晚幼粒细胞	0~0.018
嗜酸性杆状核粒细胞	0.002~0.039
嗜酸性分叶核幼粒细胞	0~0.042
嗜碱性中幼粒细胞	0~0.002
嗜碱性晚幼粒细胞	0~0.003
嗜碱性杆状核粒细胞	0~0.004
嗜碱性分叶核粒细胞	0~0.002
红系细胞总数	0.15~0.25
红系细胞分类:	
原红细胞	0~0.019
早幼红细胞	0.002~0.026
中幼红细胞	0.026~0.107
晚幼红细胞	0.052~0.175
淋巴细胞分类:	
原淋巴细胞	0~0.004
幼淋巴细胞	0~0.021
成熟淋巴细胞	0.107~0.431

单核细胞分类：

    原单核细胞　　　　　　　　0～0.004

    幼单核细胞　　　　　　　　0～0.006

    成熟单核细胞　　　　　　　0.01～0.062

浆细胞分类：

    原浆细胞　　　　　　　　　0～0.001

    幼浆细胞　　　　　　　　　0～0.007

    成熟浆细胞　　　　　　　　0～0.021

巨核细胞计数　　　　　　　　　7～35 个/1.5cm×3.0cm 血膜

巨核细胞分类：

    原巨核细胞　　　　　　　　0

    幼巨核细胞　　　　　　　　0～0.05

    过渡型巨核细胞　　　　　　0.10～0.27

    成熟型巨核细胞　　　　　　0.44～0.60

    裸核　　　　　　　　　　　0.08～0.30

变性巨核细胞　　　　　　　　　0.02

网状细胞　　　　　　　　　　　0～0.01

内皮细胞　　　　　　　　　　　0～0.014

巨核细胞　　　　　　　　　　　0～0.003

组织嗜碱细胞　　　　　　　　　0～0.005

组织嗜酸细胞　　　　　　　　　0～0.002

吞噬细胞　　　　　　　　　　　0～0.004

脂肪细胞　　　　　　　　　　　0～0.001

分类不明细胞　　　　　　　　　0～0.001

中性粒细胞碱性磷酸酶染色　　　阳性率<0.40

    积分　　　　　　　　　　　<80

过氧化物酶染色：

    粒系(除原粒)细胞　　　　　强阳性

    单核系细胞　　　　　　　　弱阳性或阴性

    淋巴系细胞　　　　　　　　阴性

特异性酯酶染色：

    粒系细胞　　　　　　　　　阳性

    单核及淋巴系细胞　　　　　阴性

非特异性酯酶染色：

    粒系细胞　　　　　　　　　阴性或弱阳性(不被氟化钠抑制)

| 单核系细胞 | 阳性（可被氟化钠抑制） |
| 淋巴系细胞 | 阴性 |

酸性非特异性酯酶染色：

| 成熟 T 淋巴细胞 | 阳性 |
| 成熟 B 淋巴细胞 | 阴性 |

碱性非特异性酯酶染色：

单核细胞	强阳性
巨核细胞、淋巴细胞	弱阳性
粒细胞	阴性

糖原染色：

原粒细胞	阴性
成熟粒细胞	阳性
单核细胞	弱阳性
淋巴细胞阳性率	＜0.30，积分 15～70

三、血栓与止血检查

检查项目	正常值
毛细血管抵抗力试验	5cm 直径圆圈内新出血点的数目：男性＜5 个，女性及儿童＜10 个出血时间
出血时间	测定器法：6.9±2.1 分钟
血小板计数	$(100～300)×10^9/L$
血块收缩试验	血块收缩率＝65.8%±11.0%
血块收缩时间	2 小时开始收缩，18～24 小时完全收缩
活化部分凝血活酶时间	手工法：32～43 秒
血浆凝血酶原时间	11～13 秒
凝血酶原时间比值	1.0±0.05
国际标准化比值	1.0±0.1
血浆纤维蛋白原	2～4g/L
优球蛋白溶解时间	加钙法：129.8±41.1 分钟
	加酶法：157.5±59.1 分钟

全血黏度测定：

全血比黏度(b)	男性：3.43～5.07
	女性：3.01～4.29
血浆比黏度(p)	1.46～1.82
血清比黏度(s)	1.38～1.66
全血还原比黏度	5.9～8.9

血浆黏度测定	1.64±0.05mPa·s
红细胞变形性测定	红细胞滤过指数:0.29±0.10
红细胞电泳时间测定	16.5±0.85 秒
血管性血友病因子抗原测定	94.1%±32.5%
血浆 6-酮-前列腺素 F_{1a} 测定	17.9±7.2ng/L
血浆内皮素-1 测定	<5ng/L
血小板黏附试验	62.5%±8.61%（45.34%～79.78%）
血浆血小板第 4 因子(PF4)	3.2±2.3μg/L,ELISA 法
血小板 P-选择素测定：	
血小板表面 P-选择素含量	780±490 分子数/血小板
血浆 P-选择素测定	(1.61±0.72)×10^{10} 分子数/ml
血浆血栓烷 B_2 测定	76.3±48.1ng/L
凝血时间	试管法:6～12 分钟
	硅管法:15～32 分钟
简易凝血活酶生成试验及纠正试验	最短凝固时间<15s(10～14 秒)
血浆因子 Ⅷ、Ⅸ、Ⅺ 和 Ⅻ 促凝活性测定	FⅧ:C 103%±25.7%
	FⅨ:C 98.1%±30.4%
	FⅪ:C 100%±8.4%
	FⅫ:C 92.4%±20.7%
血浆因子 Ⅱ、V、Ⅶ 和 X 促凝活性测定	FⅡ:C97.7%±16.7%
	FV:C 102.4%±30.9%
	FⅦ:C 103%±17.3%
	FX:C 103%±19.0%
血浆因子 Ⅷ 定性试验	24 小时内纤维蛋白凝块不溶解
血浆因子 Ⅷ 亚基抗原测定	FVα:Ag 100.4%±12.9%
	FVⅢβ:Ag 98.8%±12.5%
血浆凝血酶原片段 1＋2 测定	0.67±0.19nmol/L
血浆纤维蛋白肽 A 测定	不吸烟男性 1.83±0.61μg/L
	不吸烟女性 2.22±1.04μg/L
血浆抗凝血酶活性测定	108.5%±5.3%
血浆抗凝血酶抗原测定	0.29±0.06g/L
血浆蛋白 C 抗原测定	102.5%±20.1%
血浆游离蛋白 S 测定	100.9%±9.1%
血浆凝血酶-抗凝血酶复合物测定	1.45±0.4μg/L
血浆肝素定量测定	0.005～0.01U/ml

狼疮抗凝物质测定 Lupo 试验 II	31～44 秒
Lucor 试验	30～38 秒
Lupo 试验 II/Lucor 试验比值	1.0～1.2
血浆纤溶酶原活性测定	75%～140%
血浆 O_2-纤溶酶抑制物活性测定	0.8～1.2 抑制单位/ml
血浆纤溶酶-抗纤溶酶复合物测定	＜0.8mg/L
血浆 D-二聚体测定	乳胶凝集法：阴性
	ELISA 法：＜200μg/L

四、尿液和肾功能检查

检查项目	正常值
24 小时尿量	1000～2000ml
尿酸碱度（pH）	5.5～6.5
尿比重（尿相对密度）	晨尿 1.015～1.025
	随机尿：1.003～1.030
	新生儿：1.002～1.004
尿渗量	600～1000mOsm/kg H_2O
尿血红蛋白（尿隐血试验）	阴性
尿肌红蛋白	阴性
尿胆红素	阴性
尿胆原	一～＋
尿葡萄糖	阴性
	定量＜2.8mmol/24h 尿
尿酮体	阴性
尿总蛋白	阴性
	20～80mmol/24h 尿
尿白蛋白排泄率	＜30mg/24h 尿
尿凝溶蛋白（本-周蛋白）	阴性
尿 β_2 微球蛋白	＜0.3mg/L
尿 α_1 微球蛋白	＜6mg/24h 尿
尿 T-H 糖蛋白	29.78～43.94mg/24h 尿
	0.9～1.7μg/μmol 肌酐
尿 N-乙酰 β-D-氨基葡萄糖苷酶	＜30U/L
	2.37U/μmol 肌酐
尿沉淀检查：	
红细胞	0～3/HP

	0～5/μl
白细胞	0～5/HP
	0～10/μl
上皮细胞	无或偶见
透明管型	0～1/LP

尿沉渣每小时排泄率:

红细胞	男性＜30 000/h
	女性＜40 000/h
白细胞	男性＜70 000/h
	女性＜140 000/h
管型	＜3400/h
血清(浆)肌酐	男性:44～132μmol/L
	女性:70～106μmol/L
血清尿素	1.78～7.14mmol/L
血清尿酸	男性:150～416μmol/L
	女性:89～357μmol/L
血清半胱氨酸蛋白酶抑制蛋白 C	0.6～2.5mg/L
促红细胞生成素	放免法:12.5～34.5U/L
血清肾素	普通饮食立位:0.3～1.9ng/(ml·h)
	普通饮食卧位:0.05～0.79ng/(ml·h)
	低钠饮食卧位:1.14～6.13ng/(ml·h)
全血氨甲酰血红蛋白	25～35pg 氨甲酰缬氨酸/gHb

肾功能试验:

内生肌酐清除率	80～120ml(min·1.73m^2)
菊粉清除率	男性:120～138ml/(min·1.73m^2)
	女性:110～138ml(min·1.73m^2)
昼夜尿比重试验	24 小时尿总量 1000～2000ml
	昼尿/夜尿量比值 3:1～4:1
	至少 1 次尿比重＞1.020
	1 次＜1.003
自由水清除率	－25～－100ml/h
氯化铵负荷试验	至少 1 次尿 pH＜5.5
尿碳酸氢根部分排泄率	≤1%

尿蛋白选择性指数:

孔径选择性指数(IgG、转铁蛋白)	＜0.1

电荷选择性指数(唾液型
淀粉酶、胰型淀粉酶)   <1

五、临床生化检查

检查项目	正常值
总蛋白(TP)双缩脲法	成人:63～85g/L
	新生儿:46～70g/L
	7个月至1周岁:51～73g/L
	1～2周岁:56～75g/L
	>3周岁儿童:62～76g/L
白蛋白(Alb,A)溴甲酚绿法	成人:35～55g/L
	新生儿:28～44g/L
	<14岁儿童:38～54g/L
	>60岁:34～48g/L
球蛋白(Glb,G)	25～35g/L
白/球比值	(1.5～2.5):1

血清蛋白电泳(醋酸纤维膜法):

白蛋白	0.62～0.71
α_1 球蛋白	0.03～0.04
α_2 球蛋白	0.06～0.10
β 球蛋白	0.07～0.11
ν 球蛋白	0.09～0.18
前白蛋白	成人:280～360mg/L
	1岁儿童:100mg/L
	1～3岁儿童:168～281mg/L
肌钙蛋白T(ELISA法)	0.02～0.13pg/L
	>0.2pg/L为诊断临界值
	>0.5pg/L可以诊断为急性心肌梗死
肌钙蛋白I(ELISA法)	<0.2pg/L
	>1.5g/L为诊断临界值

血肌红蛋白:

定性	阴性
定量	ELISA法:50～85pg/L
	放免法:6～85pg/L
诊断临界值	>75pg/L
尿肌红蛋白	阴性

α_1-微球蛋白	血清:10～30mg/L
β_2-微球蛋白	血清:0.91～222mg/L
	0.91～2.22mg/L
α_1-酸性糖蛋白	0.55～1.4g/L
α_1-抗胰蛋白酶	2.0～4.0g/L
α_2-巨球蛋白	1.5～3.5g/L
铜蓝蛋白:	
化学法	62～140U/L
免疫学方法	210～530mg/L
C反应蛋白	新生儿:0.1～0.6mg/L
	幼儿:0.15～1.6mg/L
	学龄儿童:0.17～2.2mg/L
	成人:0.42～5.2mg/L
纤连蛋白	血浆:300～400mg/L
血清含量	是血浆的67%
氨基酸(成人血浆氨基酸氮):	
2,4-二硝基氟苯显色法	36～70mg/L
6-萘醌磺酸钠法	40～60mg/L
血清苯丙氨酸荧光法	成人:8～18mg/L
	新生儿:12～34mg/L
	早产儿:20～75mg/L
尿液胱氨酸	10～100mg/L
酪氨酸血清定量测定	早产儿:3.9～13.3mmol/L
	新生儿:0.88～2.04mmol/L
	成人:0.44～0.72mmol/L
血氨(谷氨酸脱氢酶法)	11～35μmol/L
血清总胆红素	新生儿:0～1天34～103μmol/L
	1～2天103～171μmol/L
	3～5天68～137μmol/L
	成人:3.4～17.1μmol/L
结合胆红素	0.6～0.8μmol/L
非结合胆红素	1.7～10.2μmol/L
结合胆红素/血清总胆红素	0.2～0.4
尿胆红素	阴性
尿胆原:	

定量	0.84～4.2μmol/24h 尿
半定量	1:20 倍稀释度阳性
定性	阴性或弱阳性
总胆汁酸	酶法＜10μmol/L
胆酸	气-液相色谱法:0.08～0.91μmol/L
空腹血糖	酶法:3.9～6.1mmol/L
	邻甲苯胺法:3.9～6.4mmol/L
空腹尿糖	阴性
葡萄糖耐量试验(GTT)	空腹血糖 3.9～6.1mmol/L
	30 分钟:6.1～9.4mmol/L
	60 分钟:6.7～9.4mmol/L
	90 分钟:5.6～7.8mmol/L
	120 分钟:3.9～6.7mmol/L
	服糖后 3 小时血糖应恢复至空腹血糖水平
	上述各时间的尿糖均为阴性
血清胰岛素	RIA 法:空腹 10～20mU/L
胰岛素(U/L)/葡萄糖(mg/dl)	＜0.3
	服糖后 30～60 分钟胰岛素高峰值(与血糖峰值时间一致)是空腹时胰岛素值的 5～10 倍
胰岛素 C 肽释放试验	RIA 法:空腹 0.3～0.6nmol/L
	服糖后:30～60 分钟出现峰值是空腹值的 5～6 倍
糖化血红蛋白	电泳法:5.3%～7.5%
	微柱法:4.1%～6.8%
	比色法:1.41±0.11nmol/L
糖化血清蛋白	NBT 还原反应法 1.9±0.25mmol/L
果糖胺	1.56±0.64mmol/L
乳酸	血浆＜2.4mmol/L
全血	0.5～1.7mmol/L
血乳酸/丙酮酸比值	10/1
丙酮酸	分光光度法 空腹安静状态下静脉血 0～0.10mmol/L
酮体:	
以丙酮计	＜20μg/L

尿酮体定量	50mg/24h
1,5-脱水山梨醇	＞13mg/L
总胆固醇	成人:2.82～5.95mmol/L
	儿童:3.12～5.2mmol/L
	新生儿:1.65～1.95mmol/L
三酰甘油(TG)	0.56～1.7mmol/L
高密度脂蛋白胆固醇	1.03～2.07mmol/L
低密度脂蛋白胆固醇	2.7～3.2mmol/L
脂蛋白(a)	ELISA 法:0～0.3g/L
脂蛋白-X	阴性
磷脂(PL)	1.4～2.7mmol/L
游离脂肪酸	0.2～0.6mmol/L
过氧化脂质:	
荧光法	2～4pmol/L
比色法	男性:4.14±0.78pmol/L
	女性:3.97～0.77pmol/L
丙氨酸氨基转移酶:	
比色法(Kamen 法)	5～25U/L
连续监测法(37℃)	5～40U/L
门冬氨酸氨基转移酶:	
比色法(Kamen 法)	8～28U/L
连续监测法(37℃)	8～40U/L
丙氨酸氨基转移酶/天门冬氨酸氨基转移酶比值	≤1
谷氨酸脱氢酶(连续监测法 37℃)	男性:0～8U/L
	女性:0～7U/L
α-L-岩藻糖苷酶	分光光度法:3～11U/L
碱性磷酸酶	连续监测法,硝基苯酚为底物,37℃
	成人:40～110U/L
	儿童:＜350U/L
γ-谷氨酰基转移酶	连续监测法,硝基苯酚为底物,37℃＜50U/L
单胺氧化酶	12 000～40 000U/L
脯氨酰羟化酶	39.5±11.87g/L
胆碱酯酶	SChE 比色法:30 000～80 000U/L
	AChE 比色法:80 000～120 000U/L

肌酸激酶总活性：

    酶偶联法（37℃）   男性：38～174U/L

                                    女性：26～140U/L

    酶偶联法（30℃）   男性：15～105U/L

                                    女性：10～80U/L

    连续监测法   男性：38～174U/L

                                    女性：26～140U/L

    肌酸显色法   男性：15～163U/L

                                    女性：3～135U/L

肌酸激酶同工酶   CK-MM 94％～96％

（琼脂糖凝胶电泳法）   CK-MB＜5％

                                 CK-BB 0 或极少

乳酸脱氢酶总活性：

    连续监测法   104～245U/L

    速率法（37℃）   95～200U/L

乳酸脱氢酶总活性：

    连续监测法   104～245U/L

    速率法（37℃）   95～200U/L

乳酸脱氢酶同工酶 LD_1：32.7％±4.6％

（圆盘电泳法） LD_2：45.1％±3.53％

                                 LD_3：18.5％±2.96％

                                 LD_4：2.9％±0.86％

                                 LD_5：0.85％±0.55％

                                 含量 $LD_2＞LD_1＞LD_3＞LD_4＞LD_5$

淀粉酶总活性：

    碘-淀粉比色法   血清：800～1800U/L

                                 尿液：840～6240U/L

    酶偶联法（37℃）   血清：20～115U/L

淀粉酶同工酶   血清 P 型：30％～55％

免疫抑制法   S 型：45％～70％

                                 尿液 P 型：50％～80％

                                 S 型：20％～50％

脂肪酶：

    比色法   0～790U/L

    浊度法   0～160U/L

滴度法	＜1500U/L
亮氨酸氨基肽酶	男性:18.3～36.7U/L
化学比色法	女性:16.3～29.2U/L
碱性磷酸酶　比色法	成人:3～13 金氏单位
	儿童:5～28 金氏单位
连续监测法:	男:45～125U/L(37℃)
	女:50～135U/L(37℃)
酸性磷酸酶(ACP)	连续监测法:0～9U/L(37℃)
超氧化物歧化酶	比色法:555～633μg/(g·Hb)
钾	血清:3.5～5.3mmol/L
	红细胞:80～100mmol/L
	脑脊液:2.5～3.2mmol/L
	尿液:25～100mmol/(L·d)(随进食量而异)
钠	血清:135～145mmol/L
	尿液:130～260mmol/(L·24h)
氯	血清:96～106mmol/L
	尿液:100～250mmol/d
	脑脊液:120～130mmol/L(约比血清值高 25％)
血清总钙	成人:2.1～2.6mmol/L
	儿童:2.25～2.8mmol/L
血清离子钙	1.12～1.23mmol/L(约占总钙的 50％)
尿钙	2.5～7.5mmol/L
脑脊液钙	成人:1.12～1.37mmol/L
镁	尿液:3.0～5.0mmol/d
	脑脊液:1.20～1.50mmol/L
酸碱度(pH)	动脉血:7.35～7.45
	静脉血:7.31～7.42
氧分压	动脉血:10.0～14.0kPa
	静脉血:4.0～6.8kPa
氧饱和度	动脉血:90％～98％
	静脉血:60％～80％
血氧含量	动脉血:6.6～10.2mmol/L
	静脉血:4.4～8.0mmol/L

二氧化碳分压	动脉血:4.8～5.9kPa
二氧化碳总量	动脉血:22～31mmol/L
二氧化碳结合力	动脉血:23～31mmol/L
实际碳酸氢盐	动脉血:21～28mmol/L
	静脉血:22～29mmol/L
标准碳酸氢盐	21～25mmol/L
缓冲碱	血浆:41～42mmol/L
	全血:47～48mmol/L
碱剩余	—3～＋3mmol/L,均值为零

六、内分泌检查

检查项目	正常值
游离甲状腺素(FT$_4$)	10.3～31.0pmol/L
游离三碘甲状腺原氨酸(FT$_3$)	3.2～10.4pmol/L
反三碘甲状腺原氨酸(γT$_3$)	0.2～0.8nmol/L
血清 TT$_4$	1～5 岁:95～195nmol/L
	6～10 岁:83～173nmol/L
	11～60 岁:65～165nmol/L
	＞60 岁:男性 65～130nmol/L
	女性 73～136nmol/L
血清 TT$_3$	1～5 岁:1.5～40nmol/L
	6～10 岁:1.4～3.7nmol/L
	11～60 岁:1.8～2.9nmol/L
	＞60 岁:男性 1.6～2.7nmol/L
	女性 1.7～3.2nmol/L
降钙素	血清＜100ng/L
促甲状腺激素(TSH)	0.27～4.20μU/ml
甲状旁腺激素(PTH)	N 末端测定法:8～24ng/L
	C 末端测定法:50～330ng/L
尿 17-羟类固醇	儿童:2.8～15.5μmol/24h
	成人:男性 8.2～27.6μmol/24h
	女性 5.5～22.1μmol/24h
尿 17-酮类固醇	儿童:＜42μmol/24h
	成人:男性 28～76μmol/24h
	女性 21～52μmol/24h
皮质醇	血清 203～296nmol/L

尿游离皮质醇	27.6～276nmol/24h
醛固酮	血清 0.22～0.34nmol/L
儿茶酚胺	尿 88.5～118nmol/L
香草扁桃酸	4～7mg/24h 尿
	20～50μmol/24h 尿
血清睾酮	男性:儿童<8.8nmol/L
	成人 15.8～23.8nmol/L
	女性:儿童<0.7nmol/L
	成人 1.81～2.29nmol/L
血清雌二醇	卵泡期:37～330pmol/L
（女性）	排卵期:370～1850pmol/L
	黄体期:184～881pmol/L
	绝经期:37～110pmol/L
血清 孕酮	卵泡期:0.6～1.9nmol/L
（女性）	排卵期:1.1～11.2nmol/L
	黄体期:20.8～103.0nmol/L
血清促肾上腺皮质激素	上午 10 时:2.2～17.6pmol/L
	晚上 10 时:<2.2pmol/L
血清生长激素	1～3μg/L
抗利尿激素	血清 1.0～1.5U/L
生长调节素	青春期儿童:0.1～2.5U/ml
	青春期少年:0.9～5.9U/ml
	成人男性:0.3～1.9U/ml
	成人女性:0.5～2.2U/ml
血清人绒毛膜促性腺激素	放免法:<12.5U/L
	酶免疫法:<10U/L
β-血清人绒毛膜促性腺激素	<3.1U/L
血清胎盘泌乳素（HPL）	未孕妇女:0.5mg/L
	妊娠 22 周:1.0～3.8mg/L
	妊娠 30 周:2.8～5.8mg/L
	妊娠 42 周:4.8～12mg/L

七、临床免疫学检查

检查项目	正常值
IgG	免疫比浊法血清:5.65～17.65g/L
IgM	免疫比浊法血清:0.5～3.0g/L

IgA　　　　　　　　　　　　　免疫比浊法血清:0.4~3.5g/L

IgG 亚类　　　　　　　　　　ELISA 血清:IgG_1 占总 IgG 的

　　　　　　　　　　　　　　60%~70%（5.15~9.20g/L）

　　　　　　　　　　　　　　IgG_2 占总 IgG 的 14%~20%

　　　　　　　　　　　　　　（1.50~4.92g/L）

　　　　　　　　　　　　　　IgG_3 占总 IgG 的 4%~8%

　　　　　　　　　　　　　　（0.10~1.65g/L）

　　　　　　　　　　　　　　IgG_4 占总 IgG 的 2%~6%（0.08~1.51g/L）

IgE　　　　　　　　　　　　ELISA:血清 0.1~0.9mg/L

M 蛋白　　　　　　　　　　蛋白电泳法:血清阴性

总补体溶血活性（CH50）　　试管法:50 000~100 000U/L

血清补体 C_3　　　　　　　免疫比浊法:0.85~1.70g/L

血清补体 C_4　　　　　　　免疫比浊法:0.553±0.109g/L

血清补体 C1q　　　　　　　单向免疫扩散法:0.197±0.04g/L

B 因子　　　　　　　　　　单向免疫扩散法:0.10~0.40g/L

E-玫瑰花形成试验　　　　　64.4%±6.7%

T 淋巴细胞表面标志　　　　$CD3^+$ T 细胞 61%~85%

免疫荧光法　　　　　　　　$CD4^+$ T 细胞 28%~58%

　　　　　　　　　　　　　$CD8^+$ T 细胞 19%~48%

　　　　　　　　　　　　　$CD4^+/CD8^+$ 细胞比值 1.66±0.33（>1）

B 细胞膜表面免疫球蛋白（SmIg）　免疫荧光法:SmIg 阳性细胞总数均值

　　　　　　　　　　　　　　21%（16%~28%）

　　　　　　　　　　　　　SmIgG 阳性细胞均值 7.1%（4%~13%）

　　　　　　　　　　　　　SmIgM 阳性细胞均值 8.9%（7%~13%）

　　　　　　　　　　　　　SmIgA 阳性细胞均值 2.2%（1%~4%）

　　　　　　　　　　　　　SmIgD 阳性细胞均值 6.2%（5%~8%）

　　　　　　　　　　　　　SmIgE 阳性细胞均值 0.9%（0~1.5%）

B 细胞分化抗原 CD19 阳性细胞　11.74%±3.73%

淋巴细胞转化试验　　　　　3H-TdR 掺入法:刺激指数（SI）>2

　　　　　　　　　　　　　为有意义

　　　　　　　　　　　　　形态学法:60.1%±7.6%

混合淋巴细胞反应　　　　　形态学法:淋巴细胞转化率<5%

　　　　　　　　　　　　　为阴性

NK 细胞活性测定:

　乳酸脱氢酶释放法　　　　细胞毒指数:27.5%~52.5%

^{51}Cr 释放法	自然杀伤率:47.6%～76.8%
中性粒细胞吞噬、杀菌功能检查	白色念珠菌法:吞噬率 91.04%±5.77%
	显微镜检测:杀菌率 32.72%±7.83%
硝基四氮唑蓝(NBT)还原试验	简易法阳性:75%～95%
肥达(Widal)反应	"O"凝集价:0～1:80
	伤寒 H 凝集价:0～1:80
	副伤寒 A、B、C 凝集价 0～1:80
抗链球菌溶血素"O"(ASO)	乳胶凝集法<500U
C 反应蛋白(免疫比浊法)	新生儿 <0.6mg/L
	婴儿 <1.6μg/L
	成人 8.2μg/L
甲胎蛋白 RIA	ELISA 法<25g/L
癌胚抗原 RIA	ELISA 法<15μg/L
癌抗原 15-3RIA	ELISA 法<25 000U/L
癌抗原 125RIA	ELISA 法<35 000U/L
糖链抗原 19-9RIA	ELISA 法<37 000U/L
糖链抗原 72-4RIA	ELISA 法<4000U/L
鳞状细胞癌抗原 RIA	ELISA 法<1.5pg/L
组织多肽抗原 RIA	ELISA 法<80U/L
前列腺特异性抗原 RIA	ELISA 法 T-PSA<4.0pg/L
	F-PSA<0.8pg/L
	F-PSA/T-PSAk 比值>0.25
前列腺酸性磷酸酶 RIA	ELISA 法<4U/L
神经元特异性烯醇化酶	ELISA 法<15μg/L

八、临床细胞遗传学检查

检查项目	正常值
羊水脂肪细胞	>20%示胎儿皮质激素成熟
羊水卵磷脂/鞘磷脂比值	>2 时示胎儿肺已成熟
羊水肌酐	176.5μmol/L
	临界值 132.4μmol/L
羊水淀粉酶	>450Somogy U/L 示胎儿成熟
羊水胆红素	<1.71μmol/L
羊水反三碘甲状腺原氨酸	2.62～8.31nmol/L

九、体液、分泌物和排泄物检查

检查项目	正常值

脑脊液：

颜色	无色
透明度	透明
压力	成人：0.78～1.76kPa
	儿童：0.4～1.0kPa
蛋白质	定性：阴性
	定量：200～400mg/L
蛋白电泳	前白蛋白2%～6%，白蛋白55%～65%
	α_1球蛋白3%～8%，α_2球蛋白4%～9%
	β球蛋白10%～18%，γ球蛋白4%～13%
免疫球蛋白	IgG 10～40mg/L
	IgA 0～6mg/L
	IgM 0.11～0.22mg/L
C反应蛋白	阴性
葡萄糖	2.5～4.4mmol/L（腰池）
氯化物	120～130mmol/L（腰池）
白细胞计数	成人：$(0～10)\times10^6/L$
	儿童：$(0～15)\times10^6/L$
红细胞	无
细菌	无

精液：

量	每次2～6ml/L
颜色	灰白色
黏稠度	黏稠
酸度	pH 7.2～8.0（平均7.8）
活动力	排出精液1小时内Ⅲ级≥60%以上
活动率	精液排出后30～60分钟内＞70%
精子密度	$(50～150)\times10^9/L$
一次排精总数	$\geq40\times10^6$
精子形态	异形精子＜20%
未成熟生精细胞	＜1%
精浆果糖	＞8.3mmol/L
乳酸脱氢酶-X相对活性	LD-X/LD＞40%
精子低渗肿胀试验	g型精子膨胀率＞50%

前列腺液：

颜色	淡乳白色
性状	稀薄液体、半透明
酸碱度	6.3～6.5
量	每次数滴至 1ml
红细胞	<5 个/HP
白细胞	<10 个/HP
卵磷脂小体	均匀分布,布满视野
细菌	无

阴道分泌物:

酸度(pH)	4～4.5
性状	白色、稀糊状
滴虫检查	阴性
真菌检查	阴性
阴道清洁度	Ⅰ～Ⅱ度

粪便:

颜色	黄褐色
形状	软便,成形
红细胞	阴性
白细胞	阴性
巨噬细胞	阴性
寄生虫卵	阴性
粪胆色素检查	粪胆红素阴性
粪胆素	阳性
食物残渣	极少量
结晶	阴性

胃液:

量	10～70ml(平均 50ml)
酸度	0.9～1.8
胃酸分泌率	基础胃酸排泌量 2～5mmol/h
	最大胃酸排泌量 15～20mmol/h

十、肿瘤标志物检查

检查项目	正常值
甲胎蛋白(AFP)	定性:阴性
	定量:<25μg/L
癌胚抗原(CEA)	ELISA 法:<5.0μg/L

糖类抗原125(CA125)	放射免疫法:<35kU/L
糖类抗原15-3(CA15-3)	放射免疫法:<25kU/L
糖类抗原50(CA50)	放射免疫法:<23kU/L
癌类抗原19-9(CA19-9)	放射免疫法:<37kU/L
前列腺特异性抗原(PSA)	放射免疫法:<4.0μg/L
组织多肽抗原(TPA)	放射免疫法:<60kU/L
鳞状上皮细胞癌相关抗原(SCCA)	放射免疫法:<1.5mg/ml
糖类抗原72-4(CA72-4)	ELISA法:<6.7μg/L
糖类抗原549(CA549)	女:12.5U/ml
	男:2～13.2U/ml
人降钙素(hCT)	男:2～48ng/L
	女:2～10ng/L
细胞角蛋白19片段(CYFRA)	<2.0μg/L
人绒毛膜促性腺激素(hCG)	男性与未绝经女性:<5U/L
	绝经女性:<10U/L
神经元特异性烯醇化酶(NSE)	双抗体法:2μg/L
	免疫分析法:0.5μg/L

附录 B 常用医学名词与英文缩写对照

英文缩写	中文	英文缩写	中文
AB	实际碳酸氢盐	NTG	硝酸甘油
ACEI	血管紧张素转化酶抑制药	OB	潜血
ACT	激活凝血时间	$P(A-a)O_2$	肺泡气-动脉血氧分压差
AG	离子间隙	P2	肺动脉第二心音
AMI	急性心肌梗死	$PaCO_2$	动脉二氧化碳分压
ANA	抗核抗体	PAMPA	氨甲苯酸
ARDS	急性呼吸窘迫综合征	PaO_2	动脉氧分压
ASO	抗链球菌溶血素"O"	PCAP	肺小动脉压
ATP	三磷酸腺苷	PCWP	肺毛细血管压
AVNRT	房室结折返性心动过速	PEEP	呼气末正压
AVRT	房室折返性心动过速	pH	酸碱度
BB	缓冲碱	PPD	结核菌素纯蛋白衍生物
BEE	基础能量消耗	Prn	必要时
BT	出血时间	PT	凝血酶原时间
BUN	尿素氮	qh	每小时 1 次
C3	补体	qid	每日 4 次
CBC	血常规	qn	每晚 1 次
CCU	心血管监护室	qod	隔日 1 次
CHE	胆碱酯酶	RF	类风湿因子
CK	肌酸磷酸激酶	RI	胰岛素
CPAP	持续正压通气	RR	呼吸频率
CPR	心肺复苏	S3	第三心音
CT	凝血时间	S4	第四心音
CVP	中心静脉压	SaO_2	血氧饱和度
DBP	舒张压	SB	标准碳酸氢盐
DCT	双氢克尿塞	TPN	全胃肠外营养
DIC	弥散性血管内凝血	SBE	亚急性细菌性心内膜炎
DM	舒张期杂音	SBP	收缩压

EF	心脏射血分数	SGOT	血清谷草转氨酶
ENT	耳鼻喉科（五官科）	SGPT	血清谷丙转氨酶
FDP	纤维蛋白原降解产物	SK	链激酶
FUO	不明原因发热	SM	收缩期杂音
GNS	葡萄糖生理氯化钠溶液	T_3	三碘甲状原氨酸
Hb	血红蛋白	T_4	甲状腺素
HCO_3^-	碳酸氢根	TAT	抗蛇毒血清
HCT	血细胞比容	TIA	短暂脑缺血发作
HIV	人类免疫缺陷病毒	tid	每日 3 次
Holter	24 小时动态心电图	t-PA	组织型纤溶酶原激活物
IABP	主动脉内气囊反搏术	TPN	全肠道外营养
IHSS	特发性肥厚型主动脉瓣下狭窄	TSH	促甲状腺激素
INR	国际标准化比值	UK	尿激酶
IU	国际单位	V/Q	通气/血流比
APTT	部分凝血活酶时间	VMA	香草基杏仁酸
KUB	腹部平片	WHO	世界卫生组织
LDH	乳酸脱氢酶	NS	生理氯化钠溶液
HDL-C	高密度脂蛋白-胆固醇	LDL-C	低密度脂蛋白
LDH	乳酸脱氢酶	AST	谷草转氨酶
ALT	谷丙转氨酶	γ-GT	γ-谷氨酰转肽酶
ALP	碱性磷酸酶	TBIL	总胆红素
DBIL	直接胆红素	IBIL	间接胆红素
TP	总蛋白	ALB	白蛋白
GLB	球蛋白	A/G	白/球
BUN	尿素氮	CREA	肌酐
B/C	尿素氮/肌酐	URIC	尿酸
CHOL	总胆固醇	TG	三酰甘油
Na	钠	K	钾
Cl	氯	CO_2	二氧化碳
Ca	钙	Mg	镁
PO_4^{3-}	磷	α-HBDH	α-羟丁酸脱氢酶
OSM	渗透压	GLU	血糖
CK-MB	肌酸激酶同工酶	AMY	淀粉酶
TBA	总胆汁酸		

附录 C 临床常用计算公式

补 Na^+ 量(mmol)＝0.6×体重×(理想$[Na^+]$－实测$[Na^+]$)

体液丢失量(L)＝0.6×体重×(实测 Na^+－140)÷140

血浆渗透压(mmHg)＝2$[Na^+]$＋$[BuN]$÷2.8＋$[Glu]$÷18

校正血$[Ca^{2+}]$(mg/L)＝实测$[Ca^{2+}]$(mg/L)＋0.8×(4－白蛋白值)

肌酐清除率/(ml/s)＝$[(140－年龄)×1.5]$÷$[Cr(\mu mol/L)]$(女性×0.85)

补碱量(mmol)＝(正常 BE 值－实测 BE 值)×体重(kg)×0.3

补 Cl^- 量(mmol)＝(85－实测 Cl^- 值)×体重(kg)×0.2

游离钙＝总钙(g/L)－0.8×白蛋白(g/dl)

体表面积(m^2)＝0.0061×身高(cm)＋0.0128×体重(kg)－0.1529

人体正常值(W)估测公式:W(kg)＝身高(cm)－105

体重指数＝体重(kg)÷身高$(m)^2$

(WHO 标准)18.5～24.9 正常

25.0～29.9:肥胖前期

30.0～34.9:Ⅰ度肥胖

35.0～39.9:Ⅱ度肥胖

≥40:Ⅲ度肥胖

平均动脉压(mmHg)＝DBP＋1/3(SBP－DBP)

血压换算:1kPa＝7.5mmHg,1mmHg＝0.133kPa

附录 D　处方常用外文缩写与中文译意

外文缩写	中文译意	外文缩写	中文译意
aa	各	a. c.	饭前
ad	至	p. c	饭后
a. m.	上午	h. s.	睡时
p. m.	下午	q. h.	每小时 1 次
alt. 2h.	每隔 2 小时 1 次	q. 6h.	每 6 小时 1 次
q. d.	每日 1 次	b. i. d.	每日 2 次
t. i. d.	每日 3 次	q. i. d.	每日 4 次
q. 2d.	每 2 日 1 次	q. m.	每晨
q. n.	每晚 1 次	q. o. d.	隔日
q. w. d.	每周	p. r. n	必要时(长期医嘱)
s. o. s	需要时(限用一次)	St!	立即!
h	皮下注射	a. s. t.	皮试
i. d	皮内注射	i. m	肌内注射
i. v	静脉注射	p. t. c.	皮试后
i. v. drip	静脉滴注	m. s.	用法口授,遵照医嘱
p. o per o. s	口服	M. f. pulv.	混合制成散剂
m. d.	用法口授,遵照医嘱	prim. vic. No2	首剂倍量
M. D. S.	混合,给予,标记	ml	毫升
p. a. a.	用于患处	g	克
mg	毫克	μg	微克
i. u	国际单位	Rp.	取
gtt	滴	D. S.	给予标记
q. s.	适量	Cito!	急速地!
Co	复方	Sig.	标记,用法
Dc.	停止	ad. us. ext.	外用
S.	标记,用法	pr. nar.	鼻用
Lent!	慢慢地!	pr. ocul.	眼用
pr. aur.	耳用